Damaris Borowski

Sprachliche Herausforderungen ausländischer Anästhesist(inn)en bei Aufklärungsgesprächen

Forum für Fachsprachen-Forschung
Hartwig Kalverkämper (Hg.)
in Zusammenarbeit mit Klaus-Dieter Baumann

Band 145

Damaris Borowski

Sprachliche Herausforderungen ausländischer Anästhesist(inn)en bei Aufklärungsgesprächen

Eine gesprächsanalytische Studie zu „Deutsch als Zweitsprache im Beruf“

Frank & Timme
Verlag für wissenschaftliche Literatur

ISBN 978-3-7329-0502-7
ISBN E-Book 978-3-7329-9497-7
ISSN 0939-8945

Herstellung durch Frank & Timme GmbH,
Wittelsbacherstraße 27a, 10707 Berlin.
Printed in Germany.
Gedruckt auf säurefreiem, alterungsbeständigem Papier.

Zugl. Dissertation Universität Bielefeld, 2018

www.frank-timme.de

Unseren Eltern und Großeltern

Danksagung

„Wenn du schnell sein willst, geh alleine –
wenn du weit kommen willst, geh gemeinsam."
(Afrikanisches Sprichwort)

Viele Personen haben zu diesem Promotionsprojekt beigetragen, und zu Beginn möchte ich ihnen dafür danken. An erster Stelle ist mein Doktorvater Prof. Dr. Uwe Koreik zu nennen, der mich über die Jahre – auch schon vor Beginn dieses Promotionsprojektes – in meiner wissenschaftlichen Laufbahn besonders unterstützt, ermutigt und mir zur Seite gestanden hat. Danken möchte ich auch meinem Zweitgutachter Prof. Dr. Udo Ohm sowie Prof. Dr. Claudia Riemer sowie dem gesamten Doktorandenkolloquium des Faches Deutsch als Fremdsprache für den kontinuierlichen hilfreichen Austausch.

Mein ganz besonderer Dank gilt zum einen meiner Mentorin Prof. em. Dr. Elisabeth Gülich, die keine Mühe gescheut hat, mir methodisch und inhaltlich zur Seite zu stehen. Zum anderen gilt mein besonderer Dank dem Chefarzt der „Klinik für Anästhesiologie und operative Intensivmedizin" des Franziskus Hospitals in Bielefeld, Prof. Dr. med. Dr. rer. nat. Niels Rahe-Meyer für die vielen fruchtbaren Gespräche. Ohne seine Unterstützung wäre diese empirische Studie nicht möglich gewesen.

Besonders verbunden bin ich in diesem Zusammenhang den Anästhesisten/innen und Patienten/innen, die an der Studie teilgenommen haben, sowie allen Mitarbeiter/innen der Klinik, die mich auf unterschiedliche Weisen unterstützt und willkommen geheißen haben.

Einen wertvollen Beitrag geleistet haben ferner Prikko Dresing, die alle Basistranskripte zu den Prämedikationsgesprächen angefertigt hat und Parisa Yousefi, die mir Daten aus ihrer Masterarbeit im Rahmen meiner Vorstudie zur Verfügung gestellt hat. Mein Dank gilt darüber hinaus den Organisatoren/innen und meinen Peers aus dem Mentoring-Programm *move*ment, Dr. Almut Schön, die mir zu Beginn des Projektes hilfreiche Anstöße gegeben hat, Michèle Pitzer, die mich mit ihrem medizinischen Wissen unterstützt hat, Dorothea Mahn und Heidemarie Kaletsch, die unermüdlich fehlende Kommata und andere Fehler aufgespürt haben sowie Ruth und Tobias Hippel, die computerunterstützte

Nachbildungen des Arztzimmers angefertigt haben. Besonders verbunden bin ich meiner Familie und meinen Freunden für ihr Verständnis und die anhaltende Unterstützung.

Vor allem aber gilt mein Dank meinem Mann, Michael Borowski, der mit mir durch alle Höhen und Tiefen gegangen ist und mich immer wieder ermutigt hat. Seine kritischen Fragen und die gemeinsamen Reflexionen auf langen Spaziergängen haben diese Arbeit erst zu dem gemacht, was sie ist.

SDG

Inhaltsverzeichnis

Anhang (http://frank-timme.de/fileadmin/docs/Borowski_Anhang.pdf)

Lesehilfen

Bezeichnung der Daten:

A101	teilnehmende Ärztin
P102	teilnehmende Patientin
A101P102	Gespräch zw. A101 u. P102
pd und db	Namenskürzel der Transkrib.
A101P102pddb	Gesprächstranskript
A101db	Interviewtranskript

Abkürzungen:

API	Arzt-Patienten-Interaktion
GER	Gemeinsamer Europäischer Referenzrahmen für Sprachen
L1	Erstsprache
L2	Zweitsprache

Transkriptionszeichen:

Die Transkription wurde, orientiert an dem Gesprächsanalytischen Transkriptionssystem GAT2 (Selting et al 2009), vorgenommen. Folgende Transkriptionszeichen wurden festgelegt:

(.)	Minipause
(-)	geschätzte Pause unter einer Sekunde
(- -)	geschätzte Pause über einer Sekunde
(0.5)	gemessene Pause
und_äh hm_hm	Verschleifung
=	unmittelbarer Anschluss eines neuen Segments (latching)
\`hm\`hm	mit Glottalverschlüssen (meist verneinend)
:	Dehnung
ne:	Verneinung
ne↑	tag-question
äh öh	gefüllte Pausen
haha hehe hihi	silbisches Lachen (der Deskription vorgezogen)
<<hustend> >	sprachbegleitende para- und außersprachliche Handlungen

()	unverständliche Passage
(XXX)	unverständliche Passage mit Silbenanzahl
(XXX...)	unverständliche Passage mit mehreren Silben, Anzahl unklar
XXX	Namen (abgesehen von A und P) mit Silbenanzahl
(wichtig)	vermuteter Wortlaut
(wichtig/nichtig)	mögliche Alternativen
akZENT	verhältnismäßig auffällige Akzentuierung
↑	Intonation steigend (der Verwendung von Fragezeichen vorgezogen)
↓	Intonation fallend
→	Intonation gleichbleibend (meist turn noch nicht beendet)
h°	Ausatmen
°h	Einatmen
<<p> >	verhältnismäßig leise
<<f> >	verhältnismäßig laut

1 Einleitung

Die Bundesärztekammer meldet in ihrer Statistik für das Jahr 2016 eine weitere Zunahme von 4 117 ausländischen Ärzten/innen – die Zahl der in Deutschland arbeitenden Ärzte/innen mit ausländischer Staatsbürgerschaft ist damit auf 46 721 gestiegen.[1] Laut der vorangegangenen Ärztestatistik[2] waren im Jahr 2015 (dem Jahr der Datenerhebung) insgesamt 189 622 Ärzte/innen an deutschen Krankenhäuser beschäftigt. Davon war mehr als jeder sechste (30 595) aus dem Ausland. Seit dem Jahr 2000 hat sich die Zahl der ausländischen Ärzte/innen, die in Deutschland arbeiten mehr als verdreifacht. Die meisten ausländischen Ärzte/innen kommen aus europäischen Ländern. Die größte Zahl stammt derzeit aus Rumänien. Unter ausländischen Ärzten/innen werden dabei die Ärzte/innen verstanden, die ihr Medizinstudium nicht in Deutschland absolviert haben. Die große Mehrheit dieser Ärzte/innen spricht Deutsch als Zweitsprache. Mit der Zahl der ausländischen Ärzte/innen steigt auch die Handlungsnotwendigkeit in Bezug auf die speziellen kommunikativen Herausforderungen von Ärzten/innen mit Deutsch als Zweitsprache. Alle Beteiligten, an erster Stelle die ausländischen Ärzte/innen selbst, nehmen Kommunikationsprobleme wahr und thematisieren diese. Die Diskussion um ausländische Ärzte/innen nimmt zu wie auch die sprachfördernden Maßnahmen für diese Zielgruppe. Hierauf bezogene linguistische Forschung ist allerdings noch immer ein Desiderat. Einen Überblick über das Thema „ausländische Ärzte/innen in Deutschland" geben der „Praxisguide Deutsch im Krankenhaus" (Bever et al. 2015) und der „Leitfaden: Deutsch für Medizinerinnen und Mediziner" (Borowski et al. 2016). In beiden Heften werden die Hintergründe der Einwanderung sowie die Anerkennung und Berufszulassung von ausländischen Ärzten/innen umfassend dargestellt und wird diese spezielle Lerner/innengruppe beschrieben. Die sprachlichen Herausforderungen im Krankenhaus, verschiedene Lernformate, Kursinhalte und Materialien werden thematisiert. Darüber hinaus werden die zahlreichen Anforderungen an Lehrkräfte in Sprachkursen für Ärzte/innen dargestellt

1 http://www.bundesaerztekammer.de/ueber-uns/aerztestatistik/aerztestatistik-2016/auslaendische-aerztinnen- und-aerzte/

2 http://www.bundesaerztekammer.de/ueber-uns/aerztestatistik/aerztestatistik-2015/auslaendische-aerztinnen- und-aerzte/

und Fortbildungsangebote aufgelistet. In seinem Geleitwort zum oben genannten Praxisguide stellt Rudolf Henke (1. Vorsitzender des Marburger Bundes und Präsident der Ärztekammer Nordrhein) fest, „dass bei einem Teil der ausländischen Ärzte die vorhandenen Deutschkenntnisse nicht ausreichen, um im Klinikalltag bestehen zu können“ (Bever et al. 2015: 7). Er fordert:

> „Der Ärztemangel in manchen Regionen darf nicht dazu verleiten, die Anforderungen an die Deutschkenntnisse zugewanderter Ärzte abzusenken. Es ist nicht zuletzt ein Gebot der Patientensicherheit, an die ärztliche Tätigkeit im Krankenhaus höhere Ansprüche zu stellen als in anderen, weniger gefahrengeneigten Berufen.“ (ebd.)

Das Erkenntnisinteresse für die vorliegende Studie hat sich in der Unterrichtspraxis – Deutschkurse für Ärzte/innen – entwickelt. Im Rahmen der Dokumentation und kritischen Reflexion eines berufsbegleitenden Kurses wurde dargestellt, welche ernüchternden Erfahrungen die Ärzte/innen in Bezug auf ihre Sprachkompetenz gemacht hatten:

> „Die teilnehmenden Ärzte/innen berichteten von ihren anfänglichen und noch anhaltenden Schwierigkeiten bei Gesprächen mit Patienten/innen. […] [A]uch das Bestehen einer B2-Prüfung an anerkannten deutschen Einrichtungen liefere keine zuverlässige Information darüber, inwiefern die betreffende Person den Alltag im Krankenhaus sprachlich bewältigen könne. Die Teilnehmer/innen hatten erlebt, dass sie mit einem B2 Niveau die Approbation beantragen konnten, nur um später festzustellen, dass ihr Sprachniveau den Anforderungen am Arbeitsplatz nicht gerecht wurde.“ (Borowski 2014: 49)

Als zentrales Problem in diesem Vermittlungskontext wurde die noch immer mangelnde Kenntnis der tatsächlichen sprachlichen Herausforderungen ausländischer Ärzte/innen im Krankenhausalltag identifiziert (Borowski 2014: 52). Aufgrund der fehlenden Forschung weisen Materialien und Konzepte erhebliche Mängel auf. Nur auf der Grundlage entsprechender Forschung können tragfähige Konzepte zur Unterstützung der Gespräche zwischen Ärzten/innen mit Deutsch als Zweitsprache und ihren Patienten/innen entwickelt werden. Hierzu soll die vorliegende Dissertation beitragen.

Diese Dissertation ist die erste Studie, die authentische Arzt-Patienten-Interaktion mit Ärzten/innen, die Deutsch als Zweitsprache sprechen, in den Blick nimmt. Für die Studie wurden im laufenden Klinikalltag Videoaufnahmen von Prämedikationsgesprächen gemacht. Der Zugang zu und die Erhebung von derart sensiblen Daten war herausfordernd und nur durch die gute Zusammenarbeit mit der Klinik möglich. Eine weitere besondere Herausforderung war die Positionierung und Ausgestaltung der Studie im Kontext von zwei verschiedenen, umfangreichen Forschungsfeldern und -traditionen mit ihren unterschiedlichen Vorgehensweisen – der gesprächsanalytischen Forschung zur Arzt-Patienten-Interaktion und der Zweitspracherwerbsforschung.

In Kapitel 2 der vorliegenden Arbeit werden zunächst das Erkenntnisinteresse und die Zielsetzung dieser empirischen Studie dargestellt (2.1.). Im Anschluss wird das zugrundeliegende Verständnis von Spracherwerbsprozessen umrissen (2.2.) und werden im Rahmen dieser Studie relevante Einflussfaktoren auf den Spracherwerb vorgestellt (2.3.). Anschließend wird eine Verortung der Studie im Bereich der Lernersprachenanalyse (2.4.) und im Kontext Deutsch für den Beruf (2.5.) vorgenommen. In den Kapiteln 2.6. und 2.7. werden die kulturelle Dimension der Prämedikationsgespräche und die konversationsanalytische Ausrichtung der Studie thematisiert. Es folgt ein Forschungsüberblick über Arzt-Patienten-Interaktion im deutschsprachigen Raum (2.8.) sowie über Mehrsprachigkeit in der Arzt-Patienten-Interaktion (2.9. und 2.10.). Zuletzt werden zentrale Forschungsergebnisse zu Prämedikationsgesprächen (speziell zur Handlungsstruktur und zur Verstehenssicherung) vorgestellt (2.11.). Dieser Dissertation liegt eine umfangreiche Datenerhebung zugrunde. Im Sinne der Transpa-renz und Nachvollziehbarkeit wird in den folgenden beiden Kapiteln die Datenerhebung, -aufbereitung und -analyse ausführlich dargestellt, bevor die Auseinandersetzung mit den Daten in den Kapiteln 5 bis 8 folgt. In Kapitel 3 wird zunächst erörtert, welche Erkenntnisse aus der Vorstudie gezogen wurden (3.1.). Es folgt ein kurzer Bericht über den Zugang zum Feld (3.2.1.). In Kap. 3.2.2. werden die Anästhesisten/innen und Patienten/innen beschrieben, die an der Studie teilgenommen haben. Der Beschreibung der teilnehmenden Anästhesisten/innen wird die allgemeine Situation ausländischer Ärzte/ innen in Deutschland vorangestellt (3.2.2.1.). Im Anschluss werden für das Verständnis der Prämedikationsgespräche relevante medizinische Informationen gegeben (3.2.3.1. bis 3.2.3.3.). Es folgt eine Reflexion der Beziehungen und Konstellationen, die einen Einfluss auf die Gespräche hatten (3.2.4.). Nach der Darstellung der ethischen und rechtlichen Erwägungen (3.3.) wird die Erhebung und Aufbereitung der Primär- (3.4.) und Sekundärdaten (3.5.) beschrieben. In Kapitel 4 folgt die Darstellung der Datenanalyse. Zunächst wird die Analyse der Primärdaten beschrieben (4.1.), woraufhin das Ineinandergreifen der Primär- und Sekundärdaten veranschaulicht wird (4.2.). Im Anschluss wird auch die Analyse der Sekundärdaten beschrieben (4.3.). Zuletzt (Kapitel 4.4.) wird die aus den Sekundärdaten gewonnene Perspektive der Patienten/innen und Ärzte/innen verallgemeinernd beschrieben. In den folgenden drei Kapiteln werden die Gespräche zwischen A101 und P102 (5.), A102 und P106 (6.) sowie zwischen A103 und P110 (7.) in ihrer Gesamtheit betrachtet.

Es wird der Frage nachgegangen, wie und mit welcher Wirkung diese Anästhesisten/innen gemeinsam mit ihren Patienten/innen Prämedikationsgespräche gestalten.

Den Kern der Kapitel bilden die Präsentationen der Ergebnisse der Fehler- und der Konversationsanalysen. Darüber hinaus werden die Rahmenbedingungen der Gespräche und ihre Verläufe sowie die Perspektiven der Teilnehmer/innen auf die Gespräche dargestellt. Auch die Spracherwerbsbiographien der drei Ärzte/innen und die Selbsteinschätzungen ihrer sprachlichen Kompetenzen werden in den Blick genommen. Jedes dieser drei Kapitel schließt mit einer Zusammenfassung der Ergebnisse.

Aufgrund der besonderen rechtlichen und medizinischen Relevanz wurde der Verstehenssicherung in Prämedikationsgesprächen besondere Aufmerksamkeit geschenkt. In Kapitel 8 werden die gesammelten Vorkommen von Verfahren der Verstehenssicherung in jeweils drei Gesprächen der drei Ärzte/innen – also in neun Gesprächen – betrachtet. Die Ergebnisse werden verglichen mit den Ergebnissen von Klübers/Motschs/Spranz-Fogasys (2012) Analyse von Prämedikationsgesprächen mit Ärzten/innen, die Deutsch als Erstsprache sprechen. Zuletzt werden Gesprächsausschnitte betrachtet, bei denen Nicht-Verstehen sichtbar wird, dieses aber interaktiv nicht erfolgreich bearbeitet wird. Auch am Ende dieses Kapitels wird eine Auswertung der Ergebnisse gegeben. Kapitel 9 enthält eine resümierende Gesamtbetrachtung.

2 Wissenschaftstheoretische Verortung und Forschungsüberblick

In diesem Kapitel werden zunächst das Erkenntnisinteresse und die Zielsetzung dieser empirischen Studie dargestellt. Im Anschluss wird das zugrundeliegende Verständnis von Spracherwerbsprozessen umrissen und werden im Rahmen dieser Studie relevante Einflussfaktoren auf den Spracherwerb vorgestellt. Anschließend wird eine Verortung der Studie im Bereich der Lernersprachenanalyse und im Kontext Deutsch für den Beruf vorgenommen. In den Kapiteln 2.6. und 2.7. werden die kulturelle Dimension der Prämedikationsgespräche und die konversationsanalytische Ausrichtung der Studie dargestellt. Es folgt ein Forschungsüberblick über die Arzt-Patienten-Interaktion (im Folgenden API) im deutschsprachigen Raum sowie über Mehrsprachigkeit in der API. Zuletzt werden zentrale Forschungsergebnisse zu Prämedikationsgesprächen (speziell zur Handlungsstruktur und zur Verstehenssicherung) vorgestellt. Das Kapitel schließt mit einem Fazit, in dem zusammengefasst wird, in welcher Beziehung die zusammengetragenen theoretischen Grundlagen und Forschungsergebnisse zu der vorliegenden Studie stehen.

2.1 Erkenntnisinteresse und Zielsetzung

Diese Studie nimmt institutionelle Interaktion in den Blick, speziell API im deutschsprachigen Raum und ist konversationsanalytisch ausgerichtet. Das Erkenntnisinteresse hat sich in der Unterrichtspraxis – Deutschkurse für Ärzte/innen – entwickelt. Als zentrales Problem wird in diesem Vermittlungskontext die noch immer mangelnde Kenntnis der tatsächlichen sprachlichen Herausforderungen ausländischer Ärzte/innen im Krankenhausalltag wahrgenommen. In ihrem Beitrag „‚weil wir machen Sachen' Zur beruflichen Kommunikation ausländischer Ärzte in Deutschland." hebt Schön (2014: 103) hervor, dass „das Thema ‚ausländischer Arzt in Deutschland' mit seinen sprachlichen Implikationen in den Medien zu einer gewissen Debatte geführt hat", allerdings „ist es von der linguistischen Forschung bisher weitgehend unbeachtet geblieben".

Ziel der vorliegenden Untersuchung ist es nun, einerseits einen Beitrag zu der notwendigen empirischen Erforschung von API mit Ärzten/innen, die Deutsch als Zweitsprache (im Folgenden L2) sprechen, zu leisten.

Nur auf der Grundlage entsprechender Forschung können tragfähige Konzepte zur Unterstützung der Kommunikation in diesem beruflichen Kontext entwickelt werden. Andererseits sollen die Ergebnisse der Studie unmittelbar zur Unterstützung der Kommunikation an der Klinik, an der die Untersuchung durchgeführt wurde, genutzt werden. Diesem Ziel entsprechend werden in der Studie interaktive Prozesse der Herstellung konkreter Prämedikationsgespräche mit ausländischen Anästhesisten/innen untersucht. Die Konversa-tionsanalyse ist hierbei besonders geeignet, weil sie ausschließlich mit authentischen Daten arbeitet, d. h. mit Gesprächen, die „im ärztlichen Berufsalltag tatsächlich vorkomm[en] und d[ie] nicht geschönt, getrimmt, erfunden oder lediglich grob erinnert" sind (Gstettner/Lalouschek/Menz 2008: 1). Die Klinik wurde kontinuierlich über alle Ergebnisse der Studie informiert und mögliche Auswirkungen gemeinsam diskutiert. Darüber hinaus wurde den teilnehmenden Ärzten/innen ein Feedback zu den analysierten Gesprächen angeboten. Nowak (2010: 14–17) bezeichnet die API als „die zentrale Leistungseinheit des Gesundheitswesens" und hebt die Bedeutung ihrer Entwicklung hervor. Seit den 1970er Jahren beschäftigt sich auch die Linguistik mit diesem Interaktionstyp (siehe Kap. 2.6.). Wie Schön im Jahr 2014 (siehe oben) bereits festgestellt hat, ist die Analyse von Gesprächen mit Ärzten/innen, die Deutsch als L2 sprechen, heute noch immer ein Desiderat (siehe Kap.2.10.). Die Ausrichtung auf Prämedikationsgespräche bzw. anästhesiologische Aufklärungsgespräche (und nicht etwa Anamnesegespräche) hat sich aus dem möglichen Zugang zu den Daten ergeben (vgl. Kap. 3.2.). Der Untersuchungsgegenstand sind beobachtbare Phänomene, die Erkenntnisse über die sprachlichen Herausforderungen bei Prämedikationsgesprächen bringen. Diese Phänomene werden nicht an die Daten herangetragen, sondern emergieren nach konversationsanalytischer Vorgehensweise aus den Daten (siehe Kap. 4.3.). Entsprechend offen ist die Fragestellung formuliert:

> *Wie* und mit welcher *Wirkung* gestalten ausländische Anästhesisten/innen *gemeinsam* mit ihren Pateinten/innen Prämedikationsgespräche?

Diese Frage setzt sich aus verschiedenen Aspekten zusammen: Der erste Aspekt ist die Frage *wie* die Gespräche gestaltet werden. Gemeint ist, welche interaktiven Handlungen (bspw. Information geben) vollzogen werden und welche sprachlichen Mittel (bspw. grammatische Strukturen) dafür eingesetzt werden. In diesem Zusammenhang wird ein besonderer Fokus auf sprachliche Schwierigkeiten und Normabweichungen bei der Umsetzung gelegt.

Die *Wirkung* bzw. die Folge dieser Gestaltung und der dabei auftretenden sprachlichen Schwierigkeiten und Normabweichungen ist der zweite Aspekt. Hierbei kann die interaktive, die medizinische und die rechtliche Wirkung unterschieden werden. So können sprachliche Normabweichungen der Ärzte/innen dazu führen, dass Informationen von den Patienten/ innen nicht oder missverstanden werden. Dies könnte dazu führen, dass Patienten/innen Nachfragen stellen (interaktive Wirkung), ärztliche Anweisungen nicht befolgen (medizinische Wirkung) oder nicht in die geplante Anästhesie einwilligen (rechtliche und in Folge auch medizinische Wirkung).

Der dritte Aspekt ist die *gemeinsame* Gestaltung der Gespräche. Wie bereits beschrieben, sollen im Rahmen dieser Studie die sprachlichen Herausforderungen der Ärzte/innen betrachtet werden. Somit stehen die interaktiven Handlungen der Ärzte/innen (und nicht der Patienten/innen) im Vordergrund. Dem Grundprinzip der konversationsanalytischen Mentalität entsprechend werden diese Handlungen allerdings nicht isoliert untersucht, sondern „immer zu denen der Gesprächspartner in Bezug gesetzt und als Ergebnis gemeinsamer Aktivitäten gesehen“ (Gülich/Mondada 2008: 18).

Um der Komplexität der Gespräche in diesem Arbeitskontext gerecht zu werden, wurden die dokumentierten Gespräche durch weitere Daten ergänzt (vgl. Kap. 3.5.): Es wurden die Unterlagen gesammelt, die in den Gesprächen relevant gesetzt wurden, und ergänzende Beobachtungen als Feldnotizen verfasst. Darüber hinaus wurden die Ärzte/innen und Patienten/innen zu ihren subjektiven Sichtweisen auf die Gespräche befragt.

2.2 Verständnis von Spracherwerbsprozessen

Wie bereits dargestellt, ist das Erkenntnisinteresse für diese Studie in der Unterrichtspraxis – in Sprachkursen für Ärzte/innen – entstanden. Im Kontext der Vermittlung von Sprache für den Beruf warnen Grünhage-Monetti/Klepp (2004: 17) vor einer Beschränkung auf die *operationale Dimension* (Wortschatz, Grammatik, Aussprache). Sie betonen, dass die beiden weiteren von Green (1997) genannten Dimensionen – die *kulturelle* und die *kritische* – hoch relevant sind. Kaufmann/Grünhage-Monetti (2003: 43) erklären, dass Gesprächspartner/innen über ein gewisses Maß an geteiltem kulturellen Wissen, d. h. an geteilten „Werte[n], Normen, Vorgehensweisen, Verfahrensregeln etc.", verfügen müssen, um erfolgreich kommunizieren zu können. Die gemeinsame Konstruktion von Bedeutung und das Abwägen der Angemessenheit von Kommunikationsweisen basiert hierauf. In Kapitel 2.6. wird ausführlicher auf diese *kulturelle Dimension* eingegangen. Die *kritische Dimension* bezieht sich auf die Teilhabe, d. h. die aktive Partizipation an der Kommunikation. Voraussetzung hierfür ist das Wissen um „das eigene Verhältnis zu anderen in der jeweiligen ‚community of practice'" (ebd.). Dieses Wissen bildet die Grundlage für kritisch reflektiertes Handeln in der jeweiligen *community of practice*[3]. Der Zweitspracherwerb wird vor diesem Hintergrund als Sozialisationsprozess[4], d. h. als „fortschreitende Partizipation an der zielsprachigen Gemeinschaft", verstanden (Ohm 2007: 29–30). Lerner/innen eignen sich in sozialen Interaktionen „kulturelle Erzeugnisse und Praktiken" der zielsprachigen Gemeinschaft an (ebd.: 30). In der vorliegenden Studie werden Interaktionen zwischen Patienten/innen, die kompetente Sprecher/innen sind, und Ärzten/innen, die Sprachlerner/innen sind, in den Blick genommen. Es stellt sich die Frage, inwiefern diese Interaktionen für die Ärzte/innen eine lernförderliche Wirkung haben.

Zur Rolle der Interaktion für den L2-Erwerb wird seit den 1980er Jahren geforscht. Ausgangspunkt interaktionistischer Ansätze ist die Interaktionshypothese nach Long (1996), welche Interaktion als Voraussetzung für den Spracherwerb versteht:

> „Erst durch die gegenseitige Aushandlung der (gemeinsamen) Bedeutungen (*negotiation of meaning*) beispielsweise zwischen [...] Muttersprachlern und Nichtmuttersprachlern [...] wird Verstehen sichergestellt und Sprachenlernen ermöglicht. Erst die Interaktion, die sich beispielsweise durch explizite Feedback- und Reparaturprozesse, Verständnisüberprüfungen, Klärungen und Umformulierungen zeigt, trägt dazu bei,

3 In dem Werk *Communities of practice* beschreibt Wenger (1999) sein theoretisches Modell zum individuellen Lernen in sozialen Gemeinschaften.

4 Dieser Ansatz geht auf die soziokulturelle Lerntheorie Vygotskys zurück (vgl. bspw. Aguado 2010: 818).

> dass aus dem Input *Intake* wird, d. h., der Input wird lernerseitig verarbeitet." (Hufeisen/ Riemer 2010: 743, Hervorhebung im Original)

Nach Longs Interaktionshypothese führt das Signalisieren von „Missverstehen, Nichtverstehen oder anderen Kommunikationsschwierigkeiten" in der Interaktion zu modifiziertem Input (Aguado 2010: 818). In diesem Zusammenhang konnten vor allem die folgenden Sprachhandlungen kompetenter Sprecher/innen beobachtet werden (ebd.):

- Überprüfen des Verständnisses des weniger kompetenten Sprechers
- Überprüfen des eigenen Verständnisses
- Bitte um Klärung

Darüber hinaus kann beobachtet werden, dass kompetente Sprecher/innen Input prämodifizieren. Es ist hinreichend belegt, dass durch diesen sogenannten *foreigner talk* – Krashens Inputhypothese (1985) entsprechend – Wahrnehmung und Verständnis verbessert werden (Aguado 2010: 818). In Bezug auf die Frage nach der Relevanz von Interaktionen für den Zweitspracherwerb gibt Aguado (2010: 819) zu bedenken:

> „Wir wissen, dass eine lernerseitige Signalisierung von Verstehen nicht zwingend auch tatsächliches Verstehen bedeutet und dass eine interaktionelle Ratifizierung des modifizierten Inputs in Form eines Kopfnickens, einer expliziten verbalen Zustimmung oder einer wortwörtlichen Wiederholung keine Garantie dafür darstellt, dass dieser Input auch wirklich zum Intake wird."

Hilfreich ist vor diesem Hintergrund Henricis (1995: 25) Unterscheidung dreier Formen des Spracherwerbs in Interaktionen:

- Kurzzeitiger Erwerb: Lerner/innen verwenden (produzieren) die ratifizierte Lösung eines sprachlichen Problems in der Interaktion wieder.
- Mittelzeitiger Erwerb: Lerner/innen verwenden die ratifizierte Lösung des sprachlichen Problems im Verlauf einer Diskurseinheit wiederholt.

- Langzeitiger Erwerb: Lerner/innen verwenden die ratifizierte Lösung des sprachlichen Problems angemessen in einem völlig neuen Kontext, der mehrere Tage oder Wochen nach der ursprünglichen Interaktion stattfindet.

Im Bereich der Lexik und in Ansätzen auch in dem der Morphosyntax konnte nachgewiesen werden, dass interaktive Aushandlungen eine positive Auswirkung auf den L2-Erwerb haben können (Aguado 2010: 820). Allerdings konnte ebenfalls gezeigt werden, dass Interaktionen „sehr frustrierend und für den Spracherwerb kontraproduktiv sein können" (Aguado 2010: 819). Foster/Ohta (2005) belegen dies in ihrer Studie und zeigen darüber hinaus, dass auch in intensiven L2-Interaktionen die Anzahl sprachproblembezogener Aushandlungen so gering sein kann, dass sie keine Relevanz für den L2-Erwerb haben.

Im Rahmen der vorliegenden Studie wird gezeigt, inwiefern sprachproblembezogene Aushandlungen in Prämedikationsgesprächen mit Ärzten/innen, die Deutsch als L2 sprechen, auftreten und inwiefern von einer lernförderlichen Wirkung dieser Interaktionen ausgegangen werden kann. Die Verstehenssicherung nimmt in der Untersuchung eine zentrale Rolle ein und wird in Kapitel 2.11.4. genauer betrachtet. Teil der Analyse der Prämedikationsgespräche im Rahmen dieser Studie ist eine Analyse der von den Ärzten/innen produzierten sprachlichen Fehler (siehe hierzu Kap. 2.4.). In diesem Zusammenhang wird gezielt auf Erkenntnisse aus der kognitiven Spracherwerbsforschung zurückgegriffen.

Ansätze, die den Zweitspracherwerb als Sozialisationsprozess verstehen, beschreiben Lerner/innen als aktiv Handelnde, die bereit sind, „in eine Zweitsprache zu investieren, wenn sie einen Gewinn in Form materiellen oder kulturellen Kapitals erwarten können" (ebd.). Es ist das Anliegen soziokultureller Ansätze, die Personen, die eine Sprache lernen, in den Blick zu nehmen:

> „Zweitsprachenlerner handeln in spezifischen sozialen und biografischen Kontexten und werden dabei von ihren dynamischen sozialen Identitäten beeinflusst. Ihre Motive, Ziele, Handlungen und Selbstidentitäten sind Veränderungen unterworfen, die nicht zuletzt durch das Verhalten ihrer sozialen Umgebung verursacht werden." (Ohm 2007: 31)

Für ausländische Ärzte/innen ist das vorrangige Ziel der Investition in den Spracherwerb die Ausübung ihres Berufes in Deutschland. Sobald sie eine Berufserlaubnis haben, sind ihre sprachlichen Handlungen in Patientengesprächen medizinisch und rechtlich wirksam. Diese Wirksamkeit ist in der Rolle der Ärzte/innen in dieser *community of practice*, nicht aber in der Angemessenheit oder Korrektheit ihrer Sprache begründet. Im Rahmen der vorliegenden Studie wird betrachtet, welche sprachlichen Handlungen drei ausländische Anästhesisten/innen in Prämedikationsgesprächen vollziehen und welche (interaktive, medizinische und rechtliche) Wirkung diese Handlungen haben. Die Datenerhebung und -analyse wird dabei nicht auf die Prämedikationsgespräche reduziert. Anhand der Feldnotizen, der Befragungen und der Interviews werden der spezielle Arbeitskontext und die Biographie dieser spezifischen Ärzte/innen ausdrücklich mit in den Blick genommen.

2.3 Zentrale Einflussfaktoren

In diesem Kapitel werden einige zentrale Variablen und Faktoren betrachtet, die einen Einfluss auf den Zweitspracherwerb der teilnehmenden Anästhesisten/innen hatten bzw. haben. An dieser Stelle wird der Einfluss der Erstsprache (im Folgenden L1) nicht in den Blick genommen, da dies in Kapitel 2.4. erfolgt.

(1) Lern(er)strategien und Lerntechniken
Die teilnehmenden Ärzte/innen dieser Studie haben bereits viel Sprachlernerfahrung gesammelt und sich eigene Strategien und Techniken angeeignet: Bevor sie zur Vorbereitung auf die Arbeit in Deutschland Deutschkurse besucht haben, mussten sie bereits in der Schule und im Medizinstudium verschiedene Sprachen lernen.

Der Ursprung der Forschung im Bereich der Lernstrategien bzw. -techniken ist die Forschung zum *good language learner* in den 70er Jahren (Rubin 1975, Naiman et al. 1996). Unter Lernstrategie wird ein „Plan von (mentalen) Handlungen, um ein Lernziel zu erreichen“, verstanden (Westhoff 2001: 687). Dabei muss zwischen kognitiven und metakognitiven strategischen Lernhandlungen unterschieden werden:

- **Metakognitive Lernhandlungen**: „Die bzw. der Lernende orientiert sich auf eine Aufgabe, setzt sich Ziele, generiert dazu passende Lernstrategien, beaufsichtigt die Ausführung strategischer Lernhandlungen und wertet den gesamten Prozessablauf aus." (Bimmel 2010: 845)

- **Kognitive Lernhandlungen**: Lernende setzen sich direkt mit dem Lernstoff auseinander.
  „Sie erzeugen in der Regel ein beobachtbares Ergebnis: Wörter sind eingeprägt worden und können reproduziert werden, ein Satz ist schriftlich analysiert worden usw." (ebd.)

In der Fremdsprachendidaktik werden lernstrategische Kompetenzen als wichtiger Teil der Lernerautonomie verstanden: „Autonome Lernende sind nicht nur fähig, sich selbst Lernziele zu setzen, sie sind auch im Stande, dazu passende Lernstrategien zu generieren" (ebd.).

(2) Affektive Faktoren
Die Ärzte/innen, die an dieser Studie teilgenommen haben, unterschieden sich in Bezug auf affektive Faktoren. Sie sind beispielsweise unterschiedlich motiviert.

Es steht außer Frage, dass verschiedene affektive Faktoren einen Einfluss auf den Zweitspracherwerb haben. So stellt Riemer (2016: 266) fest, dass sie „in erheblichem Umfang zur Erklärung intra- und interindividueller Unterschiede beim Fremd- und Zweitsprachenlernen herangezogen werden können". Rost-Roth (2010: 878) nennt als affektive Variablen: Motivation, Einstellungen und Angst. Im Rahmen dieser Studie hat sich die Lernmotivation als besonders interessant erwiesen. In diesem Bereich wird seit den 1950er Jahren geforscht (ebd.: 877). Folgende grundlegende Unterscheidungen wurden im Laufe der verschiedenen Phasen der Motivationsforschung entwickelt (vgl. Riemer 2016: 267–268):

- **Integrative vs. instrumentelle Orientierung**: Die integrative Orientierung ist das Resultat von „Interesse und Offenheit für die fremde Kultur", die instrumentelle von der Annahme, „dass die Zielsprache für das spätere Leben nützlich" ist (ebd.: 267). Riemer stellt fest, dass diese Orientierungen sich nicht ausschließen und eine lernförderliche Wirkung beider Orientierungen nachgewiesen ist (ebd.).
- **Intrinsische vs. extrinsische Motivation**: Es wird unterschieden zwischen Motivation, die von „Interesse und Selbstantrieb" geleitet wird und Motivation, die von „externen Anreizen" geleitet wird (ebd.: 268).

Riemer beschreibt Motivation als Konstrukt, das sich zusammensetzt aus den allgemeinen personalen Voraussetzungen, zielsprachenspezifischen Einstellungen, Lernzielen, Vorerfahrungen und der Einschätzung der Erfolgsaussicht sowie Kontakten zur Zielsprache (Riemer 2004: 42–44).

(3) Lernerexterne Faktoren

Seit den 1970er Jahren spielen soziale Umgebungsfaktoren eine zunehmende Rolle in der Zweitspracherwerbsforschung (vgl. Rohmann 2010: 886). Dabei werden einerseits die sozialen Kontexte ganzer Lernergruppen (Makroebene) untersucht (ebd.). Andererseits werden die konkreten sozialen Interaktionen von Individuen (Mikroebene) in den Blick genommen (ebd.). Die Mikroebene steht im Rahmen dieser Dissertation im Vordergrund: Es werden konkrete Prämedikationsgespräche von drei Anästhesisten/innen in ihrem speziellen sozialen Kontext analysiert (vgl. Kap. 2.2.).

Zu den lernerexternen Faktoren gehören darüber hinaus die Lernkontexte und Programme zur Förderung des Spracherwerbs (Rohmann 2010: 890–892). Die drei Anästhesisten/innen haben sowohl innerhalb als auch außerhalb des deutschsprachigen Raumes verschiedene Sprachlernangebote wahrgenommen.

2.4 Analyse der Lernersprachen

Im Rahmen dieser Studie wurden wie bereits beschrieben Fehleranalysen – eine Form der Lernersprachenanalyse – durchgeführt. Lernersprachenanalysen werden seit den 1970er Jahren in der Zweitspracherwerbsforschung vorgenommen (Ahrenholz 2014: 167), dabei geht der Begriff „Lernersprache“ bzw. „Interlanguage“ auf Selinkers Interlanguagehypothese (1972) zurück. Selinker beschreibt die Interlanguage als eine mental gebildete Zwischensprache, die sowohl systematisch als auch dynamisch bzw. variabel ist (vgl. Königs 2010: 757).

Studien zu Lernersprachen werden in verschiedenen Erwerbskontexten durchgeführt und dabei werden unterschiedliche Kompetenzbereiche in den Blick genommen (Ahrenholz 2014: 168). In dieser Studie handelt es sich um einen gemischten Erwerbskontext: Die Ärzte/innen haben Deutsch sowohl gesteuert (bspw. in Sprachkursen) als auch ungesteuert (bspw. bei der Arbeit an einem deutschen Krankenhaus) erworben. Fokussiert werden im Rahmen dieser Studie die mündlich-produktive und -rezeptive sprachliche Kompetenz bei Prämedikationsgesprächen. In Bezug auf die Bereiche sprachlichen Wissens werden bei der Analyse die Kategorien Phonetik/Phonologie, Lexik, Syntax, Morphologie und Pragmatik unterschieden (ebd.: 168–169). Aufgrund der Besonderheiten und Regelhaftigkeiten gesprochener Sprache stellt die Analyse mündlicher Produktion eine besondere Herausforderung dar (ebd.: 174).

Die Fehleranalyse ist die traditionelle Form der Auseinandersetzung mit Lerneräußerungen und ist aufgrund ihrer Defizitorientierung kritisch zu betrachten (ebd.: 170–171). Im Rahmen dieser Studie stehen nicht die Fehler, sondern die gemeinsame Herstellung von Prämedikationsgesprächen im Zentrum. Interaktive Auffälligkeiten werden analysiert und dabei auch mögliche Auswirkungen sprachlicher Fehler in Betracht gezogen. Hierfür ist eine detaillierte Analyse der in den Gesprächen auftretenden sprachlichen Fehler als Grundlage notwendig. Die Fehleranalyse wurde in Anlehnung an Baur/Chlosta/Schäfer (2008: 265–279) durchgeführt. In Kapitel 4.1.1. wird dies ausführlich beschrieben und veranschaulicht. Im Folgenden werden in Anlehnung an Baur/Chlosta/Schäfer (2008: 267–272) die Fehlerkategorien, die im Rahmen dieser Studie relevant sind, kurz definiert:

1. Interferenzfehler
   a. *Intralinguale Interferenzfehler*
      Unter intralingualen Interferenzfehlern werden Fehler verstanden, die durch die Übertragung von Merkmalen oder Regeln aus der L1 auf die L2 entstehen. Die teilnehmenden Ärzte/innen haben verschiedene L1 (vgl. Kap. 3.2.3.1.). In die Analyse der in den Gesprächen auftretenden Fehler werden Ergebnisse entsprechender sprachkontrastiver Studien einbezogen (siehe Kap. 4.3.1.2.).
   b. *Interlinguale Interferenzfehler*
      Unter interlingualen Interferenzfehlern werden Fehler verstanden, die entstehen, indem Regeln der Zielsprache auf Bereiche dieser Sprache übertragen werden, auf die sie nicht übertragbar sind.

2. Simplifizierung
   Die Simplifizierung ist eine Strategie der Lerner/innen zur Reduktion der Komplexität der Zielsprache vor allem im Bereich der Syntax und Morphologie. Durch die Analyse kann gezeigt werden, dass Simplifizierung von den teilnehmenden Anästhesisten z.T. auch bewusst und reflektiert eingesetzt wurde (siehe Kap. 6.5.).

3. Unterrichts- und lehrerinduzierte Fehler
   Fehler können durch Lehrer/innen oder den Unterricht induziert werden, da auftretende Fehler von Lernern/innen ggf. unreflektiert übernommen werden.

4. Performanz- vs. Kompetenzfehler
   Performanzfehler werden im Sprachgebrauch produziert, können von den Lernern/innen allerdings selbstständig korrigiert werden. Kompetenzfehler können von den Lernern/innen nicht korrigiert werden. Bei den Prämedikationsgesprächen können viele erfolgreiche Selbstkorrekturen beobachtet werden.

5. Übergangsfehler
   Entsprechend der Interlanguagehypothese werden Fehler im Kontext dieser Arbeit als notwendige Zwischenschritte auf dem Weg zur Zielsprache und als Indiz für Lernfortschritt verstanden (siehe Kap. 4.3.1.2.). Allerdings erklärt Selinker, dass es in der Regel früher oder später zu einem Stillstand bzw. zur Fossilisierung der Lernersprache oder gar zu Rückbildungen kommt (vgl. Königs 2010: 757). Die Analyse der Prämedikationsgespräche legt nahe, dass es bei den teilnehmenden Ärzten/innen in einigen sprachlichen Bereichen bereits zu einem Stillstand bzw. einer Verfestigung gekommen ist.

6. Kommunikationsbehindernde Fehler
   Im Rahmen dieser Studie wird bei der Fehleranalyse nicht der Frage nachgegangen, ob die einzelnen Fehler kommunikationsbehindernd sind. Stattdessen werden bei der Konversationsanalyse interaktive Auffälligkeiten und deren Zusammenhang mit sprachlichen Fehlern betrachtet. Nicht-Verstehen und Verstehenssicherung spielen dabei eine zentrale Rolle (siehe Kap. 8).

Dass Konversations- und Fehleranalyse kombiniert werden können, zeigen bspw. Barkhuizen/Ellis (2005: 197–228). Bei ihrer Darstellung von Lernersprachenanalysen geben sie eine Anleitung zur Analyse von Fehlern im Rahmen der Konversationsanalyse. Hierauf wird in Kapitel 4.1.1. genauer eingegangen.

2.5 Deutsch für den Beruf

In Kapitel 1 wurde auf die steigende Zahl ausländischer Ärzte/innen in Deutschland hingewiesen. Ähnliche Entwicklungen sind auch in anderen Berufsfeldern zu beobachten. Dementsprechend steigt auch der Deutschlernbedarf für verschiedene Berufsfelder (vgl. Efing/Jung/Kiefer/Middeke 2014: 5). 2014 wurden von Efing/Jung/Kiefer/Middeke gesammelte Beiträge der internationalen Fachkonferenz „Berufsfeld-Kommunikation: Deutsch“ in einem Band herausgegeben. In diesem Band ist auch der Beitrag von Schön zur „beruflichen Kommunikation ausländischer Ärzte in Deutschland“ zu finden, auf den in Kapitel 2.9. eingegangen wird. Ohm (2014: 7) hebt hervor, dass mangelnde Sprachkompetenz besondere Brisanz in Kontexten erhält, in denen dies von den „Kommunikationspartnern als hinderlich oder gar bedrohlich“ erlebt wird. Als Beispiel führt Ohm die Deutschkenntnisse ausländischer Ärzte/innen an (ebd.). Mit dem Deutschlernbedarf steigt auch die Anzahl an berufsvorbereitenden oder -begleitenden Unterrichtsangeboten. Efing (2014: 415) weist auf die Relevanz der Bestimmung des sprachlichen Zielregisters bei der Konzeption solcher Angebote hin. Dabei versteht er Register als „wiederkehrende kommunikative Muster“ und erklärt:

> „Geht man davon aus, dass berufssprachliches Handeln immer unter institutionellen Bedingungen und zu institutionellen Zwecken in immer wiederkehrenden typischen Kommunikationssituationen und -Konstellationen [sic] (der Interaktionspartner und -rollen) stattfindet, dann ist davon auszugehen, dass sich für die funktionale Bewältigung dieser berufsprachlichen Aufgaben feste, ebenfalls wiederkehrende kommunikative Muster herausgebildet haben, die man […] als Register bezeichnen kann. (ebd.: 418)

Nach einem Überblick über die verschiedenen Begriffe, die in diesem Zusammenhang verwendet werden, benennt und beschreibt Efing neben der *Allgemeinsprache* die *Bildungssprache*, die *Berufssprache* und die *Fachsprache* als berufsrelevante Kernregister (ebd.: 419–433). Im Folgenden plädiert Efing für die Verwendung und theoretische Schärfung des Begriffs *Berufssprache* (ebd.: 433–436). Nach Efing (ebd.: 432) beinhaltet dieses Register:

„Elemente aller anderen Register/Varietäten; in der Lexik fach- und bildungssprachliche Termini neben Berufsjargonismen; in den Sprachakten [eine] bildungssprachlich[e Prägung]; in den Text- und Diskursarten eigene Spezifika".

Braunert (2014: 49) definiert *Sprache am Arbeitsplatz* (eine Bezeichnung, die bei Efing nicht auftaucht) als: „Gesamtheit aller sprachlichen Mittel zur persönlichen und sachlichen Integration in den Betrieb und ins betriebliche Umfeld, zur sprachlichen Sicherung der betrieblichen Funktionsübernahme". Diese Definition formuliert er komplementär zu Hoffmann (1985: 53), der *Fachsprache* als „Gesamtheit aller sprachlichen Mittel in einem fachlich begrenzten Kommunikationsbereich zur Verständigung der in diesem Bereich tätigen Menschen" beschreibt (Hoffmann 1985: 53). An dieser Stelle soll darauf hingewiesen werden, dass die *Fachsprache Medizin* bereits seit einiger Zeit im Forschungsinteresse der Sprachwissenschaften ist: Bereits 1999 taucht sie als prominentes Beispiel in einem Handbuch zur Sprach- und Kommunikationswissenschaft auf (Fraas 1999: 431–432).

Jung (2014: 40–41) hingegen plädiert für eine konzeptionelle Einheit von *Fach-* und *Berufssprache* in Abgrenzung zur *Allgemeinsprache*. Vor diesem Hintergrund schlägt er in Anlehnung an *English for Specific Purpose* (ESP) den Begriff *Deutsch für spezifische Bedarfe* (DSB) vor (ebd.: 43). Anhand der folgenden Abbildung veranschaulicht Jung (2014: 42) ein Kontinuum zwischen einer Allgemeinsprachendidaktik und einer Didaktik für spezifische Bedarfe mit zunehmender Spezialisierung und gleichermaßen zunehmendem Arbeitsplatzbezug:

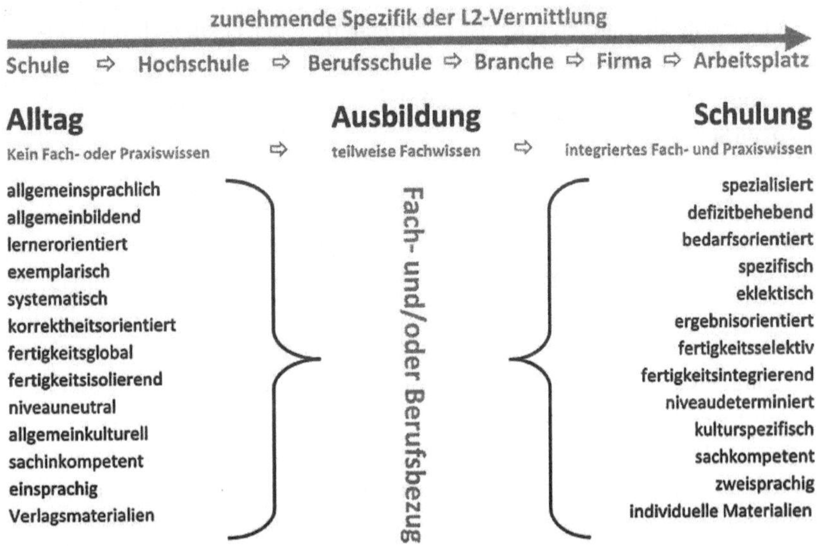

Abb. 1: „L2-Vermittlung als Kontinuum“, Jung (2014: 42)

Bei den im Rahmen der vorliegenden Studie betrachteten Prämedikationsgesprächen handelt es sich – wie bei jeder Art von API – um Experten-Laien-Kommunikation. Diese zeichnet sich durch Merkmale sowohl des alltagssprachlichen als auch des fach-/berufssprachlichen Registers aus.

Ohm (2014: 9) weist im Zusammenhang mit sprachlichen Anforderungen im Beruf auf die häufig „undifferenzierte“ Verwendung des Begriffs *Fachsprache* und dessen Gleichsetzung mit *Fachwortschatz* und *Fachbegriffen* hin. Ohm kritisiert, dass hierdurch andere Bereiche sprachlicher Anforderungen aus dem Blick geraten (ebd.). Im Folgenden zeigt Ohm an Beispielen, dass „das Erlernen neuer, fachlich motivierter Bedeutungen für Wörter, die von der Form her bereits aus der Alltagssprache bekannt sind“, die zentrale Herausforderung im Bereich des *Fachwortschatzes* ist (ebd.). In dem im Rahmen dieser Studie geführten Interview mit A101 erklärt die Ärztin, dass sie genau dieser von Ohm beschriebene Bereich der Lexik besonders herausgefordert hat. Als Beispiel nennt sie die Verben „ein-“ und „ausschleusen“, die für das „Rein-“ und „Rausfahren“ von Patienten/innen in den/aus dem Operationssaal verwendet werden (siehe Kap. 5.3.1.).

Weiterhin hebt Ohm die Relevanz *literater* Sprachstrukturen im Beruf hervor (2014: 12–16), wobei *orate* und *literate* Strukturen nach Maas (2008: 332) als Endpunkte eines Kontinuums verstanden werden, die beide in der mündlichen Kommunikation zum Tragen kommen können. Ohm (2014: 12) erklärt, dass *orate* Strukturen meist zu kommunikativen Zwecken eingesetzt werden:

> „Dinge und Ereignisse werden gesehen, wie sie sich aus der Perspektive konkreter Interaktionspartner darstellen. Der Sprachgebrauch vollzieht sich mit Blick auf einen konkreten Anderen, dessen Reaktionen in die Planung und Durchführung von Handlungen und begleitenden sprachlichen Äußerungen einbezogen werden."

Ohm führt fort, dass bei *literaten* Strukturen „Inhalte aus einer sachbezogenen und allgemeinen Perspektive dargestellt" werden (ebd.: 12):

> „Der Gebrauch von Schrift ermöglicht die Überwindung der Bindung der Sprachverwendung an Kontexte unmittelbaren Handelns. Der Sprachgebrauch wird dabei auf einen generalisierten Anderen abgestellt, der keine konkret wahrnehmbaren Eigenschaften hat. Sprache ist hier meistens nicht flüchtig. Wenn doch, dann ist der Sprachgebrach eher monologisch und an Schriftsprache orientiert."

Die Unterscheidung von *oraten* und *literaten* Strukturen ist für das Verständnis der im Rahmen dieser Studie dokumentierten Prämedikationsgespräche hilfreich. Die Anästhesisten/innen orientieren sich bei den Gesprächen stark an den Aufklärungs- und Anamnesebögen. Sie verwenden nicht nur (auswendig gelernte) Sätze und Phrasen aus diesen Bögen, sondern orientieren sich z. T. auch stärker an der dort vorgegebenen Reihenfolge der Fragen und Informationen als an der aktuellen Gesprächssituation und den unterschiedlichen Gesprächspartnern/innen. Tatsächlich haben die Gespräche z. T. einen eher monologischen Charakter (vgl. bspw. Kap. 7.4.).

2.6 Kulturelle Dimension

In Kapitel 2.2. wurde bereits darauf hingewiesen, dass die kulturelle Dimension im Kontext von Sprache für den Beruf eine zentrale Rolle einnimmt. Menz (2013 a: 7) stellt fest, dass interkulturelle Kommunikation im Gesundheitswesen „komplex und gesellschaftlich sowie medizinisch hochrelevant" ist. Grundsätzlich kann jede Interaktion zwischen Ärzten/innen und Patienten/innen – unabhängig von Erstsprache oder Herkunft – als interkulturell verstanden werden (ebd.: 17). Das System Krankenhaus kann als eine Kultur bezeichnet werden, in welcher Ärzte/innen und Patienten/innen mit ihren jeweils unterschiedlichen Perspektiven aufeinandertreffen (vgl. Kleinmann 1988 und Mishler 1984).

Menz/Reisigl/Sator (2013: 18–20) haben für die Beiträge des Sammelbandes „Migration und medizinische Kommunikation" eine Bestimmung des Begriffs *Kultur* vorgenommen. Die Beiträge dieser Veröffentlichung entspringen dem FWF-Projekt „Schmerz- und Krankheitsdarstellung II"[5] (Laufzeit: 2008–2010). In dem Projekt wurde authentische API diskursanalytisch untersucht (ebd.: 8). Sowohl der Untersuchungskontext als auch die methodische und analytische Ausrichtung des Projektes hat viele Übereinstimmungen mit dieser Dissertation. Wie von Menz/Reisigl/Sator (2013: 18) beschrieben, werden auch in der vorliegenden Studie bei der Analyse kommunikativer Auffälligkeiten gezielt verschiedene Einflussfaktoren in den Blick genommen und eine einseitige Ausrichtung auf kulturelle Aspekte und Differenzen wird abgelehnt. Wie in den FWF-Projekten sollen auch in dieser Studie sprachliche Herausforderungen im Fokus stehen, „ohne (vorschnell) kulturelle Verhaltensmuster und Besonderheiten als Erklärungsmodelle heranzuziehen" (Menz/Reisigl/Sator 2013: 23). Gleichzeitig werden Sprache und Kultur als untrennbar miteinander verbunden verstanden: „Sprachenlernen ist immer Kulturlernen" (Krumm 1998: 524).

Die Ethnomethodologie und so auch die Konversationsanalyse verstehen soziale Realität als Hervorbringung (siehe Kap. 2.7.). Auch in dieser Studie werden *Kultur* und *kulturbezogene Kategorien*[6] als Hervorbringung verstanden, die „maßgeblich erst in Interaktion von den Gesprächsteilnehmern/innen hervorgebracht, reproduziert, transformiert und relevant gesetzt oder hinterfragt"

5 http:/www.univie.ac.at/linguistics/schmerzprojekt2/index.htm

6 Menz/Reisigl/Sator (2013: 18) nennen als Beispiele für kulturbezogene Kategorien „kulturelle Identität" und „kulturelle Mitgliedschaft".

(Menz/Reisigl/Sator 2013: 18) werden. Die Ethnomethodologie versteht so genannte *Ethnomethoden* als Teil des *geteilten Wissens* einer sozialen Gruppe:

> „[Die Akteure verfügen über] Ethnomethoden, d. h. in der Sozialisation vermittelte Methoden der Hervorbringung sozialer Praktiken und über ebenfalls sozialisatorisch eingeübte Kommunikationsbzw. Handlungsschemata. Akteure besitzen ein gemeinsames und stillschweigend akzeptiertes Wissen darüber, nach welchen basalen Regeln die Improvisation im Handlungsvollzug verläuft. Dieses handlungsleitende Wissen umfasst sowohl allgemeine Regeln des wechselseitigen Sprechens und der Interaktion als auch situationsspezifisches Wissen." (Kleemann 2009: 38)

Von *kollektiv geteiltem Wissen* ist auch in der kulturwissenschaftlichen Gedächtnisforschung die Rede. So haben Aleida und Jan Assmann die Begriffe *kommunikatives Gedächtnis* und *kulturelles Gedächtnis* geprägt, welche sich hauptsächlich darin unterscheiden, dass Inhalte des *kommunikativen Gedächtnisses* von Zeitzeugen kommunikativ weitergegeben werden, wohingegen die Inhalte des *kulturellen Gedächtnisses* konservierender Medien bedürfen (vgl. Erll 2005: 27–30). Diese Erkenntnisse bilden die Grundlage für das Konzept der *Erinnerungsorte*, das auf den Sprachunterricht übertragen wurde und dessen Potential bereits „theoretisch fundiert, empirisch überprüft und didaktisch ausgefeilt" ist (Koreik 2016: 166). In Kapitel 2.2. wurde darauf hingewiesen, dass ein gewisses Maß an geteiltem kulturellen Wissen die Grundlage für eine erfolgreiche Kommunikation ist (Kaufmann/Grünhage-Monetti 2003: 43). Schön spricht in diesem Zusammenhang von Rollen und Skripten, die den Gesprächsteilnehmern/innen bekannt sind und durch die sogar sprachliche Lücken überbrückt werden können (siehe Kap. 2.10.).

Bei der Analyse der Prämedikationsgespräche im Rahmen dieser Studie wird geteiltes Wissen der Ärzte/innen und Patienten/innen über diese Gesprächssituation sichtbar. Andererseits wird bei der Analyse auch fehlendes geteiltes Wissen deutlich (bspw. 6.4.4.). Bei der Fehleranalyse kommt die kulturelle Dimension besonders durch die Kategorie *Pragmatik* zum Tragen. Dabei wird unter pragmatischen Fehlern in Anlehnung an Baur/Chlosta/Schäfer (2008: 272) der Gebrauch des „falsche[n] Register[s], Stilbruch oder kulturell nicht angemessenes sprachliches Verhalten" verstanden.

2.7 Konversationsanalytische Ausrichtung

Ein beachtlicher Anteil der Studien zur API im deutschsprachigen Raum versteht sich als Konversationsanalysen (vgl. Menz et al 2008: 151). Obwohl die ersten Vertreter der Konversationsanalyse (Harold Garfinkel, Harvey Sacks u.a.) dem Alltagsgespräch als „Grundform sozialer Interaktion" besondere Aufmerksamkeit widmeten, spielte auch die institutionelle Interaktion von Anfang an eine zentrale Rolle (Gülich/Mondada 2008: 19). Pomerantz, selbst eine Schülerin Sacks', und Fehr (1997: 67–69) geben einen kurzen Einblick in die historischen Hintergründe der Konversationsanalyse: Sie beschreiben, dass Sacks 1963 Mitarbeiter im „Los Angeles Suicide Prevention Center" wurde. Die dort regelmäßig auf Tonband aufgezeichneten telefonischen Beratungsgespräche wurden Gegenstand von Sacks' ersten Analysen. Auf der Grundlage der Untersuchung dieser institutionellen Gespräche entstand 1972 Sacks' Beitrag „An initial investigation of the usability of conversational data for doing sociology". Bereits 1992 haben Drew und Heritage die erste Sammlung konversationsanalytischer Studien zur institutionellen Interaktion in ihrem Sammelband „Talk at Work" veröffentlicht. Dieser Band enthält auch zwei Beiträge zur Arzt-Patienten-Interaktion (siehe Beiträge von Heath und Maynard). Nach Gülich/Mondada (2008:19) beschränkt sich die Analyse institutioneller Kommunikation auf solche Phänomene, die in einem bestimmten (Arbeits-)Kontext auftreten. Dabei kommen meist weniger verschiedene Interaktionsverfahren vor als in Alltagsgesprächen und bestimmte Verfahren können vorgegeben sein (ebd.). Institutionelle Interaktion zeichnet sich dadurch aus, dass ihre Organisation von dem institutionellen Rahmen beeinflusst ist (ebd.). Besonders hervorzuheben ist hierbei das spezielle konversationsanalytische Verständnis von kontextuellen Faktoren. Schegloff (1992: 194) definiert den Kontext selbst als Gegenstand der Analyse: „‚putting something in context' **can** take (and perhaps increasingly **should** take) the proposed **context** as the ‚news' and as the object of analysis (rather than as the ‚given' relative to the object of analysis)" (Hervorhebung im Original). Zahlreiche konversationsanalytische Studien behandeln kontextuelle Faktoren als Gegenstand der Analyse (Gülich/Mondada 2008: 20). Als ein Beispiel soll an dieser Stelle ten Have (1991) genannt werden, der Asymmetrie in der API untersucht hat. Die Auseinandersetzung mit Asymmetrie in diesem Kontext ist nach wie vor aktuell (vgl. Groß 2015: 282–299). Gülich/Mondada (2008: 20) erklären, dass die Konversationsanalyse kontextuelle Faktoren „nicht als eine *Voraussetzung*, die das Handeln der Teilnehmer *bestimmt*, sondern als *Resultat* einer nachweisbaren Ausrichtung der Teilnehmer darauf" (Hervorhebung im Original) versteht. Dieses Verständnis entspricht der engen Verbindung der Konversationsanalyse zur Ethnomethodologie, die „soziale Realität als *Hervorbringung*" betrachtet (Gülich/Mondada 2008: 20, Hervorhebung im Original).[7]

Nachdem zunächst die sequentielle Organisation von institutionellen Gesprächen erforscht wurde, entstand in den 1990er Jahren ein Interesse an der Komplexität von Arbeitszusammenhängen (Gülich/Mondada 2008: 20). So machte bereits Heath (1986) Videoaufzeichnungen von API und später auch in anderen Arbeitskontexten (Heath/Luff 2000). Er begründete damit eine neue Forschungsrichtung, die als *workplace studies* bzw. *studies of work* bezeichnet wird (Gülich/Mondada 2008: 116). Bei den *workplace studies* wird eine Vielzahl von Methoden eingesetzt, die möglichst „ihrem Gegenstand einzigartig angemessen" sein sollen (Bergmann 2006: 6–7). Studien zeichnen sich durch Feldforschung, die Anwendung von Videoaufzeichnungen und den Einbezug von materiellen (Dokumente, Instrumente etc.) und körperlichen (verschiedene Akteure) Ressourcen in die Analyse aus (Gülich/Mondada 2008: 20). Die Konversationsanalyse kann Teil einer solchen breit angelegten Studie sein (Bergmann 2006: 7).

In der vorliegenden Studie stehen die Gespräche zwischen Ärzten/innen und ihren Patienten/innen im Zentrum. Die videografierten Interaktionen werden als Primärdaten verstanden. Diese Daten werden durch Feldnotizen, Unterlagen aus den Patientenakten und Befragungen der Gesprächsteilnehmer/innen (Sekundärdaten) ergänzt (siehe Kap. 3.5. und 4.2.). Ähnlich wie in *workplace studies* soll hierdurch der Komplexität dieser Arbeitsplatz-Kommunikation Rechnung getragen werden. Dennoch kann diese Studie, aufgrund ihrer klaren Fokussierung auf die Aufklärungsgespräche und damit auf einen sehr begrenzten Ausschnitt dieses Arbeitskontextes, nicht den *workplace studies* zugerechnet werden. Mit dem Einbezug der genannten Sekundärdaten ähnelt diese Studie der Vorgehensweise der FWF-Projekte zu „Schmerz- und Krankheitsdarstellungen" (vgl. Kap. 2.6.).

7 Für einen Einblick in die Bedeutung der Ethnomethodologie für die Konversationsanalyse siehe Heritage (2008).

2.8 API im deutschsprachigen Raum

Seit den 1970er Jahren ist in der Linguistik die API ein etabliertes Forschungsfeld und hat zahlreiche Studien mit unterschiedlichen theoretischen und methodischen Ansätzen hervorgebracht (vgl. Menz et al 2008: 130). Menz (2015: 75) nennt die API ein „klassisches“ Untersuchungsfeld institutioneller Kommunikation und weist darauf hin, dass „auch in der Medizin manchmal bereits von einer ‚linguistischen Wende‘ gesprochen wird“. In dem 2001 veröffentlichten zweiten Band des Handbuches „Text- und Gesprächslinguistik“ wird den „Gespräche[n] in der Medizin“ ein eigenes Kapitel gewidmet (S. 1576–1588). Löning spricht hier bereits von einer „fast unübersehbaren Fülle an Publikationen zur Arzt-Patienten-Kommunikation“ (ebd.: 1577).

Nowak (2010) hat auf der Grundlage von 12 gesprächsanalytischen Studien zum sprachlichen Handeln von Ärzten/innen im deutschsprachigen Raum eine Systematik der API entwickelt. In der Systematik werden Ergebnisse dieser zwischen 1982 und 2005 erschienenen Studien, die unterschiedliche diskursanalytische Ansätzen haben, zusammengeführt. Die in den Studien beschriebenen Formen des sprachlichen Handelns der Ärzte/innen und die interaktiven Auswirkungen werden dargestellt. Aufgrund der eingeschränkten Anzahl zugrundeliegender Studien stellt Nowak (2010: 87) fest, dass die von ihm entwickelte Systematik als „Fragment“ bewertet werden muss, „das in seiner Generalisierbarkeit kritisch zu beurteilen ist und durch weitere Forschung hoffentlich entwickelt wird“.

Die erste und noch immer einzige umfassende systematische Darstellung von Studien zur API im deutschsprachigen Raum ist die Online-Forschungsdatenbank API-on©[8]. In der Datenbank sind alle (549) bis Mitte 2007 veröffentlichten diskursanalytischen Studien zur deutschsprachigen API erfasst (Menz et al 2008: 130–131). Unter Diskursanalyse verstehen Menz et al in diesem Zusammenhang alle unterschiedlichen Richtungen der Gesprächsanalyse (vgl. ebd.). Anhand der Synthese und Sekundäranalyse 236 ausgewählter Studien aus dieser Forschungsdatenbank können Menz et al einen interessanten Einblick in dieses Forschungsfeld geben (142–153):

In den Jahren 1982, 2002 und 2005 sind auffällige Publikationsspitzen festzustellen. Diese gehen mit den drei Sammelbänden Köhle/Raspe (1982), Brünner/Gülich (2002) und Ditz/Neises/Spranz-Fogasy (2005) einher. Es konnten 35

8 https://www.univie.ac.at/linguistics/florian/api-on/index.php

Forschungsinitiativen identifiziert werden, die Menz et al im Anhang auflisten. 50% der Studien wurden in der bettenführenden Abteilung von Krankenhäusern durchgeführt, 19% in Ambulanzen und 17% in niedergelassenen Praxen. Als medizinisches Fachgebiet sticht die Innere[9] Medizin mit einem Anteil von 36% der Studien hervor. 94% der Studien wurden im Behandlungskontext und nicht im Lehr- oder Forschungskontext durchgeführt. Zentrales Interesse hatte die Forschung an den *Gesprächskomponenten*[10] „Zuhören des Arztes", „Fragen des Arztes" und „Arzt gibt Informationen", sowie an den *interaktiven Verfahren*[11] „Initiativen", „Fragen", „Narration" und „Fachjargon". An dieser Stelle soll ausdrücklich darauf hingewiesen werden, dass die Datenbank speziell das ärztliche interaktive Handeln und nicht das der Patienten/innen fokussiert. Menz et al (2008: 153–155) kommen zu den folgenden Schlussfolgerungen: Einerseits fehlt der API im deutschsprachigen Raum ein Leitmedium, was zu mangelndem interdisziplinären Austausch führt. Andererseits weisen vorgelegte Studien auffällige Mängel in der Darstellung der Korpora, der Begründung von Auswahlen innerhalb der Korpora und der Dokumentation methodischer Aspekte auf. Diese Mängel führen zu deutlichen Einschränkungen hinsichtlich der Verwertbarkeit gewonnener Erkenntnisse in anderen Studien. Als Forschungsdesiderata identifizieren Menz et al die Analyse von Entlassungs- und Aufklärungsgesprächen, sowie die Analyse untersuchungsbegleitender Kommunikation und von Orientierungshandlungen[12].

Nach dem in der Datenbank erfassten Zeitraum wurden im Bereich der genannten Desiderata einige Forschungsergebnisse vorgelegt. Zu nennen sind hier hauptsächlich Stukenbrock (2007 und 2008), die das „Zeigen am menschlichen Körper" untersucht hat, und die Studien von Ditz/Jung (2008 a und b) und Klüber/Motsch/Spranz-Fogasy (2012 a und b) zum präoperativen Aufklärungsgespräch. Auch viele weitere Studien wurden vorgelegt. Gstettner/Lalouschek/Menz (2008) stellen in ihrem Buch „Effiziente ärztliche Gesprächsführung" ein gesprächsanalytisches Trainingskonzept zur Optimierung der kommunikativen Kompetenz von Ärzte/innen vor. Grundlage ist eine von Mediziner/innen und Sprachwissenschaftlern/innen gemeinsam durchgeführte Studie an einer kardiologischen Ambulanz in Österreich. Im Rahmen der Studie wur-

9 Menz et al (2008: 146) verwenden hier die Bezeichnung „Interne Medizin".

10 Eine Beschreibung von *Gesprächskomponenten* folgt in Kapitel 4.3.1.1.

11 Ein Beschreibung *von interaktiven Verfahren* bzw. *interaktivem Handeln* folgt in Kapitel 4.3.1.1.

12 Menz et al (2008: 150) verstehen unter Orientierungshandlungen „metadiskursive Kommentare" der Ärzte/innen zur Orientierung im Gespräch.

den 100 Arzt-Patienten-Interaktionen gesprächsanalytisch untersucht (vgl. ebd.: 24). Die Ergebnisse wurden für eine Fortbildung dieser Ärzte/innen genutzt und die Wirkung derselben im Anschluss analysiert. Es konnte gezeigt werden, dass die Gesprächsführung der Ärzte/innen nach der Fortbildung effektiver, d. h. klarer, nachvollziehbarer und weniger umständlich war (ebd.: 29). Gstettner/Lalouschek/Menz betonen, dass das gesprächsanalytische Vorgehen alltagsgerechte und umsetzbare Erkenntnisse erbracht hat, die als *good practice* und *bad practice* Beispiele formuliert wurden (vgl. ebd.: 2). Die Analyse der Gespräche hat zu den folgenden Erkenntnissen geführt:

- Eine aufgrund lokaler[13] und globaler[14] Orientierung transparente Gesprächsführung durch den Arzt bzw. die Ärztin bewirkt, dass Patienten/innen ihr „Gesprächsverhalten und ihre Erwartungen an die jeweilige Situation anpassen" (ebd.: 60–61). So können aufwändige Verkomplizierungen und Störungen im Gesprächsverlauf vermieden und die Zufriedenheit gesteigert werden (ebd.).

- Ärzte/innen mit niedrigerem hierarchischem Status, eingeschränkter Entscheidungsbefugnis und geringerer fachlicher sowie praktischer Erfahrung verfügen über ein geringeres „Repertoire an interaktiven Möglichkeiten" und sind in geringerem Maße handlungsfähig „um mit ungewöhnlichen oder schwierigen Gesprächssituationen umzugehen und um flexibel auf Gesprächsaufgaben zu reagieren" (ebd. 92–93).

- „Aufmerksamkeit auf die Informationsbedürfnisse" von Patienten/innen bewirkt Zufriedenheit und steigert die Gesprächsqualität. Fehlende Information kann zu mangelnder Kooperativität und zu „Störungen im Gesprächs- und Untersuchungsablauf" führen (ebd. 116–117). Das (bewusste oder unbewusste) Zurückhalten von Information reproduziert patriarchale Rollenmuster (ebd.).

- Wird in der Gesprächseröffnung durch Orientierung Transparenz geschaffen und das Informationsbedürfnis der Patienten/innen ange-

13 Bspw.: Gut, ich stelle ihnen jetzt noch ein paar Fragen zu Vorerkrankungen.

14 Bspw.: Wir sprechen heute über die geplante Narkose.

messen wahrgenommen, kommt es zur „Entstörung und Verkürzung“ der Gesamtgespräche (ebd. 153).

- Klar formulierte, konkrete Fragen, die der Gesprächsabsicht entsprechen, erleichtern es den Patienten/innen angemessene Antworten zu geben (ebd. 154–155). Sensibel gewählte Unterbrechungen können Patienten/innen bei ihrer Darstellung unterstützen. Unterbrechungen, die nicht unterstützend sind, führen zu Verlängerungen und Störungen der Gespräche (ebd.).

Gstettner/Lalouschek/Menz (2008: 11–16) stellen ein Modell der „Anforderungen an ärztliche Gespräche“ vor:

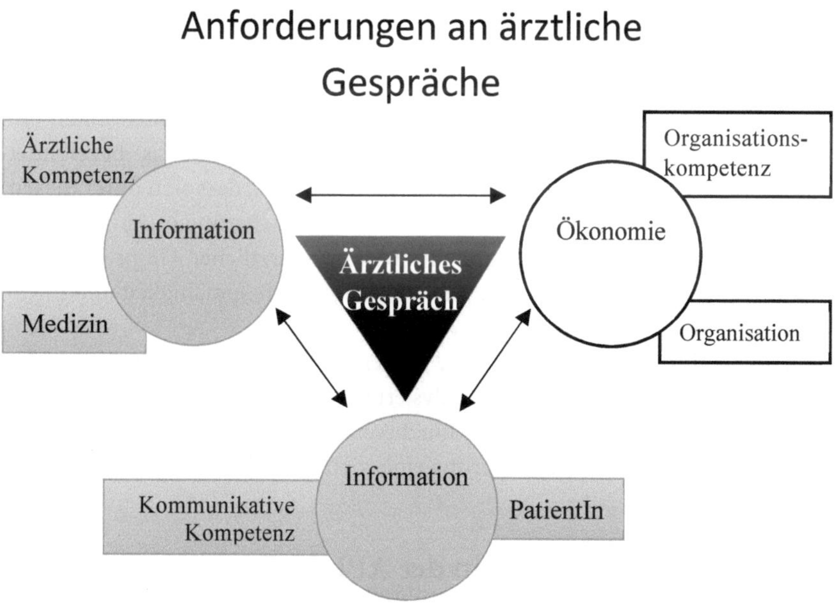

Abb. 2: „Anforderungen an ärztliche Gespräche“, Gstettner/Lalouschek/Menz (2008:15)

Als erste Anforderung bzw. Funktion wird der Informationsaustausch zwischen Ärzten/innen und Patienten/innen genannt. Dieser wird dem Bereich der Medizin zugeordnet und fordert die ärztliche Fachkompetenz. Als zweites wird die ökonomische Funktion bzw. die Anforderung zeitliche und andere Ressourcen angemessen zu verwalten genannt. Diese wird dem Bereich der Organisation zugeordnet und fordert Organisationskompetenz aufseiten der Ärzte/innen. Zuletzt nennen die Autoren/innen die Interaktionsfunktion bzw. die Empathie. Diese bezieht sich auf die Patienten/innen und erfordert kommunikative Kompetenz.

Im Februar 2014 haben Becker/Menz/Nowak/Spranz-Fogasy eine Liste der „Literatur zur Medizinischen Kommunikation"[15] online zur Verfügung gestellt. Es handelt sich dabei um eine umfangreiche Bibliographie, die auch Veröffentlichungen im Bereich der Psychotherapie miteinschließt. Anhand dieser Bibliographie können die Studien zur API, die in dem von API-on nicht erfassten Zeitraum veröffentlicht wurden, aufgefunden werden.[16]

In dem 2015 erschienenen Handbuch „Sprache in der Medizin" werden anhand von 25 Beiträgen unterschiedlicher Autoren/innen aktuelle „Schlüsselthemen der Medizinkommunikation" präsentiert und damit ein Überblick über dieses „weite Feld" angestrebt (Busch/Spranz-Fogasy 2015: IX–X). Die Beiträge lassen sich schwerpunktmäßig der historischen, interaktiven oder der medialen Konstruktion von Medizin und Medizinkommunikation zuordnen. Im Zentrum steht die mündliche ärztliche Kommunikation mit Patienten/innen (16 Beiträge), die als das „Herz der Medizin und dieses Handbuchs" bezeichnet wird (ebd.). Es soll besonders hervorgehoben werden, dass sich unter diesen ausgewählten Beiträgen ein Beitrag zur Verstehenssicherung in Aufklärungsgesprächen von Klüber findet und ein Beitrag zu ärztlichen Gesprächen mit Migranten/innen von Bührig/Meyer, in welchem Mehrsprachigkeit und Interkulturalität in den Blick genommen wird.

Hier schließt sich meine Studie, in der präoperative Anästhesie-Aufklärungsgespräche im Krankenhaus analysiert werden, an. Der zentrale Fokus der Analyse liegt auf der L2–L1 Dimension dieser Gespräche, dabei spielen interaktive Prozesse der Verstehenssicherung eine wichtige Rolle.

2.9 Mehrsprachigkeit in der API

Es liegen bereits zahlreiche Studien vor, die Mehrsprachigkeit in der API in den Blick nehmen (vgl. Bührig/Meyer 2015: 302). Bereits 1985 erschienen im

15 http://hypermedia.ids-mannheim.de/pragdb/Literatur_zur_Medizinischen_Kommunikation_Version2014.pdf

16 Eine umfangreiche Stichwortliste erleichtert die Suche nach spezifischen Themen und Schwerpunkten.

deutschsprachigen Raum zwei Aufsätze von Rehbein zu medizinischen Beratungsgesprächen über Kinderkrankheiten mit Eltern, die Türkisch als L1 sprechen (Rehbein 1985 a und b). Von 1999 bis 2005 wurde an der Universität Hamburg in zwei Projekten das Dolmetschen im Krankenhaus untersucht.[17] Im Rahmen dieser Projekte entstanden auch mehrere Veröffentlichungen zum Dolmetschen in Aufklärungsgesprächen (siehe bspw. Bührig 2001, Meyer 2004).

Menz (2013 a: 8) nennt in der Einleitung zum Sammelband „Migration und medizinische Kommunikation“ als einen zentralen Befund der zugrundeliegenden Projekte:

> „Gespräche mit PatientInnen mit unzureichenden Sprachkenntnissen unterscheiden sich nicht grundsätzlich, sondern lediglich graduell von muttersprachlichen Gesprächen, da lediglich die Intensität bzw. die Frequenz der untersuchten Phänomene, nicht jedoch der Typus sich unterschieden.“

In ihrem „Handbuch Sprache in der Medizin“ tragen Busch/Spranz-Fogasy (2015) aktuelle Schlüsselthemen der Medizinkommunikation zusammen. In diesem Handbuch findet sich auch der Beitrag „Ärztliche Gespräche mit MigrantInnen“ (Bührig/Meyer 2015: 300–316). Bührig/Meyer stellen hier bisherige Forschungsergebnisse zu Problemen der API mit L2-Patienten/innen zusammen. In Bezug auf verschiedene Gesprächstypen (Anamnese, Aufklärung, Überbringen schlechter Nachrichten) und Anforderungen (partizipative Entscheidungsfindung, Therapietreue) nehmen sie die Dimensionen „Sprachbarrieren“ und „Interkulturalität“ in den Blick. Bührig/Meyer (2015: 303) stellen fest, dass in Krankenhäusern eine „naive Translationskultur“ herrscht und „ein unreflektierter Umgang mit Sprachbarrieren [...], der teilweise auch Ausdruck einer Einsprachigkeitsideologie sein mag“. Sie stellen darüber hinaus fest, dass „kulturelle Unterschiede“ ebenfalls eine Herausforderung darstellen und einen erheblichen Einfluss auf die Gespräche haben (ebd.). Einige der von Bühring/Meyer genannten Studien sollen im Kontext dieser Dissertation hervorgehoben werden: Moss/Roberts/Sarangi (2004) haben Untersuchungen mit Patienten/innen, die Englisch als L2 sprechen, durchgeführt. Eine Analyse der Eingangssequenzen konnte zeigen, dass die unterschiedlichen Vorstellungen über

17 https://www.slm.uni-hamburg.de/germanistik/forschung/forschungsprojekte/zweisprachige-krankenhausmitarbeiter.html

Ablauf und Inhalte der Gespräche (aufgrund der unterschiedlichen Sozialisation) sowie die sprachlichen Barrieren zu einem erhöhten interaktionalen Aufwand führten. Sie kommen zu dem Schluss, dass Ärzte/innen mit einer großen Varianz patientenseitiger Vorstellungen in Bezug auf die Rollen, Skripte und Abläufe der Gespräche konfrontiert sind. Um mit der Heterogenität der Patienten/innen angemessen umgehen zu können, müssen Ärzte/innen eine gewisse Unsicherheit aushalten, die Moss/Roberts/Sarangi als *interactional uncertainty* bezeichnen (ebd.: 167).

Seelman/Suurmond (2006) haben halbstandardisierte Interviews zur partizipativen Entscheidungsfindung mit Ärzten/innen und ausländischen Patienten/innen im englischsprachigen Raum durchgeführt. Sie kommen zu dem Ergebnis, dass sprachliche und kulturelle Barrieren einen erheblichen Einfluss auf die Entscheidungsfindung haben. Sie sehen Befundmitteilung, Diskussion von Behandlungsalternativen und vor allem den Informationsaustausch als gefährdet:

> „Due to language difficulties, cultural differences, and bias, the process of information exchange may become highly distorted and would seem to become a process where two participants talk in two monologues, rather than being engaged in a dialogue." (ebd.: 258)

Lalouschek (2013) konnte im deutschsprachigen Kontext beobachten, dass in Anamnesegesprächen mit L2-Patienten/innen hauptsächlich „Basisprobleme" behandelt werden, ähnlich wie in Gesprächen mit alten oder kommunikativ eingeschränkten Patienten/innen (ebd.: 381). Menz (2013 b: 341) kommt auf der Grundlage seiner Untersuchungen zu dem Schluss, dass Ärzte/innen mit Deutsch als L1 sich an die vermutete Sprachkompetenz der L2-Patienten/innen anpassen (ebd.: 341). Dieses Phänomen wird in der Zweitspracherwerbsforschung als *foreigner talk* bezeichnet (vgl. Kap. 2.2.).

In den „Empfehlungen zur Aufklärung der Krankenhauspatienten über vorgesehene ärztliche Maßnahmen" (2015: 60–62) rät die Deutsche Krankenhausgesellschaft bei der Aufklärung von ausländischen Patienten/innen mit unzureichenden Deutschkenntnissen, eine „sprachkundige Person" hinzuzuziehen. Es wird explizit darauf hingewiesen, dass es sich dabei um „Angehörige" oder „sprachkundige Angestellte des Krankenhauses" handeln kann. Bührig/Meyer (2015: 307) stellen vor diesem Hintergrund fest: „Besondere Qualitätserwägungen in Bezug auf den Umgang mit Mehrsprachigkeit sind bisher aus rechtlicher

Sicht nicht erforderlich." Weiterhin stellen Bührig/Meyer fest, dass Aufklärungsgespräche ohnehin eine kommunikative Herausforderung sind und diese durch das Dolmetschen zusätzlich verkompliziert werden. Sie kommen zu dem Schluss, dass das Einsetzen ungeschulter Dolmetscher zu inhaltlich fehlerhaften Übersetzungen führt, die „vermutlich rechtlich unwirksam" sind (ebd.: 307). Eine „richterliche Beurteilung der bisherigen Aufklärungspraxis bei nichtdeutschsprachigen PatientInnen" stehe jedoch noch aus (ebd.).

Zusammenfassend kann festgehalten werden, dass die bisherige Forschung zu Mehrsprachigkeit und Interkulturalität in der API zu folgenden zentralen Ergebnisse geführt hat: Sprachliche Barrieren können zu einer Vereinfachung oder Reduktion der Gesprächsinhalte führen. Diese Barrieren sowie unterschiedlichen Vorstellungen in Bezug auf Rollen, Skripte und Abläufe verkomplizieren die Interaktion. Sprachliche und kulturelle Differenzen haben zum Teil einen medizinisch oder rechtlich relevanten Einfluss auf die Gespräche.

Diese Forschungsergebnisse beziehen sich auf Studien mit Patienten/innen, die Deutsch bzw. Englisch als L2 sprechen. Interaktionen mit Ärzten/innen, die Deutsch als L2 sprechen, haben bisher in der linguistischen Forschung kaum Beachtung gefunden (Schön 2014: 103). Bührig/Meyer (2015: 301) stellen dennoch fest, dass diese Gespräche „gemeinhin als anfällig für Missverständnisse und kommunikative Fehlschläge" gelten. Die bisher einzige umfangreiche Studie zur API mit Ärzten/innen, die L2 sprechen, ist die Dissertation von Schön (2012), die im folgenden Kapitel vorgestellt wird.

2.10 Ärzte/innen mit Deutsch als L2

Die vorliegende Dissertation ist die erste Studie, die anhand von authentischen Daten API mit Ärzte/innen, die Deutsch als L2 sprechen, analysiert. Bisher liegt lediglich ein Artikel von Schön (2014) vor, in dem sie eine knappe Betrachtung eines einzelnen authentischen Arzt-Patienten-Gesprächs mit einer ausländischen Ärztin vorstellt. Da es sich bei diesem Gespräch um ein anästhesiologisches Aufklärungsgespräch handelt, fließt dieser Beitrag in die Betrachtungen in Kapitel 2.11. ein. Die einzige empirische Studie, die gezielt Ärzte/innen mit Deutsch als L2 in den Blick nimmt, ist ebenfalls von Schön (2012). Die Datengrundlage dieser Diskursanalyse sind allerdings nicht authentische Gespräche, sondern Rollenspiele mit Schauspielpatienten/innen, die im Rahmen einer ärztlichen Weiterbildung mit ausländischen Ärzten/innen dokumentiert wurden. Weitere empirische Studien zu Ärzten/innen mit Deutsch als L2 liegen bisher nicht vor.

In ihrer diskursanalytischen Studie untersucht Schön (2012) Audioaufnahmen von 23 Rollenspielen mit 10 verschiedenen ausländischen Ärzten/innen und Schauspielpatienten/innen (ebd.: 64–71). Schön (2012: 64) verwendet die Bezeichnung „standardisierte *Patienten*“ (Hervorhebung im Original) und erklärt, dass es sich um „Schauspieler oder geschulte Laien mit einer vollständigen, fiktiven Patientenbiographie“ handelt. Hierin unterscheidet sich die Studie von Schön grundlegend von der vorliegenden Studie, für die Videoaufnahmen von authentischen API im laufenden Krankenhausalltag gemacht wurden. Auch in der Ausrichtung unterscheiden sich die beiden Studien deutlich: Schön orientiert sich mit ihrem speziellen Interesse an der „Architektur des Verstehens“ bei der Analyse an der Diskurslinguistik nach Foucault (ebd.: 121). Schön zeigt mit ihrer Analyse, dass in den Rollenspielen verschiedene Diskurse aufeinandertreffen, wobei der Arzt-Patienten-Diskurs[18] dominiert (ebd.: 155). Im Folgenden werden zentrale Ergebnisse dieser Studie zusammengetragen. Inwiefern die Ergebnisse und Schlussfolgerung von Schön von den im Rahmen der vorliegenden Studie analysierten, authentischen Gesprächen gestützt werden, wird in Kapitel 9 diskutiert.

Die Ärzte/innen, die an Schöns Studie teilgenommen haben, zeichnen sich durch eine große Bandbreite sprachlicher Kompetenz aus: A2- bis B2/C1-Niveau des GER[19] (ebd.: 134). Schön stellt fest, dass die Ärzte/innen in unterschiedlichen sprachlichen Bereichen[20] z.T. auch „extreme sprachliche Schwierigkeiten“ haben (ebd.), nach Worten suchen oder nur mühsam formulieren (ebd.: 112).

Trotz der sprachlichen Einschränkungen beobachtet Schön, dass die Rollenspiele von erfolgreicher Verständigung dominiert und Rückgriffe auf Strategien der L2-L1-Kommunikation verhältnismäßig selten sind (ebd.: 134.). Nur an wenigen Stellen können Vervollständigungen durch L1-Sprecher/innen bzw. Kokonstruktionen (ebd.: 99), Reformulierungen (144), Fokussprünge, „explizites ‚flagging‘“ (ebd.: 144) oder Code-Switching (ebd.: 103 und 140) beobachtet werden. Auch bei auffälligen Normabweichungen kommt es in der Regel nicht zu Korrek-

18 An mehreren Stellen bezeichnet Schön die Arzt-Patienten-Kommunikation als fachsprachliche Kommunikation und setzt ihre Beobachtungen in Beziehung zu Erkenntnissen aus der Fachsprachen-Forschung (bspw. 134). Eine Auseinandersetzung mit den Begriffen Fachsprache, Berufssprache, Allgemeinsprache usw. ist in Kap. 2.5. der vorliegenden Dissertation zu finden.

19 Zum Gemeinsamen Europäischen Referenzrahmen (GER) siehe Kap. 3.2.2. Schön gibt in ihrer Arbeit keine Auskunft darüber, ob/wie die Niveaustufen der Ärzte/innen diagnostiziert wurden.

20 In ihrer Arbeit benennt Schön als sprachliche Bereiche: Semantik, Pragmatik, Grammatik und Phonetik.

turen (ebd.: 135). Selbst wenn Fragen der Ärzte/innen zum Teil „kaum verständlich“ sind, haben sich die Patienten/innen kooperativ verhalten und es kam nicht zum Abbruch der Rollenspiele (ebd.: 134). Schön nimmt an, dass die Rollen und Skripte – nicht nur in diesen gespielten Situationen, sondern auch in authentischen API – dazu führen, dass „viele semantische und syntaktische Lücken mühelos überbrückt werden können“ (ebd.: 100). Als Beispiel nennt sie „Rumpfausdrücke“ wie „diabet“, die interaktiv nicht durch Korrekturen, Reformulierungen o. Ä. bearbeitet werden. Sie kommt zu dem Schluss, dass diese Lücken sich „auf die Ebene des Verstehens kaum auswirken“ (ebd.: 100). Schön nimmt Bezug auf Wagner/Firth (1997) und erklärt, dass „Gesprächsteilnehmer sich auch mit ungelösten, sprachlichen Problemen arrangieren können und diese ‚blinden Flecken‘ dem Verständnis durchaus nicht im Weg stehen müssen“ (ebd.: 136).

Andererseits erklärt Schön: „Die Verstehenslast bleibt zumeist auf Seiten der *Patienten*, diese unternehmen große Anstrengungen, um die Verständigung zu sichern“ (ebd.: 144, Hervorhebung im Original). Bei ihren Bemühungen haben die Schauspielpatienten/innen bspw. auf Synonymisierungen und Reformulierungen zurückgegriffen (ebd.: 141–142). Schön beobachtet in den Rollenspielen am häufigsten die folgenden Verfahren zur Verständnissicherung:

- Selbstinitiierte Selbstkorrektur: Am häufigsten (in 13 Rollenspielen) beobachtet Schön, dass die Ärzte/innen ihre sprachlichen Fehler selbst korrigieren. Diese Beobachtung deckt sich mit den Forschungserkenntnissen zur Fehlerkorrektur: Studien haben gezeigt, dass die selbstinitiierte Selbstkorrektur die präferierte Form der Fehlerkorrektur ist und diese Form auch am häufigsten auftritt (vgl. Brouwer/Rasmussen/Wagner 2004: 77). In der Gesprächsanalyse wurde schon früh die Präferenz der Gesprächsteilnehmer/innen für Selbstkorrekturen beschrieben (siehe Jefferson/Sacks/Schegloff 1977), wobei Fehler hier nicht auf sprachliche Fehler reduziert sind. Darüber hinaus handelt es sich bei Fehlern ausdrücklich „nicht um Elemente, die ‚reparaturbedürftig‘ *sind*, sondern um solche, die die Teilnehmer als ‚reparaturbedürftig‘ *behandeln* (Hervorhebung im Original)“ (Gülich/Mondada 2008: 60).

- Fremdinitiierte Fremdkorrekturen: Weniger häufig (in 10 Rollenspielen) beobachtet Schön, dass Patienten/innen die sprachlichen Fehler der Ärzte/innen korrigieren. Die beobachteten Fremdkorrekturen werden von den Patienten/innen in den Verlauf eingebettet (Schön

2012: 139). Eine Wiederaufnahme der normgerechten Form oder eine andere Ratifizierung der Korrektur durch die Ärzte/innen kommt kaum vor (ebd.: 140).

- Nachfragen (bei Verständigungsschwierigkeiten): In 8 Rollenspielen beobachtet Schön, dass Patienten/innen ihr Nicht-Verstehen durch Nachfragen signalisieren. Diese Form der Nachfrage wird von den Ärzten/innen seltener[21] verwendet (ebd.: 137).

Schön beobachtet darüber hinaus, dass die Ärzte/innen in den Rollenspielen die Führung übernehmen, wobei häufige Unterbrechungen durch die Ärzte/innen und viele lange Pausen auffallen (ebd.: 115). Verschiedene Studien haben gezeigt, dass dies für die API üblich ist. So stellt Menz (2013 b) fest, dass Patienten/innen im Durchschnitt nach 32 Sekunden Redezeit von den Ärzten/innen unterbrochen werden. Schön ergänzt, dass die Unterbrechungen und Pausen auch im Zusammenhang damit stehen können, dass die Ärzte/innen Deutsch als L2 sprechen. Sie stellt fest, dass unterbrechende Nachfragen der Ärzte/innen ein Anzeichen dafür sein können, dass diese versuchen, schrittweise das Verständnis aufzubauen (ebd.: 104). Darüber hinaus kann die sprachliche Unsicherheit die Neigung zu Unterbrechungen zusätzlich verstärken (ebd.). Häufige und lange Pausen können dadurch verursacht sein, dass die Ärzte/innen Schwierigkeiten bei der Formulierung haben (ebd.: 146).

Die traditionelle Machtverteilung zwischen Ärzten/innen und Patienten/innen scheint auch für die von Schön dokumentierten Rollenspiele gültig zu sein (Schön 2012: 115), wobei der L2-Sprecherstatus laut Schön in den Rollenspielen „bisweilen zu Verschiebungen der Machtverhältnisse“ (ebd.: 154) führt. In den 23 dokumentierten Rollenspielen findet lediglich an einer Stelle eine Lehr-Lern-Situation statt, bei der die Machtverhältnisse kurzzeitig umgekehrt sind. An keiner Stelle konnte beobachtet werden, dass im Rahmen des Rollenspiels aufseiten der Ärzte/innen Spracherwerb stattfand. Schön schlussfolgert:

> „Nur im Ausnahmefall werden sich Machtgefälle so stark verschieben, dass vom Skript abgewichen werden kann und der *Patient* die Rolle des Lehrenden übernimmt. […] Im Sinne Foucault`scher Analyse könnte

21 Schön macht hier keine genaue Angabe zu der Häufigkeit des Auftretens (vgl. Schön 2012: 137).

man auch formulieren, dass der Diskurs Arzt-Patienten-Gespräch ein lehrendes Verhalten [...] tendenziell eher ausschließt." (ebd.: 137)

2.11 Prämedikationsgespräche

Prämedikationsgespräche sind rechtlich vorgeschriebene Arzt-Patienten-Gespräche zur Vorbereitung operativer Eingriffe (vgl. Klüber/Motsch/Spranz-Fogazy 2012 a: 240). In den Gesprächen werden die Patienten/innen über das vorgesehene Anästhesieverfahren aufgeklärt und die Ärzte/innen holen für die Anästhesie relevante Informationen ein. Im Rahmen der vorliegenden Studie wird die Bezeichnung „Prämedikationsgespräch" verwendet. Der zentrale Grund hierfür ist, dass diese Bezeichnung von den an der Studie teilnehmenden Ärzten/innen und der entsprechenden Klinik verwendet wird. In verschiedenen Veröffentlichungen wird für diesen Gesprächstyp die Bezeichnung „anästhesiologisches Aufklärungsgespräch" verwendet (siehe ebd.). Diese Bezeichnung kann zu der falschen Annahme führen, dass dieser Gesprächstyp ausschließlich zur Aufklärung dient (vgl. Klüber 2015: 208). Harms/Kindler (2009) hingegen verwenden die treffende, allerdings etwas sperrige Bezeichnung „präoperatives anästhesiologisches Patientengespräch".

2.11.1 Prämedikationsgespräche als Forschungsgegenstand

Klüber (2015: 209) nennt in ihrem kurzen Forschungsüberblick die positive Auswirkung anästhesiologischer Aufklärung auf die Patienten/innen-Zufriedenheit, die Verbesserung der Gesprächsführung und die rechtlichen Rahmenbedingungen als Themen, die schon früh (ab den 1960er Jahren) in den Blick der Forschung gerückt sind. Im Folgenden soll auf einige neuere gesprächsanalytische Studien zu Aufklärungsgesprächen hingewiesen werden:

Bührig hat einerseits das Dolmetschen (2001) und andererseits die „sprachlich-kommunikative Realisierung von Normalität" (2009) in Aufklärungsgesprächen vor diagnostischen Eingriffen untersucht. Die Untersuchung wurde anhand von Daten aus dem in Kapitel 2.9. bereits genannten DFG-Projekt „Dolmetschen im Krankenhaus" durchgeführt. Bührig beschreibt die Situation der Ärzte/innen bei Aufklärungsgesprächen als Dilemma: Es ist ihre Aufgabe, Patienten/innen zur Einwilligung in den geplanten Eingriff zu ermutigen, und gleichzeitig ist es ihre Aufgabe, unangenehme und beängstigende Informationen (bspw. mögliche Komplikationen) den Eingriff betreffend zu vermitteln. Bührig (2009: 51) stellt vor diesem Hintergrund die These auf, „dass Ärzte bestrebt sind, sowohl den geplanten Eingriff als auch mögliche Komplikationen als Ausprägungen von ‚Normalität' zu kommunizieren". Bührig kommt auf der Grundlage ihrer Untersuchung zu dem Schluss, dass Verfahren der Zuschreibung von Normalität hauptsächlich bei „der kommunikativen Behandlung von Komplikationen sowie in Ankündigungen von Vorgangsbeschreibungen" auftreten (ebd.: 62).

Klüber/Motsch/Spranz-Fogasy (2012 a) haben die Verständigungssicherung zwischen Ärzten/innen und Patienten/innen anhand von 18 dokumentierten Prämedikationsgesprächen untersucht. Klübers (2015: 208–224) Beitrag im Handbuch „Sprache in der Medizin" bezieht sich ebenfalls auf diese Untersuchung. Die Ergebnisse dieser Untersuchung bilden die wesentliche Grundlage für die unter 2.11.2. und 2.11.3. folgenden Ausführungen zu Prämedikationsgesprächen. Durch die Studie von Klüber/Motsch/Spranz-Fogasy ist es möglich die, im Rahmen der vorliegenden Studie dokumentierten Gespräche mit Ärzten/innen, die Deutsch als L2 sprechen, mit solchen Prämedikationsgesprächen zu vergleichen, die von Ärzten/innen geführt wurden, die Deutsch als L1 sprechen.

Schön (2014) stellt die Analyse eines Prämedikationsgespräches mit einer ausländischen Ärztin vor, wobei sie sich an der Diskurslinguistik nach Foucault orientiert. Sie zeigt auf, dass diese komplexe Gesprächsform hohe Anforderungen an die berufliche Kommunikation der Ärzte/innen stellt und wie diese im Gespräch erfolgreich bewältigt werden. Das Gesprächs-Skript und die damit verbundenen Rollen ermöglichen nach Schön im Rahmen dieses Gesprächstyps das „Einholen persönlicher Informationen" und den „Aufbau eines kurzen Vertrauensverhältnisses" (ebd. 112). Schön nimmt an, dass es für ausländische Ärzte/innen die schwierigste Aufgabe ist, „Vertrauen zu *P*atienten einer anderen Sprache und Kultur herzustellen [Hervorhebung im Original]" (ebd.). Auch bei dieser Aufgabe wirken das Skript und die Rollen unterstützend (ebd.).[22]

2.11.2 Gesprächstyp und Rahmenbedingungen

In ihrem Beitrag im Handbuch „Text- und Gesprächslinguistik" unterscheidet Löning (2001: 1577) Gesprächstypen in der Medizin anhand der folgenden Merkmale, wobei Merkmalskombinationen ausdrücklich möglich sind: „institutionell geprägter Ort", „Krankheitstyp", „Patientengruppe" und „konstitutives Handlungsziel". Als

22 Auf die Wirkung der Rollen und Skripte in der API geht Schön (2014) in ihrer Dissertation ausführlich ein. Dies wird in Kapitel 2.10. dargestellt.

„Gespräche mit einem zentralen Handlungsziel" beschreibt Löning (2001: 1584–1585) das Anamnese- und das präoperative Aufklärungsgespräch. Im Folgenden werden die **Ziele** anästhesiologischer Aufklärungsgespräche dargestellt:

- **Anamnese**: Im Aufklärungsgespräch müssen die Informationen über den Gesundheitszustand der Patienten/innen ermittelt werden, die für die Anästhesie relevant sind (vgl. Klüber/Motsch/Spranz-Fogasy 2012 a: 240). Striebel (2017: 2–3) zählt in diesem Zusammenhang folgende Ziele auf: „Überprüfung der vorliegenden Akten (z. B. EKG, Röntgen- und Laborbefunde)", „Untersuchung des Patienten" und „Einschätzung des Gesundheitszustandes des Patienten und damit Abschätzung des Narkoserisikos".

- **Entscheidung**: Im Rahmen des Gespräches müssen die Anästhesisten/innen eine Entscheidung über das anzuwendende Anästhesieverfahren treffen (vgl. Klüber/Motsch/Spranz-Fogasy 2012 a: 240 und Striebel 2017: 3) und eine Prämedikation verordnen (Striebel 2017: 3). Unter Prämedikation wird in diesem Zusammenhang eine Medikation zur Angstlösung und Sedierung vor der eigentlichen Anästhesie verstanden (vgl. Striebel 2017: 6).

- **Information**: Die Anästhesisten/innen sind verpflichtet, ihre Patienten/innen angemessen über das geplante und alternative Verfahren aufzuklären und gegenseitiges Verständnis zu sichern (vgl. Klüber/Motsch/Spranz-Fogasy 2012 a: 240). Striebel (2017: 3) formuliert das Gesprächsziel in diesem Zusammenhang wie folgt: „Aufklärung des Patienten sowie Eingehen auf seine Fragen und Ängste bezüglich der Narkose". Auch Larsen (2010: 307–308) nennt die Verminderung von Angst und Aufregung als ein Ziel, das durch die Gespräche erreicht werden soll. Löning (2001: 1585) hebt in diesem Zusammenhang besonders hervor, dass die Information zu einer „verantwortlichen Entscheidung beim Patienten" und zur „Herstellung eines rechtserheblichen Konsens zwischen Arzt und Patient" führen muss. Im Englischen wird hier treffend die Bezeichnung *informed consent* verwendet (siehe Mann 1984: 8).

- **Einwilligung**: Letztlich ist das Ziel dieser Gespräche das Einholen der rechtlich wirksamen Zustimmung der Patienten/innen zu einem bestimmten Anästhesieverfahren (vgl. Klüber/Motsch/Spranz-Fogasy 2012 a: 240 und Striebel 2017: 4–5).

Neben den beschriebenen Zielen tragen auch verschiedene Unterlagen zur Strukturierung und Standardisierung von Prämedikationsgesprächen bei (Klüber 2015: 210). Folgende **Unterlagen** kommen in den Gesprächen zum Einsatz:

- **Aufklärungs- und Anamnesebogen**: Die Patienten/innen bereiten sich anhand des Aufklärungs- und Anamnesebogens auf die Prämedikationsgespräche vor. Sie beantworten eine umfangreiche Liste anamnestischer Fragen und können sich über verschiedene mögliche Anästhesieverfahren und die damit verbundenen Risiken informieren. Im Gespräch können sich die Ärzte/innen an den im Bogen aufgelisteten Fragen orientieren. Ggf. verwenden sie Abbildungen aus dem Bogen bei der Information über ein geplantes Anästhesieverfahren. Letztlich geben die Patienten/innen am Ende des Aufklärungsgespräches auf der letzten Seite des Bogens ihre schriftliche Einwilligung in ein bestimmtes Anästhesieverfahren. Auch die Ärzte/innen unterschreiben an dieser Stelle. Die Bögen dienen demnach zur „beidseitigen Informationsvermittlung und zu juristischen Zwecken“ (Klüber 2015: 210).

- **Anästhesieprotokoll**: Anhand einer Vorlage werden die zentralen Informationen zur Anästhesie protokolliert. Diesem Protokoll werden am Operationstag die Informationen zur Durchführung entnommen und es dient als Grundlage für die spätere Weiterbehandlung (Striebel 2017: 151). Darüber hinaus dient es ggf. juristisch als Beweisstück (ebd.).

- **Patientenakte**: Verschiedene Unterlagen aus der Patientenakte (bspw. Entlassungsbriefe oder Laborbefunde) können vor oder während des Gespräches zum Einsatz kommen. Es ist die Aufgabe der Anästhesisten/innen, der Patientenakte alle für die Anästhesie relevanten Informationen zu entnehmen (vgl. Striebel 2017: 3).

Das Prämedikationsgespräch ist demnach eine institutionalisierte mündliche Kommunikation zwischen Ärzten/innen und Patienten/innen, die sich zu großen Teilen an schriftlichen Unterlagen orientiert und die bestimmte inhärente Ziele verfolgt. Aufgrund der rechtlichen und medizinischen Anforderungen haben Prämedikationsgespräche ein hohes Maß an Standardisierung und müssen individualisiert und dokumentiert werden. Da die Gespräche rechtlich vorgeschrieben sind, finden sie nicht auf Initiative der Patienten/innen hin statt (vgl. Klüber 2015: 211).

Wie bei jeder anderen Form der Arzt-Patienten-Interaktion handelt es sich auch hier um asymmetrische, d. h. Experten-Laien-Interaktion. Klüber (2015: 209) ergänzt diese Bezeichnung zutreffend, indem sie von „Institutionsvertretern" und „individuell Betroffenen" spricht. In der Regel handelt es sich um den ersten und einzigen Kontakt zwischen diesen Ärzten/innen und Patienten/innen (ebd.). Die Patienten/innen haben bereits ihre Diagnose und stehen kurz vor einem operativen Eingriff. Krankheitstyp und Patientengruppe sind bei diesem Gesprächstyp von Patient/in zu Patient/in sehr unterschiedlich: Es kann sich um Gespräche „mit besonderen Krankheitstypen", „bei Krebserkrankung", „mit chronisch Kranken", „mit Problempatienten", „mit alten Patienten" usw. handeln (siehe Löning 2001: 1577). Dabei ist die Ärztin bzw. der Arzt nach Klüber (2015: 210) „dazu angehalten, die Gespräche situations-, operations- und patientenspezifisch anzupassen." Immer wieder kommen Patienten/innen in Begleitung ihrer Angehörigen; zum Teil führen die Angehörigen (bspw. bei Kindern) die Gespräche und die Patienten/innen sind lediglich anwesend.

Im Rahmen der vorliegenden Studie werden ausschließlich ambulante Prämedikationsgespräche analysiert, d. h. es handelt sich nicht um Gespräche, die auf einer Station oder im Kreißsaal geführt werden. Alle dokumentierten Gespräche wurden in einem Arztzimmer geführt und die Patienten/innen haben in der Regel nach dem Gespräch das Krankenhaus wieder verlassen.

Vor allem im Krankenhaus hat sich gezeigt, dass in der Arzt-Patienten-Kommunikation grundlegende Gesprächskonventionen nicht eingehalten werden (vgl. Menz 2015: 81). So können beispielsweise Begrüßung und Verabschiedung entfallen oder auffällige Störungen auftreten (ebd.). Dennoch kooperieren die Patienten/innen in der Regel. Schön (2014: 111–112) erklärt: „Die Kooperation des Patienten wird durch seine Rolle ermöglicht, umgekehrt geschieht seine Rolle in jedem seiner kooperativen Turns".

In der API und besonders auch bei Prämedikationsgesprächen fällt auf, dass der Äußerungsraum der Patienten/innen von den Ärzten/innen systematisch eingeschränkt wird (Klüber

2015: 212). Ärzte/innen nehmen an, dass diese Einschränkungen nötig sind, um den vorgesehenen Zeitrahmen nicht zu sprengen. Verschiedenen Studien belegen allerdings, dass Gespräche mit weniger Einschränkungen nicht länger dauern. Dies beschreiben bspw. Menz/Plansky (2014) in ihrem Beitrag in dem von Graf/Sator/Spranz-Fogasy herausgegebenen zentralen Sammelband „Discourses of Helping Professions". An dieser Stelle soll noch einmal ausdrücklich auf die vielen, z.T. widersprüchlichen Anforderungen an die Ärzte/innen in der API hingewiesen werden. In Kapitel 2.8. wurde dies bereits anhand der Abbildung von Gstettner/Lalouschek/Menz (2008) veranschaulicht. Die Ökonomie in Bezug auf die zur Verfügung stehende Zeit ist nur eine dieser Anforderungen (vgl. hierzu auch Lalouschek 2004: 142).

2.11.3 Handlungsstruktur und Ablauf

In den Kapiteln 5.2., 6.2. und 7.2. werden die Handlungsstrukturen und Abläufe der im Rahmen dieser Studie dokumentierten Gespräche beschrieben. Hierfür wurden die von Nowak für die API vorgeschlagenen Begriffe für interaktive Handlungen und Gesprächskomponenten verwendet. Darüber hinaus wurden die Abläufe dieser Gespräche mit den von Klüber beschriebenen Abläufen von Prämedikationsgesprächen mit Ärzten/innen, die Deutsch als L1 sprechen, verglichen. Im Folgenden werden Nowaks Systematik und die von Klüber beschriebenen zentralen Handlungsfelder von Prämedikationsgesprächen kurz dargestellt.

Vor dem Hintergrund des handlungstheoretischen Ansatzes unterscheidet Nowak (2010: 226–231) anhand der auftretenden Gesprächskomponenten sechs Gesprächstypen der API. Dabei benennt Nowak Gesprächskomponenten, die einen interaktiven Schwerpunkt bilden, Standard- und optionale Komponenten. Die Komponenten werden anhand der auftretenden interaktiven Handlungen der Ärzte/innen unterschieden.

Für Aufklärungsgespräche benennt Nowak sechs verschiedene Komponenten. An dieser Stelle soll darauf hingewiesen werden, dass Nowak diese Komponenten ausschließlich auf der Grundlage von Meyers (2000) Studie zu Aufklärungsgesprächen identifiziert. In Kapitel 2.8. wurde bereits festgestellt, dass Nowak selbst seine Systematik aufgrund der geringen Anzahl zugrundeliegender Studien als zu erweiterndes „Fragment" betrachtet.

- Interaktiver Schwerpunkt
  - Zuhören
  - Information geben
  - Planung und Entscheidung

- Standardkomponenten
  - Gesprächseröffnung
  - Gesprächsabschluss
- Optionale Komponente
  - Information erfragen

In den (im Rahmen der vorliegenden Studie) dokumentierten Gesprächen treten alle aufgelisteten Komponenten auf. Zusätzlich beinhalten die Gespräche zum Teil auch die Komponente „Körperliche Untersuchung“, die Nowak (ebd.) nur bei anderen Gesprächstypen (bspw. Anamnesegesprächen) identifiziert. Die Komponente „Information erfragen“ hat sich in den dokumentierten Gesprächen nicht als optionale, sondern als Standardkomponente erwiesen. Besonders interessant ist, dass Nowak durch die Systematisierung vorhandener Studien die Komponente „Zuhören“ bzw. „Nicht-Zuhören“ als einen interaktiven Schwerpunkt identifiziert. Diese Komponente wird anhand der folgenden interaktiven Handlungen der Ärzte/innen bestimmt: „Raum/Zeit lassen“, „Ermutigung zum Weitersprechen“, „Rückmeldesignale“, „Begleitende Kommentare“, „Nachfragen“, „Verstehensüberprüfung“, „Unterbrechungen“, „Zurückweisen von Patienteninitiativen“, „Transformation von Patienteninitiative in Arztinitiative“ und „Patienteninitiative verhindern“. Im Rahmen dieser Studie hat sich diese Komponente – speziell die „Verstehensüberprüfung“ – als besonders relevant erwiesen.

Klüber (2015: 210–214) beschreibt sechs „zentrale Handlungsaufgaben“ entlang des zeitlichen Ablaufs anästhesiologischer Aufklärungsgespräche. Diese werden im Folgenden dargestellt und durch weitere Studienergebnisse ergänzt:

Gesprächseröffnung:
Als hilfreiche Teile der Gesprächseröffnung nennt Klüber das Signalisieren von Bereitschaft zum Gespräch und die Orientierung über den Gesprächsverlauf. Das Signalisieren von Bereitschaft zum Gespräch ist unter anderem relevant, weil die Patienten/innen nicht aus eigener Initiative an dem Gespräch beteiligt sind (Klüber 2015: 211). Robinson (1998: 114) weist darauf hin, dass diese Bereitschaft hauptsächlich durch Blickrichtung und Körperzu- bzw. -abwendung signalisiert wird. Die Orientierung über den Gesprächsverlauf hebt Klüber (2015: 211) als besonders hilfreich hervor und erklärt: „Der Patient erwartet häufig nur eine Aufklärung und ist überrascht, wenn der Arzt unmittelbar mit Fragen zum medizinischen Status einsteigt“. In ihrer Studie beobachten Roberts/Sarangi 2005, dass Patienten/innen ohne

Erfahrung mit dem westlichen Gesundheitssystem zu Beginn des Gesprächs den „Small Talk" vermissen und irritiert von der starken Symptomorientierung sind.

Gesprächskern

- **Anamnese:** In dieser Phase stellen die Ärzte/innen Fragen und die Patienten/innen geben Antworten. Die Patienten/innen fungieren als „Auskunftgeber über Körperdaten" (Schön 2014: 110). Schön spricht in diesem Zusammenhang von einer „Praxis der Versachlichung" und stellt fest: „[I]m medizinischen Diskurs ist es möglich, Krankheiten, körperliche Zustände und Süchte sprachlich zu neutralisieren, zu funktionalisieren und jeder Wertung zu entziehen" (Schön 2014: 110). Ein großer Teil jeder Form der API besteht aus Frage-Antwort-Sequenzen. Als Grundform der sequenziellen Organisation spielt diese Form der Paarsequenz von Anfang an eine zentrale Rolle in der Gesprächsanalyse (vgl. Sacks/Schegloff 1973) und ist dementsprechend (auch im Rahmen der API) besonders gut erforscht (siehe bspw. Spranz-Fogasy 2014, Spranz-Fogasy 2005, Robinson/Heritage 2006, Beckett et al. 2007). Bei der Anamnese im Prämedikationsgespräche werden fast ausschließlich geschlossene Fragen gestellt (Klüber 2015: 212). Eigeninitiative Fragen von Patienten/innen sind nicht nur in dieser Phase, sondern im gesamten Gespräch eher unüblich (ebd.). Im Rahmen des Aufklärungsgespräches werden viele der im Aufklärungs- und Anamnesebogen bereits schriftlich beantworteten Fragen mündlich noch einmal gestellt. Klüber (2015: 212) stellt fest: „Wenige Ärzte klären über das doppelte Abfragen auf und beugen damit Irritationen auf Patientenseite vor." In seinem Lehrbuch zur Anästhesie erklärt Striebel (2017: 4):

  > „Gezielt gefragt werden muss immer:
  > - nach eventuellen Problemen bei früheren Narkosen sowie nach Narkoseproblemen bei Familienangehörigen
  > - ob Allergien auf Medikamente bekannt sind […]
  > - ob Allergien auf Nahrungsmittel […] bekannt sind
  > - ob Zahnprothesen oder lockere Zähne vorhanden sind
  > - ob bei einer Frau im gebärfähigen Alter im Moment eine Schwangerschaft vorliegt"

- **Verfahrensentscheidung**: Klüber (2015: 213) erklärt, dass die Entscheidung über das Anästhesieverfahren „meist von den Ärzten im Stillen getroffen und in einem Zug mit der Narkoseaufklärung mitgeteilt“ wird.

- **Narkoseaufklärung**: Die Informationen, die den Patienten/innen in dieser Phase mitgeteilt werden, betreffen prä-, inter- und postoperative Zeitabschnitte (ebd.). Die Ärzte/innen müssen demnach komplexe Inhalte und deren Einordnung in einen zeitlichen Ablauf vermitteln. Harms/Kindler (2009) weisen darauf hin, dass Patienten/innen in einem Prämedikationsgespräch bis zu 60 Informationen vermittelt bekommen, was an die Grenze des menschlichen Auffassungsvermögens führt.

- **Einwilligung**: Klüber (2015: 214) weist darauf hin, dass die rechtliche Relevanz der Einwilligung in der Regel nicht thematisiert wird und diese häufig in die Gesprächsbeendigung integriert ist, was eine „hohe Suggestionskraft in Richtung Einwilligung“ hat.

Gesprächsabschluss:
Bei den im Rahmen der vorliegenden Studie dokumentierten Gesprächen wurde beobachtet, dass nicht nur die Einwilligung, sondern auch die abschließende Fragemöglichkeit „Haben Sie noch Fragen dazu?“ als Teil des Gesprächsabschlusses behandelt werden. So ist es nicht verwunderlich, dass Patienten/innen in diesem Kontext in der Regel keine weiteren Fragen stellen. Beckett et al. (2007) weisen darauf hin, dass bereits minimale Unterschiede in der Frageformulierung große Unterschiede in der Reaktion der Patienten/innen hervorrufen. So konnten sie (im Rahmen der Anliegensklärung) beobachten, dass Patienten/innen nach der Frage „Is there something else you want to address in the visit today?“ signifikant mehr Anliegen vorbringen als nach der Frage „Is there anything else you want to address in the visit today?“ (vgl. ebd.: 1429-1430).

White (2015: 170) weist darauf hin, dass neue Patienten/innen-Anliegen an dieser Stelle – sogenannte *doorknob*-Anliegen – dispräferiert sind und in der Regel von den Ärzten/innen abgeblockt werden.

Klüber (2015: 210) stellt fest, dass innerhalb dieses Ablaufes Teilaufgaben „vorgezogen oder nachgeholt“ werden können. Auch Menz (2015: 80) weist (in Bezug auf verschiedene Arzt-Patienten-Gespräche) darauf hin, dass einzelne Phasen in verschiedenen Reihenfolgen ablaufen oder Schleifen durchlaufen können. Vor diesem Hintergrund schlägt er statt der Verwendung von „Phasenmodellen“ die von „Mustermodellen“ vor.

Die Abläufe der im Rahmen der vorliegenden Studie dokumentierten Gespräche entsprechen in weiten Teilen den von Klüber dargestellten, weisen allerdings auch einige Abweichungen auf.

2.11.4 Verstehenssicherung

Im Rahmen dieser Studie spielt die Verstehenssicherung eine zentrale Rolle (siehe Kap. 8). Auch für die Analyse der Verstehenssicherung in den dokumentierten Gesprächen bieten die Systematik von Nowak und die Studie von Klüber/Motsch/Spranz-Fogasy eine wichtige Grundlage. Im Folgenden werden die Erkenntnisse von Nowak und Klüber/Motsch/Spranz-Fogasy dargestellt und zueinander in Beziehung gesetzt.

Klüber/Motsch/Spranz-Fogasy (2012 a) beschreiben anhand der Dokumentation von 18 Prämedikationsgesprächen mit Ärzten/innen, die Deutsch als L1 sprechen, interaktive Verfahren der Verstehenssicherung. Klüber (2015) stellt die Ergebnisse dieser Studie auch in ihrem Handbuchbeitrag vor. Dabei unterstreicht sie die hohe Relevanz der Verstehenssicherung in Prämedikationsgesprächen:

> „Die Absicherung des Wissens ist deshalb wesentlicher Bestandteil der Aufklärungsgespräche, da sich der Arzt schon allein aus rechtlichen Gründen darüber versichern muss, dass der Patient die Information verstanden hat. Der Arzt ist dazu angewiesen, dem Patienten Fragerechte einzuräumen. Nur wenn sich die Interaktionspartner gegenseitiges Verstehen versichern, ist die Basis für das Einverständnis geschaffen.“ (Klüber 2015: 215)

Im Folgenden werden die von Klüber/Motsch/Spranz-Fogasy identifizierten Verfahren der Verstehenssicherung skizziert und in Nowaks tabellarische Systematik der API (siehe Kap. 2.8. und 2.11.3.) eingeordnet. Die Bezeichnung der einzelnen Spalten ist von Nowak (2010) übernommen (bspw. ebd.: 236). Zur vereinfachten Darstellung wird die Zuordnung zu den jeweiligen Komponenten (1. Spalte) ebenfalls in die Tabelle integriert. In Nowaks Darstellung gibt es zu jeder Komponente eine eigene Tabelle. Die in Nowaks Systematik aufgeführten „Kategorien“ (2. Spalte) können als Ausdifferenzierung der benannten „interaktiven Handlungen“ beschrieben werden. Bspw. wird die interaktive Handlung „Raum/Zeit lassen“ in die beiden Kategorien „Raum geben für Patienteninitiativen“ und „Raum geben für die Fortführung von Patientenäußerungen“ unterteilt (Nowak 2010: 254). In der Bezeichnung der interaktiven Handlungen und Gesprächskomponenten gibt es Überschneidungen, was gelegentlich zu Irritation führen kann. In der dritten Spalte folgt eine formale Beschreibung der interaktiven Handlungen. Unter „Beispiel“ (4. Spalte) sind von Klüber/Motsch/Spranz-Fogasy (2012 a) aufgeführte Datenausschnitte wiedergegeben. Darüber hinaus werden hier (wenn vorhanden) die Quellen genannt, aus denen Nowak an dieser Stelle zitiert. Die Buchstaben unter „Typ“ (5. Spalte) geben den Gesprächstyp an (AK: Aufklärungsgespräch; A: Anamnese, Erstgespräch, Aufnahmegespräch; V: Visitengespräch, Hausbesuch). Klüber/Motsch/Spranz-Fogasy beziehen sich selbstverständlich nur auf Aufklärungsgespräche. Die in Klammern angegebenen Buchstaben zeigen darüber hinaus, in welchen anderen Gesprächstypen (Anamnese und Visitengespräch) Nowak diese interaktiven Verfahren ebenfalls identifiziert. Unter „Auswirkung“ (6. Spalte) sind die Auswirkungen der einzelnen Verfahren auf die Interaktionen zusammengefasst, wie sie bei Klüber (2015) beschrieben werden. Grau hinterlegt sind die Verfahren der Verstehenssicherung, die sowohl in den von Nowak systematisierten Studien als auch in der Studie von Klüber/Motsch/Spranz-Fogasy (2012 a) beschrieben werden. Unter „Beispiel“ werden die Quellenangaben zu den entsprechenden von Nowak analysierten Studien angegeben.

Kompo-nente	Kategorie	Beschreibung	Beispiel	Typ	Auswirkung
Gesp.-abschluss	Abschließende Nachfragemöglichkeit, die NUR am Gesprächsende gestellt wird (Nowak 2010: 336)	**Syntaktische Frage:** Entscheidungsfragen; Verberststellung	„haben sie noch irgendwelche fragen" (Klüber/Motsch/Spranz-Fogasy 2012 a: 254) (Lalouschek 2005: 70)	AK (A)	A beendet Informationsvermittlung und gibt turn an P ab (Klüber 2015: 215). Antwort von P ist konditionell relevant (ebd.). 2/3 der Fragen werden von P verneint (ebd.: 220). Verneinung wird von P meist relativiert (ebd.). Platzierung der Frage vermittelt Präferenz für Verneinung (ebd.: 216). Neue Sachverhalte sind an dieser Stelle dispräferiert (ebd.: 217, siehe auch Lalouschek 2005: 70).
		Konditionalsatz mit Jetzt-Bezug: negative Bedingung dafür, dass keine Fragen mehr bestehen	„wenn sie sonst jetzt zum eingriff keine fragen mehr haben dann unterschreiben (.) sie noch mal hier" (Klüber/Motsch/Spranz-Fogasy 2012 a: 255)		A unterstellt, dass P keine Fragen mehr hat (Klüber 2015: 219). Dispräferiertheit von Fragen wird explizit indiziert (ebd. 218). P hat theoretisch die Möglichkeit, einzugreifen, allerdings wäre ein Widerspruch ein hoher Aufwand (ebd.). P stellen in der Regel keine Fragen und reagieren nur minimal (ebd.: 221).
		Konditionalsatz mit voraus-schauendem Bezug	„sobald noch mal was kommt sagen sie einfach bescheid" (Klüber/Motsch/Spranz-Fogasy 2012 a: 256)		A unterstellt, dass P zu diesem Zeitpunkt keine Fragen mehr hat (ebd: 219). Eine Frage von P wäre ein manifester Einspruch (ebd.). P stellen in der Regel keine Fragen und reagieren nur minimal (ebd.: 221).

Informa-tion geben	Monitoren-Checking (Nowak 2010: 324)	**tag question**	„dann nehmen sie ihre medikamente mit h ((schmatzt)) okay" (Klüber/Motsch/Spranz-Fogasy 2012a: 258)	AK (V)	In redezugfinaler Position fordern sie Feedback von P ein und/oder bieten Rederecht an (ebd.: 219). Werden von A oft mit Handlungsanweisungen verbunden, besonders nach Anweisung zu Nüchternheit am Operationstag (ebd.). A gibt einen Verstehensappell, der P zur vertieften kognitiven Verarbeitung des Gesagten auffordert (ebd., vgl. Deppermann/Schmitt 2008). Werden häufig von A in Verbindung mit Pausen – zur thematischen Strukturierung verwendet (Klüber 2015: 219). P geben minimale Verstehenssignale und stellen in der Regel keine Fragen (ebd.: 221).
(Nicht-) Zuhören	Raum / Zeit lassen (Nowak 2010: 255–256)	**Pause**	„danach sprechen wir über die narkose (.) über den ablauf so wie die risiken (-)" (Klüber/Motsch/Spranz-Fogasy 2012 a: 259) (Quasthoff 1982: 78)		A bietet Redeübernahme an bzw. setzt einen Verstehensappell (ebd.: 219). Werden häufig von A zur thematischen Strukturierung verwendet (ebd.). In der Regel signalisiert P Verstehen und A fährt mit seinem turn fort (ebd.).

Tab. 1: Verfahren der Verstehenssicherung, Klüber et al (2012 a) und Nowak (2010)

Anhand der Tabelle wird deutlich, dass die von Klüber/Motsch/Spranz-Fogasy (2012 a) beschriebenen Verfahren der Verstehenssicherung bei Nowak als folgende Kategorien bzw. interaktive Handlungen auftauchen: „abschließende Nachfragemöglichkeit“, „Monitoring/Checking“ und „Raum/Zeit lassen“. Sie werden in der Systematik den Gesprächskomponenten „Gesprächsabschluss“, „Information geben“ und „(Nicht)Zuhören“ zugeordnet. In Nowaks Systematik gibt es darüber hinaus auch die Kategorie „Verfahren der Verstehenssicherung“. Diese ist der Komponente „(Nicht)-Zuhören“ zugeordnet (siehe Nowak 2010: 251–254 und 273–278). Innerhalb dieser Kategorie unterscheidet Nowak sechs verschiedene Formen der Verstehenssicherung durch die Ärzte/innen:

- Wiederholen von Teilen der Patientenäußerungen (ebd.: 273–274)
- Distanzierung von subjektiven, emotionalen Patientenäußerungen durch Rephrasierung in professionelle Begriffe (ebd.: 275)
- Nachfragen über Details (ebd.: 275–276)
- Zusammenfassung des Gehörten durch Rephrasierung oder in Metaphern (ebd.: 276–277)
- Gemeinsame interaktive Zusammenfassung (ebd.: 278)
- Rückmeldung eines Verständnisproblems (ebd.: 278)

Wie bei den in der Tabelle oben dargestellten Verfahren werden auch bei diesen sechs Verfahren von Nowak (2010) keine Beispiele aus Aufklärungsgesprächen (sondern aus den Gesprächstypen Anamnese/Erstgespräch/Aufnahmegespräch, Folgegespräch/Zweitgespräch und Visitengespräch/ Hausbesuch) aufgeführt.

Wie in Kapitel 2.6. bereits dargestellt, beschränkt sich die Systematik von Nowak auf die interaktiven Handlungen der Ärzte/innen. Klüber/Motsch/Spranz-Fogasy (2012 a: 260–262) beziehen auch einen Teil der interaktiven Handlungen der Patienten/innen mit ein: Zunächst beschreiben sie die Reaktionen der Patienten/innen auf die Frage-Angebote der Ärzte/innen. Diese Reaktionen sind in der Tabelle oben unter Auswirkungen dargestellt. Darüber hinaus beschreiben Klüber/Motsch/Spranz-Fogasy (2012 a: 262–264) eigeninitiative Patientenfragen. Klüber (2015: 221) fasst die Ergebnisse wie folgt zusammen:

> „Im Durchschnitt stellen die Patienten in einem Gespräch 2,4 Fragen. 73,5 Prozent der Fragen sind jedoch eigeninitiativ. 80 Prozent der eigeninitiativen Fragen werden in der Aufklärungsphase gestellt. […] Am häufigsten

> stellen die Patienten Deklarativsatzfragen (58,8 Prozent), die bereits ein relativ deutliches Wissen ausdrücken […]. Mit 23,5 Prozent folgen W-Fragen."

Diese Ergebnisse unterscheiden sich auffällig von denen im Rahmen dieser Studie analysierten Gesprächen mit Ärzten/innen, die Deutsch als L2 sprechen. Hierauf wird in Kapitel 8 eingegangen.

2.12 Fazit

Im Folgenden wird zusammengefasst, in welcher Beziehung die in diesem Kapitel zusammengetragenen theoretischen Grundlagen und Forschungsergebnisse zu der vorliegenden Studie stehen. Zu Beginn des Kapitels (2.1.) wurde die Forschungsfrage formuliert: „Wie und mit welcher Wirkung gestalten ausländische Anästhesisten/innen gemeinsam mit ihren Patienten/innen Prämedikationsgespräche?" Diese Frage macht das Interesse der Studie an den „Routinen des Alltags und der Herstellung sozialer Wirklichkeit" (Flick/Kardoff/Steinke 2000: 18) sichtbar. Vor diesem Hintergrund kann von einer übergreifenden ethnomethodologischen Ausrichtung gesprochen werden, die dieser Studie mit ihren verschiedenen Datenerhebungs- und Analysemethoden ihren Rahmen gibt. Bei den analysierten API handelt es sich um einen speziellen Ausschnitt beruflicher Kommunikation im deutschsprachigen Raum. Die Studie beleuchtet die Sprache, bzw. das Register, dass in diesem speziellen beruflichen Kontext verwendet und benötigt wird. Ein Register, das sich sowohl durch Merkmale der Alltagssprache als auch der Fach-/Berufssprache auszeichnet (siehe Kap. 2.5.). Untrennbar verbunden hiermit ist die Auseinandersetzung mit der kulturellen Dimension dieser Interaktionen (siehe Kap. 2.6.). Ziel der Studie ist es, einen Beitrag zur Unterstützung von API mit Ärzten/innen, die Lerner/innen des Deutschen sind, zu leisten. In der Studie wird Spracherwerb der soziokulturellen Lerntheorie entsprechend als „fortschreitende Partizipation an der zielsprachigen Gemeinschaft" (siehe Kap. 2.2.) verstanden. Das Interesse an der gemeinsamen Herstellung sozialer Wirklichkeit entspringt diesem Verständnis. Die bisherige Forschung zur Sprache in der Medizin hat die zentrale Relevanz der mündlichen Kommunikation zwischen Ärzten/innen und Patienten/innen (siehe 2.8.) sowie die medizinische und rechtliche Relevanz von sprachlichen und kulturellen Differenzen in diesen Gesprächen (siehe 2.9.) bereits gezeigt. Die Erforschung von Gesprächen mit Ärzten/innen, die Deutsch als L2 sprechen, ist allerdings noch immer ein Desiderat. Hier setzt die vorliegende Studie an und verbindet das Forschungsfeld der API mit der Zweitspracherwerbsforschung. So wurde bei der Analyse der dokumentierten API die Fehler- mit der Konversationsanalyse kombiniert (siehe Kap. 4.1.).

Die Fehleranalyse wurde in Kapitel 2.4. als eine Form der Lernersprachenanalyse vorgestellt. In der Studie wird sie zur Identifikation und Systematisierung auftretender sprachlicher Normabweichungen in den Äußerungen der Ärzte/innen herangezogen, nicht aber zur Sprachstandsermittlung (siehe Kap. 4.1.1.). Die zusammengetragenen Erkenntnisse über API im Allgemeinen (Kap. 2.8. bis 2.10.) und Prämedikationsgespräche im Besonderen (Kap. 2.11.) waren für die Fehleranalyse unabdingbar: Nur anhand vorliegender Erkenntnisse über Abläufe in diesen Gesprächen konnten Abweichungen von der Norm (d. h. Fehler) identifiziert werden (siehe Kap. 4.1.1.). Umgekehrt konnte vermieden werden, dass Phänomene als Fehler markiert wurden, die in diesem Gesprächstyp der Norm entsprechen (d. h. keine Fehler sind).

Die Konversationsanalyse hat sich bei der Erforschung von API bereits als besonders geeignet erwiesen (siehe Kap. 2.1. und 2.7.) und wurde infolgedessen auch in dieser Studie eingesetzt. Bereits vorliegende Kenntnisse über API im deutschsprachigen Raum (Kap. 2.8.), über sprachliche und kulturelle Differenzen in diesem Kontext (Kap. 2.9. und 2.10.) sowie über Prämedikationsgespräche (2.11.) konnten zum besseren Verständnis der auftretenden Phänomene herangezogen werden. Die Ergebnisse der Studie von Gstettner/Lalouschek/Menz (2008) zur effizienten ärztlichen Gesprächsführung haben beispielsweise Orientierung bei der Einschätzung des kommunikativen Handelns der Ärzte/innen gegeben (siehe Kap. 2.8.). So wurde u. A. davon ausgegangen, dass „Aufmerksamkeit auf die Informationsbedürfnisse" von Patienten/innen eine positive Wirkung auf die Gesprächsqualität hat (siehe Kap. 2.8.). Schöns (2012) Studie hingegen hat den Anstoß gegeben, die Wirkung der Rollen und Skripte in den API genauer zu reflektieren. Schön kommt zu dem Schluss, dass diese eine überbrückende Wirkung in der L1-L2-Kommunikation haben (siehe Kap. 2.10.). Die vorliegende Studie zeigt, dass in authentischen API die Rollen und Skripte zum Teil überbrückende, zum Teil aber auch behindernde Wirkung haben (siehe Kap. 9.1.). Des Weiteren beobachtet Schön (2012) bei API mit Schauspielpatienten/innen, dass der Arzt-Patienten-Diskurs den L1-L2-Diskurs überlagert. Dies bestätigt sich in der vorliegenden Studie: Es treten kaum sprachproblembezogenen Aushandlungen in den Interaktionen auf (siehe Kap 2.2.). Im Rahmen der Konversationsanalyse wurden in dieser Studie einerseits drei Gespräche mit verschiedenen Ärzten/innen in ihrer Gesamtheit analysiert (siehe Kap. 5, 6 und 7). Es wurden also drei Einzelfallanalysen durchgeführt (siehe Kap. 4.1.2.1.). Darüber hinaus wurde eine Sammlung von Vorkommen des Phänomens „Verstehenssicherung“ in allen dokumentierten Gesprächen erstellt, um ein möglichst breites Verständnis dieses Phänomens zu erlangen (siehe Kap. 4.1.2.2.). Bereits vorliegende Forschung (siehe Kap. 2.11.4.) hat den Anstoß zur vertieften Auseinandersetzung mit diesem zentralen Phänomen gegeben. Die Studie von Klüber/Motsch/Spranz-Fogasy (2012) zur Verstehenssicherung in Prämedikationsgesprächen hat dabei eine entscheidende Rolle eingenommen (siehe Kap. 8).

Um die im Rahmen der vorliegenden Studie analysierten Gespräche miteinander und mit Ergebnissen bereits vorliegender Studien vergleichen zu können, wurde eine Systematisierung der Gesprächsverläufe vorgenommen (siehe Kap. 4.1.3.). Hierfür diente Nowaks (2010) „Systematik des verbalen, interaktiven Handelns von Ärzt/inn/en“ als Grundlage (siehe Kap. 2.8.).

Das unter 2.8. vorgestellte Modell der „Anforderungen an ärztliche Gespräche“ (Gstettner/Lalouschek/Menz 2008) sowie die unter 2.11.2. beschriebenen Rahmenbedingungen von Prämedikationsgesprächen geben Aufschluss über die besondere Komplexität dieses Gesprächstyps. Um dieser Komplexität gerecht zu werden, wurden Sekundärdaten erhoben und die Perspektive bzw. Sichtweise der Gesprächsteilnehmer/innen einbezogen (siehe Kap. 3.5. und 4.3.). Hierin lehnt sich die Studie an *workplace studies* an, unterscheidet sich aber doch erheblich in Umfang und Ausrichtung (Kap. 2.7). In Kapitel 4.2. wird das Ineinandergreifen der Primär- und Sekundärdaten erklärt und veranschaulicht. Dadurch, dass die ethnomethodologische Forschungsperspektive dieser Studie um die „subjektiven Bedeutungen und individuellen Sinnzuschreibungen“ (Flick/Kardoff/Steinke 2000: 315–316) ergänzt wird, kann nicht nur von einer Daten- sondern auch von einer Perspektiventriangulation gesprochen werden. Das Ziel der Studie, einen Beitrag zur Unterstützung der Kommunikation zwischen Ärzten/innen, die Deutsch als L2 sprechen und ihren Patienten/innen zu leisten, kann nur erreicht werden, wenn verschiedene mögliche Einflussfaktoren (auf den Spracherwerb) Beachtung finden (siehe Kap. 2.3.). Aus diesem Grund wurden in den Interviews mit den Ärzten/innen auch sprachbiographische Daten und Selbsteinschätzungen erhoben. Der Einbezug der Sichtweise der Ärzte/innen nimmt den Sprachlerner als Person in den Blick, was wiederum der soziokulturellen Lerntheorie entspringt (siehe Kap. 2.2.).

3 Datenerhebung und -aufbereitung

Dieser Dissertation liegt eine umfangreiche Datenerhebung zugrunde, die im Sinne der Nachvollziehbarkeit in diesem Kapitel ausführlich beschrieben wird: Zu Beginn wird dargestellt, welche Erkenntnisse aus der Vorstudie gezogen wurden (3.1.). Es folgt ein kurzer Bericht über den Zugang zum Feld (3.2.1.). In Kap. 3.2.2. werden die Ärzte/innen und Patienten/innen beschrieben, die an der Studie teilgenommen haben. Im Anschluss werden für das Verständnis der Prämedikationsgespräche relevante medizinische Informationen (3.2.3.1. bis 3.2.3.3.) gegeben. Es folgt eine Reflexion der Beziehungen und Konstellationen, die einen Einfluss auf die Gespräche hatten (3.2.4.). Nach der Darstellung der ethischen und rechtlichen Erwägungen (3.3.) wird die Erhebung und Aufbereitung der Primär- (3.4.) und Sekundärdaten (3.5.) beschrieben.

Die folgende Grafik gibt einen Überblick über die für diese Studie erhobenen Daten. Im Zentrum stehen als Primärdaten neun Prämedikationsgespräche, die bei drei verschiedenen Ärzten/innen dokumentiert wurden (dunkelgrau). Ergänzend wurden verschiedenen Sekundärdaten erhoben (hellgrau), die das Verständnis der komplexen institutionellen Interaktionen erweitern.

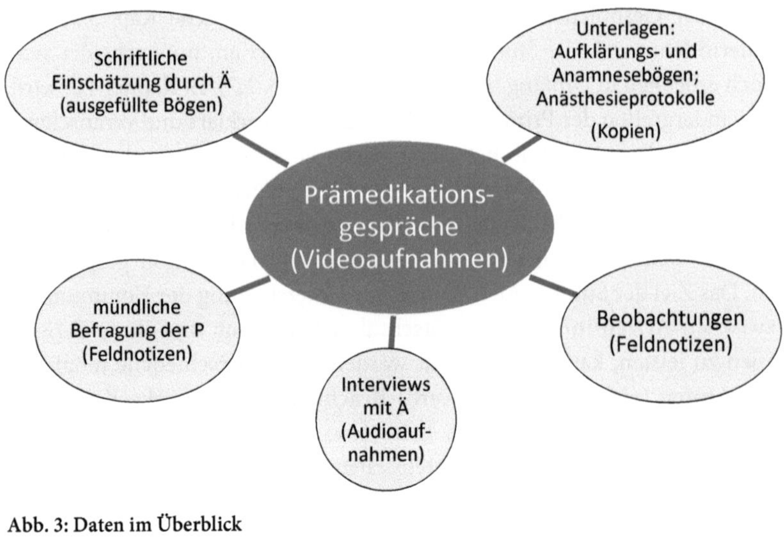

Abb. 3: Daten im Überblick

Vor, während und nach der Aufzeichnung der Prämedikationsgespräche wurden Beobachtungen in Form von Feldnotizen verfasst. Direkt im Anschluss an die Gespräche haben die Ärzte/innen kurze schriftliche Einschätzungen zu den Gesprächen notiert und die Patienten/innen wurden zu den Gesprächen mündlich befragt. Die Aufklärungs- und Anamnesebögen sowie die von den Ärzten/innen verfassten Anästhesieprotokolle aller Gespräche wurden kopiert und gesammelt. Mit den drei Ärzten/innen wurde jeweils einen Tag nach der Dokumentation ihrer Gespräche ein Interview geführt. In den folgenden Kapiteln wird die Erhebung und die Aufbereitung der einzelnen Daten dargestellt.

3.1 Vorstudie

Um in das Feld „einzutauchen" und dabei einen umfassenden Eindruck von den Arbeitsabläufen und der Kommunikation der Anästhesisten/innen an dieser Klinik zu gewinnen, wurden im Zeitraum von August bis Oktober 2015 fünf Anästhesisten/innen mit Deutsch als L2 bei der Arbeit begleitet und dabei handschriftlich Feldnotizen verfasst. Die folgende Tabelle informiert darüber, in welchem Monat welche Ärztin bzw. welcher Arzt begleitet wurde und wie viele ambulanten Prämedikationsgespräche dabei beobachtet wurden:

Datum	Anästhesist/in	Anzahl der beobachteten Prämedikationsgespräche
08/2015	A103	10
08/2015	A105	23
09/2015	A102	5
09/2015	A101	8
10/2015	A104	4

Tab. 2: Arbeitsplatzbeobachtung

Da die Prämedikationsgespräche an Wochentagen in der „Spätschicht" (ab 9:00 Uhr) stattfinden, wurden die Ärzte/innen bei dieser Schicht begleitet. Innerhalb dieser Schicht führen die Anästhesisten/innen nicht nur ambulante Prämedikationsgespräche im Arztzimmer durch. Sie führen auch Aufklärungs- und Entlassungsgespräche auf verschiedenen Stationen durch und können ggf. in den

Kreis- oder Operationsaal gerufen werden. Die Anästhesisten/innen wurden jeweils einmal (d. h. in einer Schicht, aber nicht während der gesamten Schicht) begleitet. Nur A105 wurde zweimal[23] begleitet, da sie die Vertretung für A101 übernommen hat, die im August erkrankt war.

Im Anschluss an diese Beobachtungen wurde an der Klinik eine Studie im Rahmen der Masterarbeit "Sprachliche Bedarfe ausländischer Anästhesisten bei der Abwicklung von Aufklärungsgesprächen. – Eine multimethodische Untersuchung auf der Basis von Fallanalysen." von Parisa Yousefi Sadat Mahaleh[24] durchgeführt. Sie hat drei Anästhesisten/innen mit Deutsch als L2 (A103, A104, A105) interviewt und Audioaufnahmen von ihren Prämedikationsgesprächen gemacht. Diese Interviews und Audioaufnahmen der Prämedikationsgespräche konnten im Vorfeld der vorliegenden Dissertation gesichtet werden.

Auf der Grundlage dieser Daten und der Beobachtungen am Arbeitsplatz wurden hilfreiche Erkenntnisse gewonnen und Entscheidungen für die Datenerhebung getroffen:

1. Die Einblicke in die Prämedikationsgespräche machten deutlich, dass Analysen dieser Gespräche interessante Erkenntnisse in Bezug auf die sprachlichen Herausforderungen ausländischer Ärzte/innen bringen würden.

2. Es stellte sich heraus, dass eine Videodokumentation der ambulanten Prämedikationsgespräche an dieser Klinik möglich sein würde und mehrere Anästhesisten/innen mit einer Videodokumentation ihrer Gespräche einverstanden wären.

3. Die bereits dokumentierten Audioaufnahmen gaben einen Einblick in die große Bandbreite möglicher zu untersuchender Phänomene. Der hohe Aufwand für eine angemessene Aufbereitung und Analyse von Videodokumentationen dieser Gespräche konnte erahnt werden. Vor diesem Hintergrund wurde entschieden, sowohl die Anzahl der Anästhesisten/innen (siehe 4.) als auch die der Gespräche (siehe 5.) einzuschränken

23 Beide Termine lagen im August 2015.

24 Im Folgenden: Parisa Yousefi.

und Unterstützung bei der Aufbereitung der Daten (siehe 6.) in Anspruch zu nehmen.

4. Die Einschränkung der Anzahl an Anästhesisten/innen wurde anhand der vertretenen L1 getroffen. Um eine möglichst große Varianz sprachlicher Phänomene zu erfassen, wurden drei Ärzte/innen (A101, A102 und A103) mit unterschiedlichen L1 ausgewählt.

5. Auf der Grundlage der Feldnotizen wurde die Anzahl der bei einer Ärztin bzw. einem Arzt zu dokumentierenden Gespräche auf drei eingeschränkt: Der Umfang der Feldnotizen nahm nach dem jeweils dritten Gespräch deutlich ab und Wiederholungen häuften sich.

6. Für die Aufbereitung der Daten wurde Unterstützung in Anspruch genommen: Die Basistranskripte wurden von der Studentin Pirkko Dresing angefertigt (siehe Kap. 3.4.2.).

3.2 Untersuchungskontext

3.2.1 Bericht über den Zugang zum Feld

Mein Vorhaben, authentische Prämedikationsgespräche im Krankenhaus zu videografieren, war nicht leicht umzusetzen. Auf einige Hindernisse soll an dieser Stelle kurz hingewiesen werden: Zunächst handelt es sich um Daten, die insbesondere auf der juristischen, medizinischen und ethischen Ebene sensibel sind. Darüber hinaus bin ich keine Medizinerin. Dementsprechend waren meine Kenntnisse von und Erfahrungen mit Krankenhausstrukturen eingeschränkt. Ein weiteres Hindernis war meine für diesen Kontext unübliche Vorgehensweise: Statt einer für diesen Kontext gängigen quantitativen Studie, sollte eine relativ geringe Zahl an Gesprächen gefilmt und linguistisch analysiert werden. Ferner waren die Patientengespräche im Fokus, die trotz ihrer hohen Relevanz in der medizinischen Forschung eher selten Gegenstand von Untersuchungen sind. Letztlich gestaltete es sich schwierig, Entscheidungsträger/innen in Krankenhäusern von einem gesprächsanalytischen Projekt zu überzeugen. So erstaunt es nicht, dass einige Krankenhäuser auf meine Anfragen nicht oder ablehnend reagierten.

Umso erfreuter bin ich über die gute Zusammenarbeit mit der *Klinik für Anästhesiologie und operative Intensivmedizin des Franziskus Hospitals* in Bielefeld. Bereits in einem ersten Mailkontakt erklärte Prof. Dr. Dr. Rahe-Meyer: „Wir sind auch selbst an der Untersuchung und Verbesserung der Anamnese- bzw. Ausklärungsgespräche interessiert und gerne will ich Ihr interessantes Projekt unterstützen."

Tatsächlich habe ich sehr viel Unterstützung und Interesse erlebt: Ich wurde von dem gesamten Team freundlich aufgenommen und durfte mehrere Ärzte/innen (mit Deutsch als L2 und L1) bei der Arbeit begleiten. Dabei wurde ich mit Kittel und Namensschild ausgestattet und konnte so die Arbeitspraxis von innen beobachten. Verschiedene Personen haben sich Zeit genommen, meine zahlreichen Fragen (zu Arbeitsabläufen, medizinischen Themen, Computerprogrammen u.Ä.) zu beantworten. Das Sekretariat hat mich immer wieder bei der Organisation von Treffen und bei der Datenerhebung unterstützt. Ich durfte an der Fortbildung „Patientenkommunikation in der Anästhesie aktiv gestalten" teilnehmen. Prof. Dr. Dr. Rahe-Meyer hat mich in zahlreichen Gesprächen unterstützt und beraten.

3.2.2 Studienteilnehmer/innen

Im Folgenden werden die Ärzte/innen und Patienten/innen vorgestellt, die an der Studie teilgenommen haben. Der Beschreibung der Ärzte/innen wird eine allgemeine Beschreibung der Situation ausländischer Ärzte/innen in Deutschland vorangestellt. Es folgt eine knappe allgemeine Beschreibung der Anästhesisten/innen, die an dieser Studie teilgenommen haben. In den Kapitel 5, 6 und 7 werden im Rahmen der Spracherwerbsbiographien weitere Informationen zu den einzelnen Ärzten/innen dargestellt.

3.2.2.1 Anästhesisten/innen

Um an einem deutschen Krankenhaus arbeiten zu können, müssen ausländische Ärzte/innen ihre fachliche, persönliche und sprachliche Eignung nachweisen. Ärzte/innen, die ihr Medizinstudium in einem EU-Staat absolviert haben, können dies meist ohne Schwierigkeiten anerkennen lassen. Bei Ärzten/innen, die ihren Abschluss nicht in einem EU-Staat abgelegt haben, wird zunächst die Gleichwertigkeit[25] geprüft. In der Regel wird diesen Ärzten/innen erst nach ei-

25 Approbationsordnung für Ärzte (2002): § 12 Anrechnung von Studienzeiten und Studienleistungen.

ner umfangreichen „Kenntnisprüfung“[26] die Approbation erteilt. Einen Überblick über den aktuellen Ablauf der Anerkennungsverfahren gibt Deppe (2015 a). In den meisten Bundesländern müssen zugewanderte Ärzte/innen einen Nachweis über allgemeinsprachliche Kenntnisse auf dem Niveau B2 des Gemeinsamen Europäischen Referenzrahmens (GER) nachweisen und zusätzlich eine am Niveau C1 orientierte „Fachsprachenprüfung“[27] ablegen (vgl. Deppe 2015 b). In Nordrhein-Westfalen war bis Ende 2013 die Zulassungsstelle der jeweiligen Bezirksregierung hierfür zuständig. Dementsprechend haben alle Ärzte/innen, die an dieser Studie teilgenommen haben, dort ihre Fachsprachenprüfung abgelegt.

Die beschriebenen sprachlichen Anforderungen (allgemeinsprachlich B2 und fachsprachlich C1) wurden im Juni 2014 von den Gesundheitsministern bestätigt[28]. Selbstverständlich begünstigt dieser Beschluss die rasche Arbeitsaufnahme. Allerdings wird nicht zuletzt den ausländischen Ärzten/innen selbst der Eindruck vermittelt, dass in der beruflichen Praxis im Krankenhaus ein allgemeinsprachliches Niveau B2 ausreicht. Darüber hinaus wird angenommen, dass es möglich ist gleichzeitig allgemeinsprachliche Kenntnisse auf B2 Niveau und spezielle fachsprachliche Kenntnisse auf dem Niveau C1 zu haben. Deppe (2015b: 27) bringt dieses Problem auf den Punkt: „Auch ohne allgemeinsprachliches Oberstufen-Niveau, so die stillschweigende Ausgangshypothese, sei es ausländischen Ärzten möglich, eine berufliche Kommunikation auf dem C1-Level zu führen.“

Der GER[29] liefert durch seine Beschreibung der elementaren (A1, A2, A2+), selbstständigen (B1, B1+, B2, B2+) und kompetenten (C1, C2) Sprachverwendung einen sprachübergreifenden Maßstab für Sprachkenntnisse. Zusätzlich zu den „Globalbeschreibungen“ der Niveaustufen wurden detaillierte „Kann-Beschreibungen“ der verschiedenen Aspekte vorgenommen. In Bezug auf den mündlichen Sprachgebrauch werden nach dem GER die folgenden sprachlichen Anforderungen an ausländische Ärzte/innen gestellt:

26 Approbationsordnung für Ärzte (2002): § 37 Kenntnisprüfung.

27 Die Ärztekammer Westfalen-Lippe informiert auf ihrer Internetseite über diese Prüfung: https://www.aekwl.de/index.php?id=5346

28 Vgl. Beschluss der Gesundheitsminister vom Juni 2014: „Eckpunkte zur Überprüfung der für die Berufsausübung erforderlichen Deutschkenntnisse in den akademischen Heilberufen“. I.1.

29 Vgl. http://www.europaeischer-referenzrahmen.de/

Spektrum	
C1	Verfügt über ein breites Spektrum von Redemitteln, aus dem er/sie geeignete Formulierungen auswählen kann, um sich klar und angemessen über ein breites Spektrum allgemeiner, wissenschaftlicher, beruflicher Themen oder über Freizeitthemen zu äußern, ohne sich in dem, was er/sie sagen möchte, einschränken zu müssen.
B2	Verfügt über ein ausreichend breites Spektrum von Redemitteln, um in klaren Beschreibungen oder Berichten über die meisten Themen allgemeiner Art zu sprechen und eigene Standpunkte auszudrücken; sucht nicht auffällig nach Worten und verwendet einige komplexe Satzstrukturen.
Korrektheit	
C1	Behält durchgehend ein hohes Maß an grammatischer Korrektheit; Fehler sind selten, fallen kaum auf und werden in der Regel selbst korrigiert.
B2	Zeigt eine recht gute Beherrschung der Grammatik. Macht keine Fehler, die zu Missverständnissen führen, und kann die meisten eigenen Fehler selbst korrigieren.
Flüssigkeit	
C1	Kann sich beinahe mühelos spontan und fließend ausdrücken; nur begrifflich schwierige Themen können den natürlichen Sprachfluss beeinträchtigen.
B2	Kann in recht gleichmäßigem Tempo sprechen. Auch wenn er/sie eventuell zögert, um nach Strukturen oder Wörtern zu suchen, entstehen kaum auffällig lange Pausen.
Interaktion	
C1	Kann aus einem ohne weiteres verfügbaren Repertoire von Diskursmitteln eine geeignete Wendung auswählen, um seine/ihre Äußerung angemessen einzuleiten, wenn er/sie das Wort ergreifen will, oder um die eigenen Beiträge geschickt mit denen anderer Personen zu verknüpfen.
B2	Kann Gespräche beginnen, die Sprecherrolle übernehmen, wenn es angemessen ist, und das Gespräch beenden, wenn er/sie möchte, auch wenn das möglicherweise nicht immer elegant gelingt. Kann auf vertrautem Gebiet zum Fortgang des Gespräches beitragen, indem er/sie das Verstehen bestätigt, andere zum Sprechen auffordert usw.
Kohärenz	
C1	Kann klar, sehr fließend und gut strukturiert sprechen und zeigt, dass er/sie Gliederungs- und Verknüpfungsmittel beherrscht.
B2	Kann eine begrenzte Anzahl von Verknüpfungsmitteln verwenden, um seine/ihre Äußerungen zu einem klaren, zusammenhängenden Text zu verbinden; längere Beiträge sind möglicherweise etwas sprunghaft.

Tab. 3: GER – Mündlicher Sprachgebrach, Butz/Trim (2004: 37–38)

Auf der Grundlage des GER beschreibt „Profile deutsch“ für Lerner/innen des Deutschen welche sprachlichen Mittel auf den einzelnen Niveaustufen benötigt werden, um die beschriebenen Sprachhandlungen durchzuführen (vgl. Glaboniat 2005). Eine Anwendung des GER auf den medizinischen Kontext hat der Testanbieter telc vorgelegt. Der Test „telc Deutsch B2-C1 Medizin“[30] ersetzt in Hessen und Thüringen die „Fachsprachenprüfung“. Da der telc-Test für die Ärzte/innen, die an dieser Studie teilgenommen haben keine Relevanz hatte, wird hierauf nicht weiter eingegangen.

Die in der Einleitung (Kap. 1) angegebenen Zahlen der Ärztestatistik spiegeln sich an der *Klinik für Anästhesiologie und operative Intensivmedizin* des *Franziskus Hospitals* in Bielefeld wieder: Im Jahr 2015 waren hier neunzehn Anästhesisten/innen beschäftigt. Seit 2010 ist die Zahl der ausländischen Anästhesisten/innen von zwei auf sieben gestiegen.[31] Die Mehrzahl (vier) hat einen rumänischen Hintergrund. Von den sieben Ärzten/innen waren fünf in unterschiedlichem Maß an der Vor- und Hauptstudie beteiligt. Die L1 dieser Ärzte/innen sind Rumänisch, Englisch, Igbo[32] und Arabisch. Eine Ärztin ist als Kind nigerianischer Eltern in Italien aufgewachsen. Mit ihren Eltern und Geschwistern hat sie Englisch und Igbo gesprochen, mit allen anderen Personen Italienisch. Sowohl für diese Ärztin als auch für die Ärztin, die aus Ägypten eingewandert ist, hat das Englische im Studium und bei vorangegangen Berufserfahrungen eine zentrale Rolle gespielt. Die Ärzte/innen haben zum Zeitpunkt der Datenerhebung bereits zwischen 3 und 5 Jahre in Deutschland gearbeitet. Alle außer einer Ärztin haben ihren Studienabschluss in einem EU-Staat absolviert.

3.2.2.2 Patienten/innen

Bei jedem der drei für die Hauptstudie ausgewählten Ärzten/innen (A101, A102 und A103) wurden jeweils vier Prämedikationsgespräche videografiert, wobei die jeweils ersten Gespräche nicht in die Analyse einbezogen wurden (vgl. hierzu Kap. 3.4.1.). Insgesamt wurden also 12 Patienten/innen bei ihren Prämedikationsgesprächen gefilmt:

30 https://www.telc.net/pruefungsteilnehmende/sprachpruefungen/pruefungen/detail/telc-deutsch-b2c1-medizin-fachsprachpruefung.html

31 Die hier angegebenen Zahlen wurden im Sekretariat der Klinik erfragt.

32 Igbo ist eine der Hauptsprachen Nigerias und zählt zu der Gruppe der Niger-Kongo-Sprachen (Uzuegbu 2003).

Ärzte/innen	Patienten/innen			
A101	P101	P102	P103	P104
A102	P105	P106	P107	P108
A103	P109	P110	P111	P112

Tab. 4: Teilnehmende Patienten/innen

Im Folgenden werden diese 12 Patienten/innen stichpunktartig beschrieben. Die Angaben zu Alter, Geschlecht und Beruf wurden den jeweiligen Aufklärungs- und Anamnesebögen[33] entnommen. Die Angaben zu Eingriff, Narkoseverfahren und Risikogruppe entstammen den entsprechenden Anästhesieprotokollen[34]. Erklärungen zu diesen Verfahren und Untersuchungen folgen im Kapitel 3.2.4. Informationen zur Erstsprache, zu bei den Gesprächen anwesenden Angehörigen und Besonderheiten wurden den jeweiligen Feldnotizen[35] entnommen. Die Patienten/innen wurden nicht ausgewählt. Stattdessen wurden die Patienten/innen, die zufällig am Dokumentationstag vor Ort waren, um ihre Einwilligung gebeten.

- **Alter:** 4, 23, 33, 42, 43, 48, 57, 61, 75, 76, 81, 82
- **Geschlecht:** siebenmal weiblich, fünfmal männlich
- **Angehörige:** P101 (Kind) wurde von der Mutter begleitet, P109 (ältere Patientin) von ihrer Tochter.
- **Erstsprachen:** Die Patienten/innen wurden nicht um Angaben zu Ihren Erstsprachen gebeten. P104 gab in der Befragung selbst an, Deutsch als L2 zu sprechen. In keinem Prämedikationsgespräch (auch nicht dem mit P104) gibt es Anhaltspunkte, die darauf schließen lassen, dass einer der Patienten/innen Deutsch als L2 spricht.

33 Aufklärungs- und Anamnesebögen P101–P112, Anhang: 153–188.

34 Anästhesieprotokolle P101–P112, Anhang: 189–201.

35 Feldnotizen, Anhang: 215–228.

- **Berufe:** fünf Rentner/innen, eine Beamtin im Vorruhestand, ein Grafiker, eine Industriekauffrau, ein Werkzeugmechaniker, ein Tischler, ein Kunsttherapeut

- **Eingriffe:**
  - Unfallchirurgie: drei Osteosynthesen (Verfahren zur Widerherstellung der Kontinuität und Funktionsfähigkeit von Knochen)[36], eine operative Metallentfernung bei Zustand nach Osteosynthesen
  - Orthopädie: zwei Knie-Endoprothesen
  - Hals-Nasen-Ohren-Heilkunde: eine Parazentese (Inzision des Trommelfells)
  - Urologie: eine transurethrale Resektion der Harnblase (Entfernung eines Harnblasen-Tumors über die Harnröhre)
  - Gynäkologie: eine Hysteroskopie (Spiegelung der Gebärmutter) und fraktionierte Abrasio (Ausschabung), eine Adnexektomie beidseitig (Entfernung des Eileiters und Eierstocks), eine Mamma Probeentnahme (Brust-Gewebeentnahme für diagnostische Zwecke), eine Pelviskopie (Beckenspiegelung)

- **Anästhesieverfahren:**
  - Allgemeinanästhesie: sieben Larynxmasken-, zwei Intubationsnarkosen
  - Regionalanästhesie: eine axilläre Plexusanästhesie (Nervenblockade), eine Spinalanästhesie
  - Kombinationsnarkose: eine Allgemeinanästhesie und Regionalanästhesie über Katheter, die postoperativ von der Patientin selbst bedient werden kann

- **ASA-Klassifikation:** sechsmal Gruppe I, dreimal Gruppe II, dreimal Gruppe III; zwei Patienten/innen haben einen Anästhesieausweis dabei

36 Die in Klammern gegebenen Erklärungen sind dem Pschyrembel (2014) entnommen. Die Einträge wurden etwas gekürzt, die medizinischen Abkürzungen allerdings (der Verständlichkeit halber) ausgeschrieben.

- **Mallampati-Score:** insgesamt nur dreimal angegeben; einmal Score III, einmal Score II, einmal Score I

- **Besonderheiten:** P103 spricht durchgängig mit Flüsterstimme. Er ist nicht immer gut zu verstehen. P108 hat eine halbseitige Gesichtslähmung. Ihre Aussprache wird dadurch beeinflusst, sie ist aber durchgängig gut zu verstehen.

3.2.3 Medizinische Hintergrundinformationen

In den Prämedikationsgesprächen nehmen die Anästhesisten/innen eine Einschätzung des Gesundheitszustandes und des Schwierigkeitsgrades der Intubation vor. Diese Einschätzung wird im Anästhesieprotokoll durch die Angabe der ASA-Klassifikation und ggf. des Mallampati-Scores festgehalten. Darüber hinaus wird im Gespräch die Entscheidung getroffen, welches Anästhesieverfahren angewandt werden soll. Im Folgenden wird die ASA-Klassifikation, der Mallampati-Test und die verschiedenen Anästhesieverfahren kurz vorgestellt, da bei der Darstellung der Analyseergebnisse hierauf Bezug genommen wird.

3.2.3.1 ASA-Klassifikation

Im Prämedikationsgespräch stufen die Anästhesisten/innen den „körperlichen Status“ ihrer Patienten/innen auf einer Skala ein (vgl. Striebel 2017: 5). Die Einstufung wird im Anästhesieprotokoll festgehalten. Auch am Franziskus Hospital wird hierfür die bewährte ASA (American Society of Anaesthesiologists) Klassifikation verwendet. In der folgenden Tabelle werden die ASA Gruppen in Anlehnung an (Striebel 2017: 5) wiedergegeben:

ASA-Gruppen	
I	gesunder Patient
II	Patient mit leichter Systemerkrankung
III	Patient mit schwerer Systemerkrankung und Leistungseinschränkung
IV	Patient mit schwer beeinträchtigender, lebensbedrohliche Erkrankung
V	moribunder Patient, bei dem die Lebenserwartung ohne Behandlung geringer als 24 Stunden ist

Tab. 5: ASA Klassifikation, Striebel (2017: 15)

Bei den beobachteten Prämedikationsgesprächen wurden alle Patienten/innen einer ASA-Gruppe zugeordnet. Auf der Vorlage für das Anästhesieprotokoll sind die Gruppen angegeben, sodass die Anästhesisten/innen die entsprechende Gruppe einkreisen können:

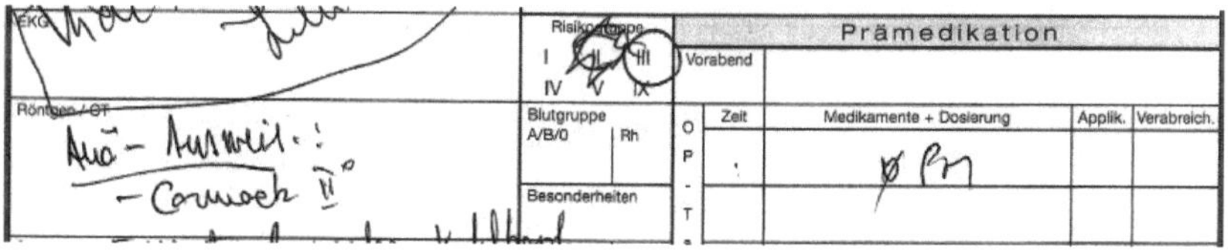

Abb. 4: Risikogruppe

3.2.3.2 Mallampati-Test

Eines der Beurteilungskriterien für den Schweregrad der Intubation ist das „Mallampati-Zeichen" (vgl. Striebel 2017: 235). Beim „Mallampati-Test" werden die Patienten/innen gebeten den Mund so weit wie möglich zu öffnen und die Zunge rauszustrecken (ebd.). Die Anästhesisten/innen können auf diese Weise die Zungengröße im Verhältnis zum Pharynx beurteilen bzw. sie können feststellen welche Pharynxstrukturen sichtbar sind (ebd.). Die Beurteilung wird durch die Benennung des Grades (I bis IV, zunehmender Schweregrad) im Prämedikations-Protokoll dokumentiert.

Nur bei drei der zwölf analysierten Prämedikationsgespräche wurde der Mallampati-Test durchgeführt. Auf dem Anästhesieprotokoll ist der Mallampati-Score nicht vorgegeben. Im folgenden Beispiel hat der Anästhesist A102 eine Auflistung unter der Überschrift „Anä-Ausweis" angefertigt (vgl. Anästhesieprotokoll von P107, 194). An fünfter Stelle erscheint in der Auflistung der Stichpunkt „Mallampatti III" [sic] (vgl. ebd.).

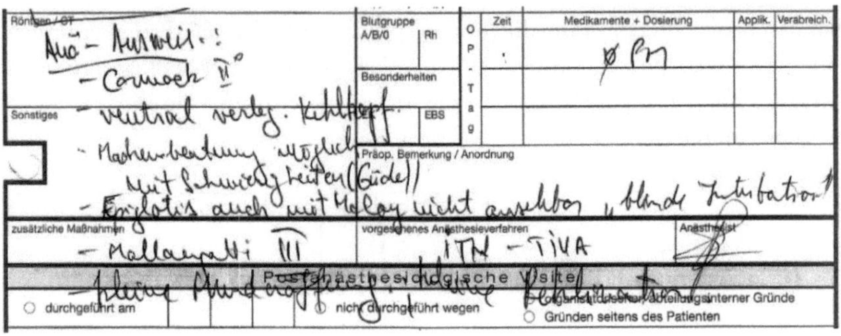

Abb. 5: Mallampati Score

Abgesehen von den fünf Mallampati-Tests wurden nur wenige weitere körperliche Untersuchungen durchgeführt. Bei zwei der zwölf dokumentierten Gespräche wurde eine Blutabnahme gemacht. Im Interview unterscheidet A101 Operationen, die von externen und Operationen, die von krankenhausinternen Operateuren durchgeführt werden (A101: 429–434, 260). Nur bei Ersteren müsse die Blutabnahme von den Anästhesisten/innen durchgeführt werden (ebd.). Ausschließlich bei einer Patientin (P109) wurde mithilfe eines Stethoskops die Lunge abgehört.

3.2.3.3 Anästhesieverfahren

Grundsätzlich müssen zwei Formen der Anästhesie voneinander unterschieden werden, die Allgemein- und die Regionalanästhesie. Entgegen der alltagssprachlichen Bezeichnung „Teilnarkose", handelt es sich nur bei der Allgemeinanästhesie um eine Narkose, nicht aber bei der Regionalanästhesie. Striebel (2017: 159) gibt die folgenden Definitionen:

> „Bei einer **Allgemeinanästhesie** sind sämtliche Empfindungen und damit auch die Schmerzwahrnehmung im Gehirn vorrübergehend ausgeschaltet. Bei einer **Lokal-** oder **Regionalanästhesie** wird dagegen die Schmerzleitung aus einem bestimmten Körpergebiet zum Gehirn verhindert, indem die entsprechenden peripheren Nerven reversibel blockiert werden. Die Empfindungswahrnehmungen aus anderen Körperregionen bleiben unbeeinflusst; das heißt, der Patient ist wach und kann adäquat reagieren." (Hervorhebung im Original)

Im Folgenden wird ein Überblick über die verschiedenen Formen der Anästhesie nach Striebel (2017: 163) geben:

Allgemeinanästhesie	Lokal- und Regionalanästhesie
• Inhalationsanästhesie • Intravenöse Anästhesie • Balancierte Anästhesie	• Lokalanästhesie - Oberflächenanästhesie (=Schleimhautanästhesie) - Infiltrationsanästhesie • Leitungs- oder Regionalanästhesie - Nervenblockade - Plexusanästhesie - rückenmarknahe Leitungsanästhesie: Spinal- und Periduralanästhesie

Tab. 6: Anästhesieverfahren

Die Allgemeinanästhesie bzw. Narkose wird in drei mögliche Verfahren unterteilt: Bei der **Inhalationsanästhesie** werden anästhetische Gase/Dämpfe eingeatmet und in das Zentralnervensystem transportiert, wo sie vorübergehend die Weiterleitung von Nervenimpulsen hemmen (Striebel 2017: 37). Bei der **intravenösen Anästhesie** dagegen, wird das Anästhetikum intravenös injiziert (ebd.: 46). Die **balancierte Anästhesie** ist eine Kombination der beiden vorangegangenen Verfahren (ebd.: 115). Die Beatmung von Patienten/innen während einer Narkose kann durch einen Endotrachealtubus (Schlauch, der durch die Stimmritze in die Luftröhre eingeführt wird) sowie durch eine Kehlkopf- oder Gesichtsmaske erfolgen (ebd.: 111). Die **Lokalanästhesie** unterteilt sich in die Oberflächen- und die Infiltrationsanästhesie. Erstere wird durch Sprühen oder Pinseln, letztere durch Injizieren verabreicht (Striebel 2017: 163). Hierdurch werden die lokalen Nervenenden blockiert (ebd.). **Leitungs- und Regionalanästhesien** werden durch Injektion verabreicht (ebd.: 164). Bei der Nervenblockade wird ein bestimmter peripherer Nerv ausgeschaltet und bei der Plexusanästhesie ein Nervengeflecht (ebd.: 170). Die rückenmarknahe Leitungsanästhesie wird in die Spinal- und die Periduralanästhesie (PDA) unterteilt. Bei der Spinalanästhesie wird das Anästhetikum in den Spinalraum (ebd.: 175), bei der Periduralanästhesie in den Periduralraum (ebd.: 182) gegeben, um den Schmerz in der gesamten unteren Körperhälfte auszuschalten (ebd.: 175).

3.2.4 Beziehungen und Konstellationen im Kontext dieser Studie

Wie in Kapitel 2.6. dargestellt, kann Fremdheit durch die Art der Beziehung der Gesprächsteilnehmer/innen zueinander beschrieben werden. In diesem Kapitel werden nun die im Rahmen dieser Studie aufgezeichneten Interaktionen (d. h. die Prämedikationsgespräche) mit Blick auf die Beziehungen, Konstellationen und Zugehörigkeiten betrachtet.

Einige denkbare Zugehörigkeiten der an der Interaktion beteiligten Personen sind die zu den Gruppen: „Ärzte/innen", „Patienten/innen", „Krankenhausmitarbeiter/innen", „Migranten/innen", „Zweitsprachler/innen", „Akademiker/innen" und „Forscher/innen". Dabei ist eine gleichzeitige Zugehörigkeit zu mehreren dieser Gruppen möglich:

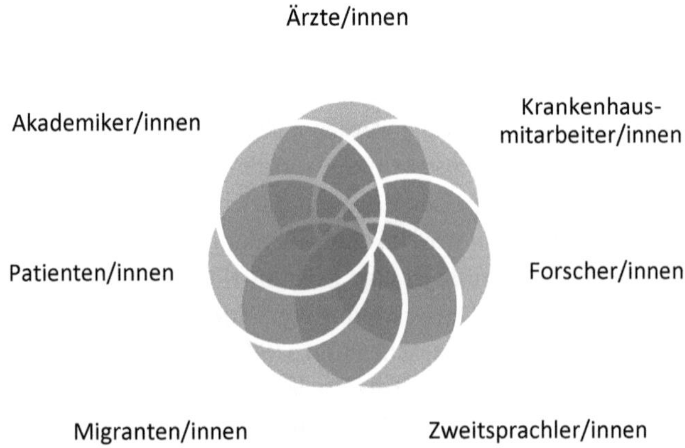

Abb. 6: Gruppenzugehörigkeiten

Es ist zu beachten, dass sich die Zugehörigkeiten in unterschiedlichen Kommunikationssituationen unterschiedliche darstellen können – so können bspw. erkrankte Ärzte/innen als Patienten/innen an einem Prämedikationsgespräch teilnehmen.[37] Im Folgenden werden die Zugehörigkeiten ausschließlich in Bezug auf die dokumentierten Prämedikationsgespräche in den Blick genommen:

In den Gesprächen sind die Zugehörigkeiten zu den Gruppen „Ärzte/innen" und „Patienten/innen" maßgeblich und werden in den Interaktionen kontinu-

37 Diese Verschiebung der Zugehörigkeiten in unterschiedlichen Kommunikationssituationen kann in der Grafik (Abb. 6) nicht abgebildet werden.

ierlich hervorgebracht. Ein besonderes Merkmal ambulanter Prämedikationsgespräche ist, dass es sich in der Regel um den ersten und einzigen Kontakt zwischen diesen speziellen Anästhesisten/innen und ihren Patienten/innen handelt. Die Anästhesisten/innen, die das Gespräch führen, sind meist nicht diejenigen, die am Operationstag für die Anästhesie verantwortlich sind.

Den Patientenakten ist zu entnehmen, dass keine/r der Patienten/innen ebenfalls der Gruppe „Ärzte/innen“ angehört. Allerdings gibt die Patientin P102 an „Krankenschwester in Rente“ zu sein. Sie teilt demnach mit den Ärzten/innen die Zugehörigkeit zu der Gruppe „Krankenhausmitarbeiter/innen“. In dem Gespräch mit dieser Patientin wird besonders deutlich, dass diese Zugehörigkeit von den Gesprächsteilnehmern/innen relevant gesetzt wird: Die Patientin informiert erst zu Gesprächsabschluss darüber, dass sie früher Krankenschwester war. Auf diese Information reagiert die Ärztin mit Erstaunen und der Feststellung, dass sie nicht so viel geredet hätte, wenn sie früher darüber informiert gewesen wäre (siehe Kap. 5.4.5.).

Die teilnehmenden Ärzte/inne gehören den Gruppen „Migranten/innen“ und „Zweitsprachler/innen“ an: Alle Ärzte/innen haben ihre schulische Laufbahn und ihr Medizinstudium außerhalb des deutschsprachigen Raumes absolviert und haben erst nach ihrem Studium begonnen Deutsch zu lernen, um in Deutschland zu arbeiten und zu leben. Die Zugehörigkeit der Patienten/innen zu den Gruppen „Migranten/innen“ und „Zweitsprachler/innen“ wurde nicht erfragt. Einer der Patienten berichtete allerdings im Anschluss an das Prämedikationsgespräch, dass er ebenfalls Deutsch als L2 spricht (siehe Ka. 5.2.3.). Bei diesem, wie bei allen übrigen Patienten/innen gibt es keine beobachtbaren Hinweise darauf, dass Deutsch möglicherweise nicht ihre L1 ist.

Zu den Gesprächen haben alle Patienten/innen den ausgefüllten „Aufklärungs- und Anamnesebogen“ mitgebracht, in welchem sie auch Angaben zu ihrem Beruf gemacht haben. So war in einigen Fällen eine gemeinsame Zugehörigkeit zu der Gruppe „Akademiker/innen“ für den Arzt bzw. die Ärztin ersichtlich. In einigen Fällen haben die Patienten/innen allerdings „Rentner/in“ eingetragen.

Bei den dokumentierten Gesprächen war ich als Beobachterin im Raum anwesend. Aus Sicht der Patienten/innen konnte ich der Gruppe „Forscher/innen“ zugeordnet werden. Darüber hinaus haben einige Patienten/innen – wahrscheinlich aufgrund des Forschungsfeldes und der Bekleidung (weißer Kittel und Namensschild mit Kliniklogo) – eine Zugehörigkeit zu den Gruppen „Klinikmitarbeiter/innen“ und „Ärzte/innen“ angenommen. Diese Annahme wurde bspw. dadurch sichtbar, dass der Patient P103 mich vor seinem Prämedikationsgespräch gefragt hat, ob er statt einer allgemeinen auch eine Regionalanästhesie haben könne.[38]

Bei meinen ersten Aufenthalten im Forschungsfeld habe ich zunächst (aufgrund meiner bisherigen Krankenhaus-Erfahrungen) eine starke Nähe zu den „Patienten/innen“ und wenig Nähe zu den „Ärzten/innen“ und „Krankenhausmitarbeiter/innen“ empfunden. Mit zunehmender Kenntnis der Abläufe in diesem Arbeitskontext, hat sich die wahrgenommene Distanz zu diesen beiden Gruppen verringert. Es kam gelegentlich dazu, dass ich in der mir von Patienten/innen zugeschriebenen Rolle agiert habe und bspw. organisatorische Fragen der Patienten/innen („Woher weiß ich, wann ich am Operationstag in die Klinik kommen muss?“) beantwortet habe.

Die gemeinsam verbrachte Zeit, mein Interesse an den Zweitspracherwerbsbiographien der Ärzte/innen und meine eigene „Migrationserfahrung“ – ich bin als Kind deutscher Eltern in Ost-Afrika aufgewachsen und erst mit 21 Jahren nach Deutschland gezogen – haben eine persönliche Nähe zu den Ärzten/innen geschaffen.

3.3 Ethische und rechtliche Erwägungen

Dem Prinzip der informierten Einwilligung entsprechend (siehe bspw. Hopf 2015: 591–594, Settinieri 2014: 62) wurden für die Ärzte/innen und Patienten/innen Einwilligungserklärungen vorbereitet, die von allen Teilnehmern/innen unterschrieben wurden. Da in einem Prämedikationsgespräch die Patientin ein Kind war, wurde diese Einwilligung von ihrer Mutter gegeben. Die Einwilligungserklärungen wurden gemeinsam mit dem Chefarzt der Klinik und der Rechtsabteilung der Universität Bielefeld erstellt.

Die Ärzte/innen sind vor der Datenerhebung in einem Gespräch ausführlich über die Studie informiert worden und hatten Zeit darüber zu entscheiden, ob sie an der Studie teilnehmen wollten oder nicht. In dem Gespräch wurde besonders darauf geachtet, dass die Ärzte/innen sich nicht unter Druck gesetzt fühlten, an der Studie teilzunehmen. Es wurde darauf hingewiesen, dass eine Ablehnung keine negativen Auswirkungen hat. Tatsächlich haben von fünf angesprochenen Ärzten/innen vier der Datenerhebung uneingeschränkt zugestimmt.

38 Siehe Feldnotizen vom 16.11.2015, Anhang: 217.

Eine Ärztin war nicht mit der Videodokumentation einverstanden, einer Audiodokumentation hätte sie zugestimmt. Bei dieser Ärztin wurden keine Daten erhoben. In Kapitel 3.1. wurde bereits die Entscheidung für die Datenerhebung bei A101, A102 und A103 erklärt. Vor der Datenerhebung haben die Ärzte/innen folgende Einverständniserklärung unterschrieben.

Ich bin damit einverstanden, dass im Rahmen des Dissertationsprojektes *„Aufklärungsgespräche mit Ärzten/innen, die Deutsch als Zweitsprache sprechen. Eine linguistische Analyse."* Audio- und Videoaufnahmen von meinen Aufklärungsgesprächen gemacht und analysiert werden. Die Daten werden ausschließlich in *anonymisierter Form* und für wissenschaftliche Zwecke verwendet. Insbesondere werden *keine personenbezogenen Informationen* an Mitarbeiter und Leitung der Klinik weitergegeben.

Die hier abgefragten Informationen zur Person werden für die Zuordnung der Personen zu den entsprechenden Daten verwendet. Diese Informationen werden *nicht an Dritte* weitergegeben.

Die Teilnahme an dieser Studie ist freiwillig. Diese Einverständniserklärung kann jederzeit widerrufen werden.

Abb. 7: Einverständniserklärung der Ärzte/innen

Bei der Darstellung der Ergebnisse wurde besonders darauf geachtet, die Anonymität zu wahren. Aus diesem Grund musste bei der Darstellung der Spracherwerbsbiographien auf die Nennung der Herkunftsländer oder anderen Informationen verzichtet werden, welche zumindest im beruflichen Kontext eine Zuordnung ermöglichen würden.

Dem Prinzip der Nicht-Schädigung entsprechend (siehe bspw. Hopf 2015: 594–599, Settinieri 2014: 61), beschränkt die Einwilligung die Nutzung der Daten ausdrücklich auf den wissenschaftlichen Kontext. Folglich wäre es nicht möglich, diese zu nutzen, um bspw. einem der Ärzte/innen beispielsweise im Rahmen eines Rechtsstreits zu schaden.

Zum Schutz der Ärzte/innen und Patienten/innen werden an keiner Stelle in der Arbeit Ausschnitte des Videomaterials – auch keine anonymisierten Standbilder der Gesprächssituationen – abgebildet. Weder die Videonoch die Audiodaten sind und werden öffentlich zugänglich gemacht.

Die Patienten/innen wurden spontan im Wartebereich vor dem Arztzimmer angesprochen, während sie auf ihre Prämedikationsgespräche warteten. Sie wurden über die eingesetzten Datenerhebungsmethoden informiert und darüber, dass anhand der Analyse eine Verbesserung der Prämedikationsgespräche angestrebt wird. Die Patienten/innen wurden vor der Datenerhebung nicht darüber informiert, dass die Studie einen besonderen Fokus auf Ärzte/innen mit Deutsch als L2 legt. Auf diese Weise sollte eine Beeinflussung der Patienten/innen in Bezug auf ihre Wahrnehmung der Ärzte/innen und der Gespräche vermieden werden. Erst zum Ende der Befragung der Patienten/innen wurde dieser Fokus offengelegt. Vor dem Gespräch wurde nur eine mündliche Einwilligung eingeholt. Alle bis auf einen der angesprochenen Patienten/innen willigten in die Datenerhebung ein. Die folgende schriftliche Einwilligung erfolgte nach den Prämedikationsgesprächen:

> Ich bin damit einverstanden, dass im Rahmen der Doktorarbeit *„Aufklärungsgespräche mit Ärzten/innen, die Deutsch als Zweitsprache sprechen."* Audio- und Videoaufnahmen von meinem Aufklärungsgespräch gemacht und analysiert werden. Das Ziel der Untersuchung ist, die Aufklärungsgespräche zu unterstützen. Ich bin damit einverstanden, dass Krankenunterlagen, die im Gespräch relevant werden, bei der Analyse des Gespräches herangezogen werden können. Die Regeln der ärztlichen Schweigepflicht werden dabei eingehalten. Alle Daten werden ausschließlich *in anonymisierter Form* und für wissenschaftliche Zwecke verwendet.
>
> Die hier abgefragten Informationen zur Person werden für die Zuordnung der Personen zu den entsprechenden Daten verwendet. Diese Informationen werden *nicht an Dritte weitergegeben.*
>
> Die Teilnahme an dieser Studie ist freiwillig. Diese Einverständniserklärung kann jederzeit auch im Nachhinein widerrufen werden.
>
> Bei Rückfragen wenden Sie sich gerne an Prof. Dr. Dr. Niels Rahe-Meyer, Chefarzt der Klinik für Anästhesiologie. Tel: 0521 589-1601.

Abb. 8: Einverständniserklärung der Patienten/innen

Die Einwilligung umfasst die Videodokumentation der Gespräche sowie die Verwendung der Patientenunterlagen. Dabei wird auch ausdrücklich darauf hingewiesen, dass alle Patientendaten geschützt sind, keiner Person zugeordnet werden können und das Arztgeheimnis gewahrt bleibt.

Sowohl Ärzte/innen als auch Patienten/innen konnten zu jeder Zeit (also auch während der Datenerhebung) ihre Einwilligung zurückziehen. Alle Daten wurden bereits bei der Datenerhebung mit Codes versehen: A101, A102 und A103 für die Ärzte/innen und P101 bis P112 für die Patienten/innen. Diese Form der Pseudonymisierung (Settinieri 2014: 61) wurde mit der Klinik abgestimmt und war für die teilnehmenden Personen nachvollziehbar:

FRANZISKUS
HOSPITAL Bielefeld

Akademisches Lehrkrankenhaus der
Medizinischen Hochschule Hannover

Linguistik
Einverständniserklärung für
Patientinnen und Patienten
Anästhesie

Patienteninformation und Einverständniserklärung

Nummer des Studienteilnehmers (Patient/in):

____

Abb. 9: Pseudonymisierung bei Einverständniserklärung der Patienten/innen

Alle Einwilligungsbögen waren (wie oben zu sehen) mit dem Logo des Franziskus-Hospitals versehen. Die namentliche Erwähnung der *Klinik für Anästhesiologie und operativen Intensivmedizin* des *Franziskus Hospitals* in Bielefeld im Rahmen dieser Arbeit ist ausdrücklich erwünscht. Bei den Einwilligungsbögen der Patienten/innen wurde darüber hinaus der Chefarzt der Klinik als Ansprechpartner genannt (siehe Abb. 8).

Die Patienten/innen konnten den Wunsch angeben, über die Ergebnisse der Studie informiert zu werden. Neun der zwölf Patienten/innen gaben an, über die Ergebnisse informiert werden zu wollen und gaben zu diesem Zweck Kontaktdaten an.

Die drei Ärzte/innen wurden ebenfalls (ihrem Wunsch entsprechend) über die Ergebnisse der Studie (speziell auch in Bezug auf ihre Sprache) informiert. Die anonymisierten Auswertungen wurden auch der Gesamtklinik zur Verfügung gestellt.

3.4 Primärdaten: Videografierte Prämedikationsgespräche

Für die Studie wurden authentische ambulante Prämedikationsgespräche im laufenden Krankenhausalltag dokumentiert. Im Folgenden wird die Erhebung und Aufbereitung dieser Primärdaten dargestellt.

3.4.1 Erhebung der Primärdaten

Bei der Dokumentation der Prämedikationsgespräche wurde die Beeinflussung der Rahmenbedingungen so weit wie möglich begrenzt – insbesondere wurden keine Veränderungen am Dienstplan, am Raum oder den Arbeitsabläufen vorgenommen.

Bei den dokumentierten Gesprächen handelte es sich um *ambulante* Prämedikationsgespräche: Die Patienten/innen kamen zum Gespräch in das Krankenhaus und verließen es in der Regel im Anschluss wieder. Die operativen Eingriffe fanden frühestens am folgenden Tag, meist einige Tage oder Wochen nach dem Gespräch statt. Dementsprechend fanden die Gespräche nicht in Krankenzimmern, sondern in einem dafür vorgesehenen Arztzimmer statt. Aus rechtlichen und ethischen Gründen (siehe Kap. 3.3.) wird in dieser Arbeit auf Standbilder der Gesprächssituationen vollständig verzichtet. Während der Datenerhebung wurden Skizzen des Raumes und der darin befindlichen Gegenstände angefertigt:

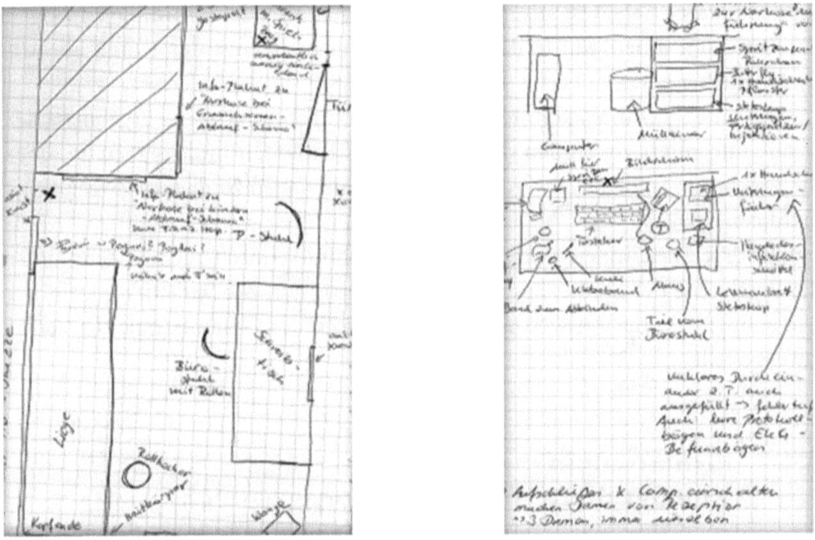

Abb. 10: Skizzen des Arztzimmers

Auf der Grundlage dieser Skizzen wurden Nachbildungen des Raumes (Abb. 11 und 12) angefertigt.[39] Die Abbildung 11 veranschaulicht die Platzierung der Gesprächsteilnehmer/innen im Arztzimmer:

39 Die Nachbildungen des Raumes (Abb. 11 und 12) wurden von Ruth Hippel (Erstellung der 3D-Grafiken mit dem Programm *Ashampoo Home Designer Pro 3*) und Tobias Hippel (Bildbearbei-

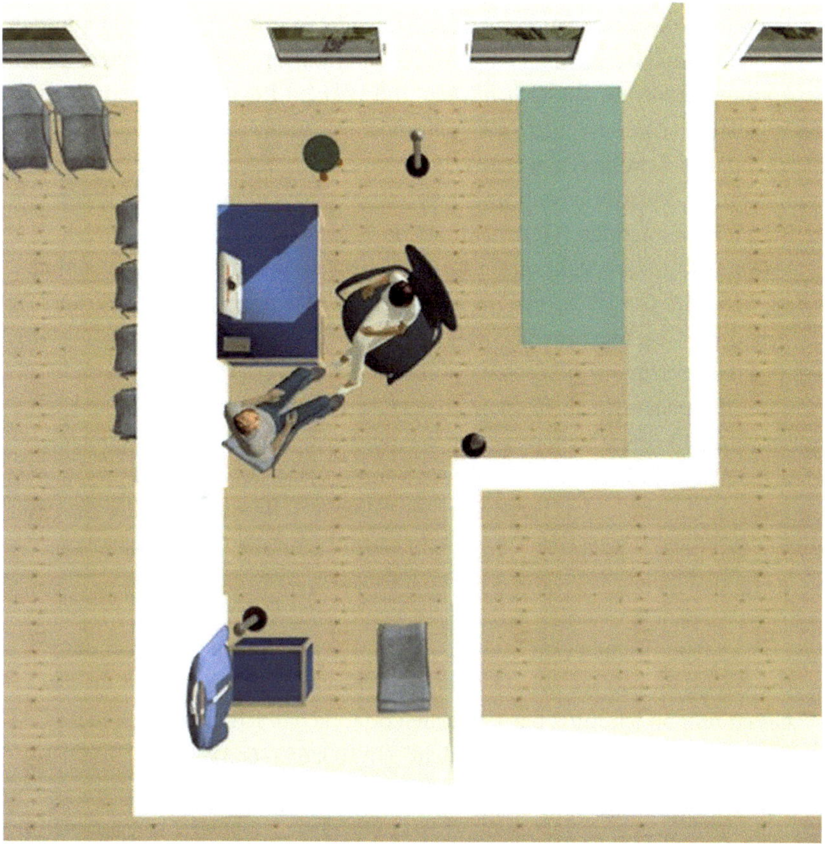

Abb. 11: Platzierung der Gesprächsteilnehmer/innen im Arztzimmer

Wie in dieser Abbildung dargestellt, führt die Tür des Arztzimmers direkt zum Wartebereich vor dem Arztzimmer. Der Wartebereich befindet sich zwischen zwei Arztzimmern und ist zum Flur hin offen. In unmittelbarer Nähe zum Wartebereich liegt der Empfangsbereich, der über den Flur zu erreichen ist. Hier melden sich Patienten/innen, bevor sie im Wartebereich Platz nehmen und bekommen organisatorische Informationen. Im Empfangsbereich holen die Anästhesisten/innen die Patientenakten für die vorgesehenen Gespräche und geben sie nach den Gesprächen wieder ab. Ggf. geben sie auch die Laborröhrchen mit Blutentnahmen nach den Gesprächen hier ab.

tung mit *Gimp2*; Beschriftungen mit *Inkscape*) erstellt.

Für die vorliegende Studie wurden Videodaten erhoben, um alle von den Gesprächsteilnehmern/innen eingesetzten interaktiven Ressourcen zu erfassen. So konnten nicht nur die *sprachlichen* und *vokalen* Ressourcen (bspw. „ähm" oder Husten), sondern auch die *multimodalen* aufgezeichnet werden. Unter *multimodalen* Ressourcen werden „Gesten, Blicke, Mimik, Körperbewegung und -haltung, Positionierung und Bewegung" sowie „die Benutzung von Gegenständen" verstanden (Gülich/Mondada 2008: 115).

Wie unter 3.1. dargestellt wurde auf der Grundlage der Vorstudie angenommen, dass jeweils drei Gespräche pro Anästhesist/in eine angemessene Datengrundlage darstellen. Im Gegensatz zur Vorstudie wurden bei der Hauptstudie allerdings drei Kameras eingesetzt, was sich potenziell stärker auf das Verhalten der Gesprächsteilnehmer/innen auswirkt als Feldnotizen oder Audioaufnahmen. Vor diesem Hintergrund wurde die Entscheidung getroffen jeweils vier Gespräche zu dokumentieren ohne die Anästhesisten/innen darüber in Kenntnis zu setzen, dass das jeweils erste Gespräch nicht in die Analyse einbezogen wird. Auf diese Weise sollte ein erster Ansatz von Gewöhnung nutzbar gemacht werden. Auf die Frage, ob die Kameras sie beeinflusst haben, antwortet A103 im Interview:

> „erste schon bischen (ich dachte) oh gott drei kamera ne haha aber dann die zweite ne hab ich schon nicht mehr bemerkt nur nur wenn du das gesagt hast ah ich muss das zumachen oder da hab ich so ah guck mal es gibt noch die kamera oke sonst nicht" (IA103: 657–663)

Vor diesem Hintergrund wurden 12 Prämedikationsgespräche mit 3 ausländischen Anästhesisten/innen dokumentiert (jeweils 4 Gespräche pro Arzt/Ärztin). Die folgende Tabelle gibt einen Überblick über die Dauer der einzelnen Gespräche in Minuten:

A101	Minuten	A102	Minuten	A103	Minuten
P101	05:25	P105	13:45	P109	14:30
P102	13:08	P106	19:20	P110	06:15
P103	09:02	P107	>27:53	P111	<05:03
P104	06:51	P108	08:01	P112	05:53

Tab. 7: Dauer dokumentierter Prämedikationsgespräche

Die jeweils ersten Gespräche (grau hinterlegt) wurden nicht in die Analyse einbezogen. Das kürzeste (<) und längste (>) Gespräch wurden in der Tabelle ebenfalls markiert. Demnach ist die Gesamtdauer der Gespräche, die als Datengrundlage der Analyse dienen 1 Stunde 41 Minuten und 26 Sekunden. Die durchschnittliche Dauer der Gespräche (errechnet aus der Dauer der 12 aufgezeichneten Gespräche) beträgt 11 Minuten und 25 Sekunden. Damit liegt sie deutlich unter der durchschnittlichen Dauer der von Klüber/Motsch/Spranz-Fogasy (2012a: 656) analysierten Prämedikationsgespräche, welche 17 Minuten und 51 Sekunden beträgt. Dabei variiert die Gesprächsdauer bei Klüber/Motsch/Spranz-Fogasy stärker (von 9 Minuten 46 Sekunden bis zu 48 Minuten 24 Sekunden) als bei den im Rahmen dieser Studien dokumentierten Gesprächen.

Die Gespräche wurden mit drei statischen Kameras und einem Audioaufnahmegerät aufgezeichnet. Die Audioaufnahmen dienen lediglich der Sicherstellung einer hohen Tonqualität mit möglichst wenig Störgeräuschen. Zu diesem Zweck wurde das Audioaufnahmegerät auf den Arzttisch in unmittelbarer Nähe von Ärzten/innen und Patienten/innen platziert. Die drei Kameras zeichneten die Gespräche aus unterschiedlichen Perspektiven auf: Die Kamera K1A war auf das Gesicht der Ärzte/innen gerichtet und die Kamera K2P auf das der Patienten/innen. Die Kamera K3B zeichnete mit einem weiteren Winkel beide Gesprächsteilnehmer/innen von der Seite auf. Auf diese Weise konnten die Mimik von Ärzten/innen und Patienten/innen sowie die Gestik und Proxemik aufgezeichnet werden. Die folgende Abbildung zeigt die Kameraplatzierung und -perspektiven im Arztzimmer[40]:

40 Während der Aufzeichnung habe ich mich weitgehend außerhalb der von den Kameras erfassten Winkel aufgehalten. Meist habe ich auf einem Hocker vor der Untersuchungsliege gesessen

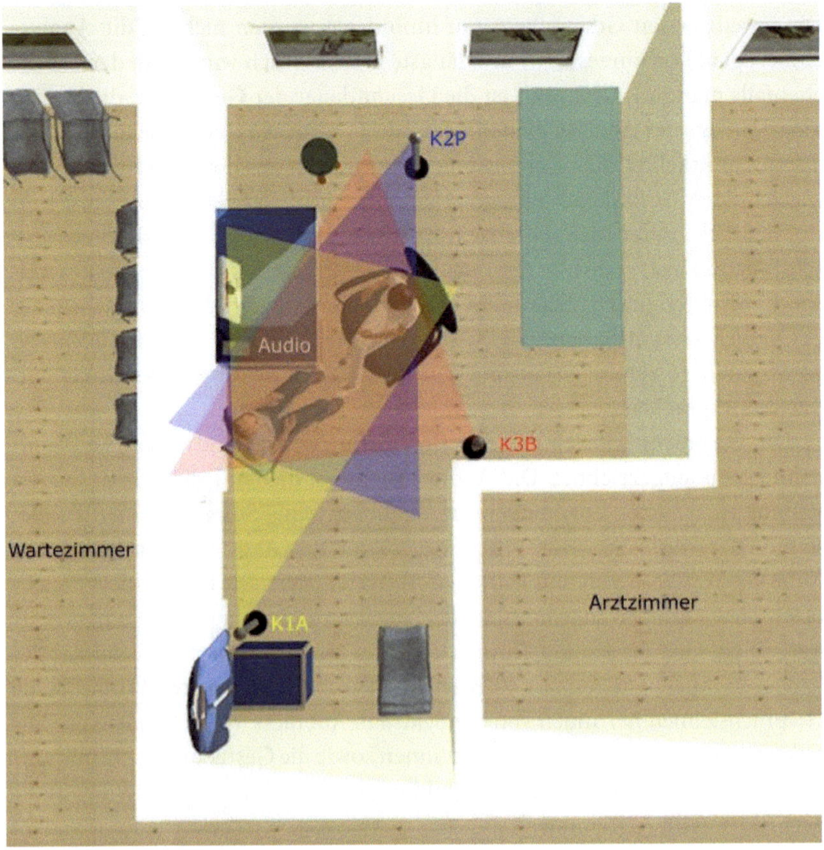

Abb. 12: Kameraplatzierung und -perspektiven

3.4.2 Aufbereitung der Primärdaten: Basis- und Feintranskription

Für die Transkription der Prämedikationsgespräche wurde der Partitur-Editor des Systems EXMARaLDA[41] verwendet. Die neun Gespräche, welche die Datengrundlage für die Analyse bilden, wurden vollständig transkribiert. Diese Basistranskripte wurden auf der Grundlage der Audioaufnahmen erstellt und durch markante visuelle Ereignisse (z. B. Patient/in unterschreibt) anhand der Videoaufnahmen ergänzt. Der Fokus lag auf dem möglichst genauen Erfassen

41 http://exmaralda.org/de/

des Wortlautes. Artikulatorische und intonatorische sowie multimodale Phänomene wurden dabei vernachlässigt.

Die jeweils zweiten Gespräche (P102, P106, P110) der Ärzte/innen wurden in ihrer Gesamtheit analysiert (siehe Kapitel 4.3.1.). Aus diesem Grund wurden auf der Grundlage der Basistranskripte dieser Gespräche Feintranskripte angefertigt. Bei den jeweils dritten und vierten Gesprächen der Ärzte/innen wurden nur speziell ausgewählte (siehe Kapitel 4.3.) Ausschnitte feintranskribiert. Zur Erstellung der Feintranskripte wurden die Basistranskripte auf der Grundlage der Videoaufnahmen ergänzt (Artikulation, Intonation, Mimik, Gestik, etc.) und ggf. korrigiert (bspw. konnten durch die Beachtung der Lippenbewegung Wortlaute genauer erfasst werden). Dabei wurden die Transkripte systematisch anhand der detaillierten Sichtung aller drei Kameraperspektiven überarbeitet. Die beiden folgenden Auszüge veranschaulichen den Unterschied zwischen den Basis- und Feintranskripten.

Beispiel für Basistranskript:

[22] Transkript: A103P111pddb[42]

	68 [02:13.6]	69 [02:14.7]	70 [02:16.9]
A103 [v]	eigene blut oder fremdblut	bekommen (.) herzprobleme	herzkrankheiten hohen
P111 [v]	nein		

[23]

		71 [02:18.3]	72 [02:18.8]	73 [02:20.8]
A103 [v]	blutdruck oder niedriger		schlaganfall gehabt thrombose embolien	mit die
P111 [v]		nö		

Beispiel für Feintranskript:

[25] Transkript: A103P110pddb[43]

	90 [07:00.0]	91 [07:02.2*]
A103 [v]	null °h äh hohen blutdruck niedriger	(-)
[pnv]	*P110 schaut A103 an.*	*P110 schaut nach oben rechts. Seine Mundwinkel zucken. P110*

42 A103P111pddb, Anhang: 133–142.

43 A103P110pddb, Anhang: 122–133.

[26]

		93 [07:04.1] 94 [07:04.7] 95 [07:05.1]]	
A103 [v]	schlaganfall gehabt thrombose	EMbolien	mit die lu:ngen asthma chronische
P110 [v]		nein	
[pnv]	*schaut A103 an*		

Wie in den Beispielen zu sehen, wurde für die Gesprächsteilnehmer/innen (A103 und P110 bzw. P111) je eine Zeile verwendet, in welcher verbale (d. h. sprachliche und vokale) Ereignisse notiert wurden: [v]. Überlappung und Simultansprechen wird durch die Darstellung als Partitur sichtbar. Nonverbale (d. h. multimodale) Phänomene wurden in der darunterliegenden Deskriptionszeile notiert: [pnv]. In dieser Zeile wurden darüber hinaus die paraverbalen Phänomene (bspw. Lachen), die in der verbalen Zeile nicht zufriedenstellend transkribiert werden konnten zusätzlich oder ausschließlich beschrieben. Grundsätzlich wurde aber die Transkription (he he) der Deskription (lacht) vorgezogen. Verbale Phänomene, die keinem der Gesprächsteilnehmer/innen zugeordnet werden konnten (bspw. Pausen) wurden ebenfalls in der Deskriptionszeile notiert. Die Transkription wurde, orientiert an dem Gesprächsanalytischen Transkriptionssystem GAT2 (Selting et al. 2009), vorgenommen. Folgende Transkriptionszeichen wurden festgelegt:

(.)	Minipause
(-)	geschätzte Pause unter einer Sekunde
(- -)	geschätzte Pause über einer Sekunde
(0.5)	gemessene Pause
und_äh hm_hm	Verschleifung
=	unmittelbarer Anschluss eines neuen Segments (latching)
`hm`hm	mit Glottalverschlüssen (meist verneinend)
:	Dehnung
ne:	Verneinung
ne↑	tag-question
äh öh	gefüllte Pausen
haha hehe hihi	silbisches Lachen (der Deskription vorgezogen)
<<hustend> >	sprachbegleitende para- und außersprachliche Handlungen
()	unverständliche Passage
(XXX)	unverständliche Passage mit Silbenanzahl
(XXX…)	unverständliche Passage mit mehreren Silben, Anzahl unklar

XXX	Namen (abgesehen von A und P) mit Silbenanzahl
(wichtig)	vermuteter Wortlaut
(wichtig/nichtig)	mögliche Alternativen
akZENT	verhältnismäßig auffällige Akzentuierung
↑	Intonation steigend (der Verwendung von Fragezeichen vorgezogen)
↓	Intonation fallend
→	Intonation gleichbleibend (meist turn noch nicht beendet)
h°	Ausatmen
°h	Einatmen
<<p> >	verhältnismäßig leise
<<f> >	verhältnismäßig laut

Alle Basistranskripte der Prämedikationsgespräche wurden von Pirkko Friederike Dresing unter meiner Anleitung angefertigt. Auf der Grundlage dieser Basistranskripte habe ich die Feintranskripte erstellt. Die Bezeichnungen der Transkripte setzen sich aus den Pseudonymen der teilnehmenden Ärzte/innen (bspw. A101), den Pseudonymen der teilnehmenden Patienten/innen (bspw. P102) und den Namenskürzeln der Transkribendinnen (pd: Pirkko Dresing, db: Damaris Borowski) zusammen: A101P102pddb. Alle Transkripte sind im Anhang zu finden.

3.5 Sekundärdaten

Um der Komplexität des Arbeitskontextes, in dem die Prämedikationsgespräche stattfinden, gerecht zu werden, wurden ergänzende Daten erhoben. Diese stehen als Sekundärdaten nicht im Zentrum des Interesses, sondern sie dienen der Erweiterung des Verständnisses der Primärdaten d. h. der Prämedikationsgespräche. Im Folgenden wird beschrieben, wie die Unterlagen (3.5.1.), Feldnotizen (3.5.2.), schriftlichen Einschätzungen (3.5.3.) und Interviews (3.5.4.) gesammelt wurden. In Kapitel 4 wird dargestellt, wie diese Daten zu den Primärdaten in Beziehung gesetzt wurden.

3.5.1 Unterlagen

Nach jedem Prämedikationsgespräch wurde der entsprechende Aufklärungs- und Anamnesebogen sowie das Anästhesieprotokoll kopiert und anonymisiert

(d. h., er wurde mit den unter 3.3. beschriebenen Pseudonymen versehen). Im Folgenden wird ein Überblick über die Inhalte dieser Unterlagen gegeben.

3.5.1.1 Aufklärungs- und Anamnesebögen

Vor den Prämedikationsgesprächen haben die Patienten/innen einen „Aufklärungs- und Anamnesebogen" von Thieme Compliance[44] ausgehändigt bekommen. Im Wartebereich haben sie diesen gelesen und ausgefüllt, um ihn dann in das Gespräch mitzubringen. Alle bis auf eine Teilnehmerin haben den „Aufklärungs- und Anamnesebogen zur Anästhesie Erwachsener und Jugendlicher" von 2011 ausgefüllt. Für die eine minderjährige Patientin wurde der „Aufklärungs- und Anamnesebogen zur Narkose und Regionalanästhesie bei Kindern" von 2013 verwendet.[45] Die anonymisierten Bögen aller Gespräche sind im Anhang (153–188) zu finden. Im Folgenden wird der Aufbau und die Inhalte des sechsseitigen Bogens für Jugendliche und Erwachsene[46] kurz beschrieben:

Aufklärung (S. 1–4)

- Allgemeiner Hinweis, dass der Aufklärungsbogen der Vorbereitung auf das folgende Gespräch mit der Anästhesistin bzw. dem Anästhesisten dient (S. 1)
- Informationen zur Allgemeinanästhesie (S. 1)
- Informationen zur Lokal-/Regionalanästhesie, speziell zur Axillären Plexusanästhesie und Spinal-/Periduralanästhesie (S. 1–2)
  Auf der zweiten Seite ist je eine schematische Abbildung (siehe Abb. 13) zur Veranschaulichung der Axillären Plexusanästhesie und eine zur Veranschaulichung der Spinal-/Periduralanästhesie gegeben.

44 https://thieme-compliance.de/de/produkte-loesungen/aufklaerungsboegen-procompliance/

45 Dieser wurde von der Mutter unterschrieben (siehe BGH, Urteil vom 15. Februar 2000, Az: VI ZR 48/99, NJW 2000, S. 1784).

46 Der Bogen für Kinder ist in Aufbau und Inhalt sehr ähnlich. Da die Unterschiede im Rahmen dieser Studie nicht relevant sind, wird auf eine Darstellung des Bogens für Kinder verzichtet.

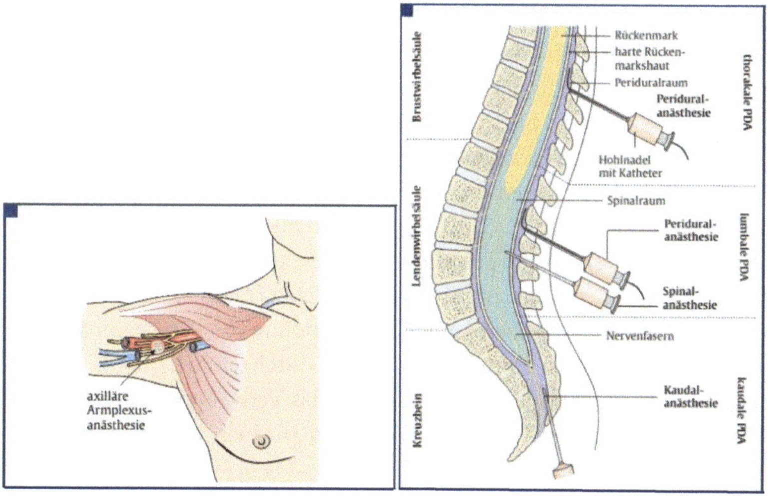

Abb. 13: links „Axilläre Armplexusanästhesie“ und rechts „Rückenmarksnahe Regionalanästhesie“, Thieme Comliance (2011: 2)

- Allgemeine Informationen zu Nebenwirkungen und Komplikationen; spezielle Informationen zu Nebenwirkungen und Komplikationen der Allgemeinanästhesie bzw. der Lokal-/Regionalanästhesie (S. 2–4)
- Hinweise für das Verhalten vor und nach der Anästhesie (S. 4)
  In diesem Abschnitt sind die Worte „ESSEN“, „TRINKEN“, „RAUCHEN“ und „MEDIKAMENTE“ durch die Verwendung von Großbuchstaben besonders hervorgehoben.
- Aufforderung im Aufklärungsgespräch nach Allem zu fragen, was „wichtig oder noch unklar erscheint“ (S. 4)
  Unter der Aufforderung sind zwei Zeilen, auf denen ggf. Fragen notiert werden können.
- Folgende Ergänzung ist dadurch besonders hervorgehoben, dass sie kursiv und fett gedruckt sowie unterstrichen ist (S. 4):
  „Die bei den Risiken genannten Häufigkeitsangaben entsprechen nicht den Angaben der Beipackzettel von Medikamenten. Sie sind nur eine allgemeine Einschätzung und sollen hel fen, die Risiken untereinander zu gewichten.“

Anamnese (S. 4–6)
Unter der Überschrift „Wichtige Fragen…" (S. 4) folgen nach fünf Angaben zur Person 36 Ja/Nein-Fragen und 27 W-Fragen (welche, weswegen, wann, was, wie viel). Die Fragen sind von 1 bis 15 nummeriert, wobei die elfte Frage („Bestehen oder bestanden folgenden Krankheiten: …") aus 16 untergeordneten Fragen zu verschiedenen Krankheitstypen (bspw. „Erkrankungen des Skelettsystems" S. 6) besteht. Bis auf fünf Fragen (2, 3, 10, 14, 15) sind alle gestaffelt (Wenn ja, …). Ausschließlich in diesen nicht-gestaffelten Fragen sowie in der fünften Frage wird die Patientin bzw. der Patient direkt angeredet („Tragen Sie ein Hörgerät?" S. 4). Bei allen übrigen Fragen wird auf die Verwendung von Personalpronomen verzichtet („Wurden schon einmal Operationen durchgeführt?" S. 5). Bei vier Fragen (Nr. 6., 12, 13 a und 13 b) wird auch auf das Verb verzichtet („Ärztliche Behandlung in letzter Zeit?" S. 5). Im Folgenden wird ein Überblick über die Inhalte der Fragen gegeben:

- Angaben zur Person: Alter, Größe, Gewicht, Geschlecht (S. 4)
- Fragen nach:
  1. Beruf (S. 4)
  2. Hörgeräten (S. 4)
  3. Kontaktlinsen (S. 4)
  4. Zahnproblemen (S. 5)
  5. körperfremden Gegenständen im Körper (S. 5)
  6. ärztlicher Behandlung (S. 5)
  7. Medikamenteneinnahme (S. 5)
  8. vorangegangenen Operationen (S. 5)
  9. Transfusion von Blut(-bestandteilen) (S. 5)
  10. Eigenblutspende (S. 5)
  11. Erkrankungen (S. 5–6)
  12. sonstigen Besonderheiten (S. 6)
  13. Konsum von Tabak, Alkohol und Drogen (S. 6)
  14. Schwangerschaft (S. 6)
  15. Patienten-, Betreuungsverfügung, Vorsorgevollmacht (S. 6)

Ärztliche Anmerkungen und Wahl des Betäubungsverfahrens (S. 6)
An dieser Stelle sind 12 leere Zeilen für ärztliche Anmerkungen zum Aufklärungsgespräch gegeben. In einer Klammer sind u.a. folgende Beispiele für mögliche Anmerkungen aufgezählt: „individuelle Risiken, mögliche Komplikatio-

nen, Sedierung“ (S. 6). Auf einer gesonderten Zeile können „Anmerkungen zum Zahnstatus“ notiert werden (S. 6). Unter den Anmerkungen kann die Ärztin bzw. der Arzt durch Ankreuzen eines von sechs Anästhesieverfahren auswählen. Zur Auswahl stehen: Allgemeinanästhesie, Lokalanästhesie, axilläre Plexusanästhesie und Spinalanästhesie sowie thorakale oder lumbale Periduralanästhesie (S. 6).

Einwilligungserklärung (S. 6)
Vor der Einwilligungserklärung ist ein Kasten farblich abgehoben, der nur im Fall der Ablehnung der vorgeschlagenen Anästhesie Relevanz hat. An dieser Stelle unterschreiben die Gesprächsteilnehmer/innen, dass die Patientin bzw. der Patient „nach eingehender Aufklärung“ die Anästhesie abgelehnt hat und über „die sich daraus ergebenden möglichen Nachteile (z. B. Nichtstattfinden der Operation)“ informiert wurde (S. 6). Einige Ärzte/innen streichen diesen Kasten durch, wenn die Patientin bzw. der Patient in die Anästhesie einwilligt. Unter dem Kasten folgt die in der ersten Person Singular Präsens formulierte Einwilligungserklärung. In dieser Erklärung muss der Name der Ärztin bzw. des Arztes handschriftlich eingefügt werden. Durch Ankreuzen muss festgelegt werden, ob die Patientin bzw. der Patient mit „einer medizinisch erforderlichen Gabe von Fremdblut/-blutbestandteilen“ einverstanden ist oder nicht. Im Falle eines ambulanten Eingriffes muss zusätzlich die folgende Erklärung angekreuzt werden: „Ich versichere, dass ich die Hinweise für ambulante Eingriffe verstanden habe und sie beachten werde.“ Unter der Einwilligungserklärung sind zwei Zeilen, auf denen Ort, Datum, Uhrzeit und die Unterschriften von Ärztin bzw. Arzt und Patient/in eingetragen werden.

Es soll darauf hingewiesen werden, dass die bei den dokumentierten Gesprächen verwendeten Aufklärungsbögen nicht die aktuellen Versionen sind. Eine detaillierte Auseinandersetzung mit den Unterschieden dieser Bögen ist im Rahmen der Studie nicht erforderlich. Es soll lediglich auf einen Unterschied hingewiesen werden: Die Bögen von 2011/13 enthalten in der Einwilligung den folgenden fett markierten Satz: „**Ich habe eine Kopie dieses Aufklärungsbogens erhalten.**“ (S.6). Obwohl diese Erklärung von den zwölf an der Studie beteiligten Patienten/innen unterschrieben wurde, hat keine/r eine Kopie mitgenommen. Im Rahmen der Vorstudie wurde beobachtet, dass es vereinzelt vorkommt, dass Patienten/innen eine Kopie des Bogens mitnehmen möchten. In diesen Fällen hat die Ärztin bzw. der Arzt nach dem Gespräch im Empfangsbereich eine Kopie gemacht, da es im Arztzimmer keinen Kopierer gibt. Die Bögen von 2016/17 enthalten diesen Satz nicht. Sowohl in den älteren als auch in den neueren Versionen unterschreiben die Patienten/innen im Rahmen der Einwilligung, dass sie „genügend informiert" sind sowie, dass sie die „Verhaltenshinweise" verstanden und „keine weiteren Fragen" haben (S. 6). Die Ärzte/innen wiederum sind nach dem Patientenrechtegesetz vom 15.08.2012 verpflichtet die Patienten/innen sprachlich „verständlich" aufzuklären (siehe: § 630e Absatz 2 Satz 1 Nummer 3).

3.5.1.2 Anästhesieprotokolle

Zu jedem Prämedikationsgespräch wurde von den Ärzten/innen ein Anästhesieprotokoll angefertigt, das nach dem Gespräch der Patientenakte beigefügt wurde. Die Ärzte/innen haben zum Teil während, zum Teil nach dem Gespräch Eintragungen in der Vorlage für dieses Protokoll vorgenommen. Die ausgefüllten Protokolle aller Gespräche wurden kopiert und sind in anonymisierter Form im Anhang (189–201) zu finden. Das Anästhesieprotokoll ist in fünf Bereiche eingeteilt, die im Folgenden dargestellt werden. Die Abbildungen zur Veranschaulichung sind dem Anästhesieprotokoll der Patientin P101 entnommen.[47]

Allgemeine Angaben:

An dieser Stelle (siehe Abb. 14) wird das Datum des Prämedikationsgespräches, die Dauer (sowie Beginn und Ende) des Prämedikationsgespräches, die präoperative Diagnose und die vorgesehene Operation eingetragen.

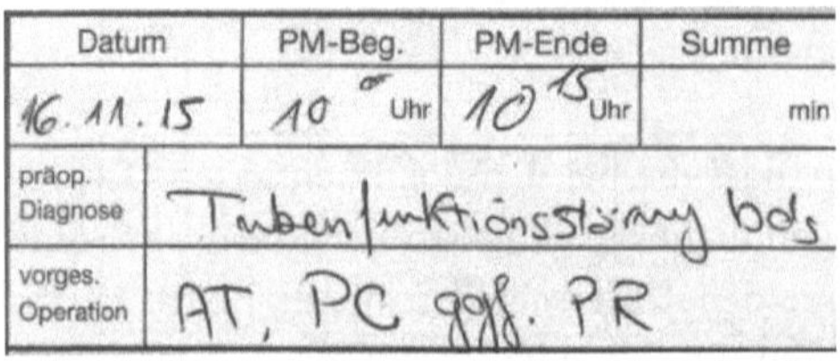
Datum
PM-Beg.
PM-Ende
Summe
16.11.15
10 00 Uhr
10 15 Uhr
min
präop. Diagnose
Tubenfunktionsstörung bds
vorges. Operation
AT, PC ggf. PR

Abb. 14: „Allgemeine Angaben", Anästhesieprotokoll P101

Befunde:

Hier (siehe Abb. 15) werden neben der Größe und dem Gewicht die Laborwerte und weitere Befunde (wie Temperatur und Röntgen/CT) eingetragen.

47 Anästhesieprotokoll P101, Anhang: 199.

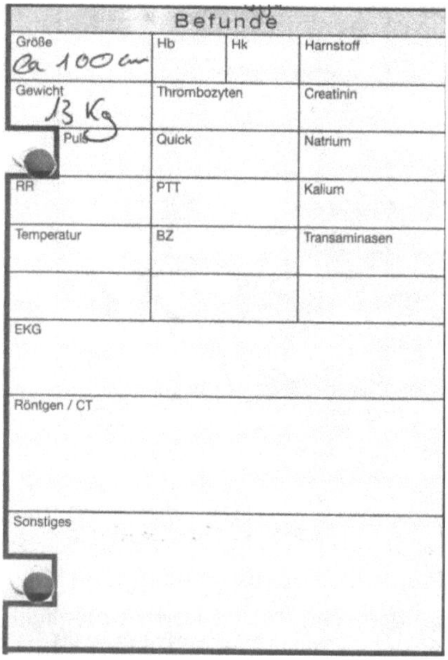

Befunde

Größe Ca 100 cm	Hb	Hk	Harnstoff
Gewicht 13 Kg	Thrombozyten		Creatinin
Puls	Quick		Natrium
RR	PTT		Kalium
Temperatur	BZ		Transaminasen

EKG

Röntgen / CT

Sonstiges

Abb. 15: „Befunde“, Anästhesieprotokoll P101

An dieser Stelle (siehe Abb. 16) werden Informationen aus dem Prämedikationsgespräch eingetragen. Die Ärztin bzw. der Arzt macht zunächst eine Angabe zur cerebralen Funktion. Hierfür wählt er/sie durch Einkreisen eine der folgenden Beschreibungen aus: „klar, getrübt, bewußtlos“. Darunter können verschiedene weitere Angaben (bspw. zu Erkrankungen/Operationen) in dafür vorgesehene Kästen eingetragen werden.

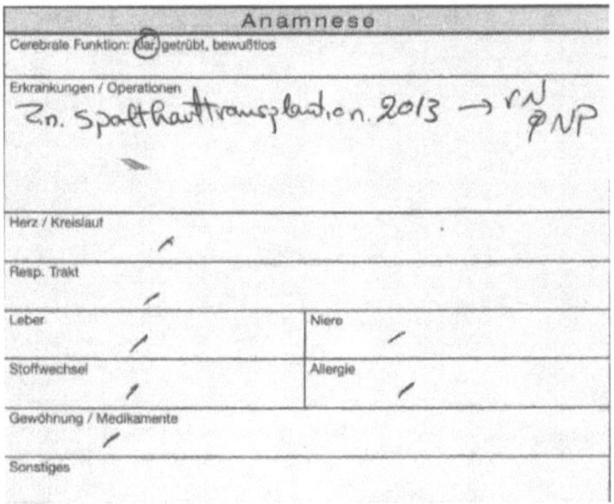

Anamnese

Cerebrale Funktion: klar, getrübt, bewußtlos

Erkrankungen / Operationen

Z.n. Spalthauttransplantation 2013

Herz / Kreislauf

Resp. Trakt

Leber | Niere

Stoffwechsel | Allergie

Gewöhnung / Medikamente

Sonstiges

Abb. 16: „Anamnese“, Anästhesieprotokoll P101

Prämedikation:
In diesem Bereich (siehe Abb. 17) wird durch Einkreisen die Risikogruppe ausgewählt und verschiedene Angaben zur Prämedikation (bspw. Blutgruppe, Medikamente oder präoperative Bemerkung) gemacht. Zuletzt werden mögliche zusätzliche Maßnahmen (siehe Abb. 18), das vorgesehene Anästhesieverfahren und der Name der Anästhesistin bzw. des Anästhesisten (siehe Abb. 19) eingetragen.

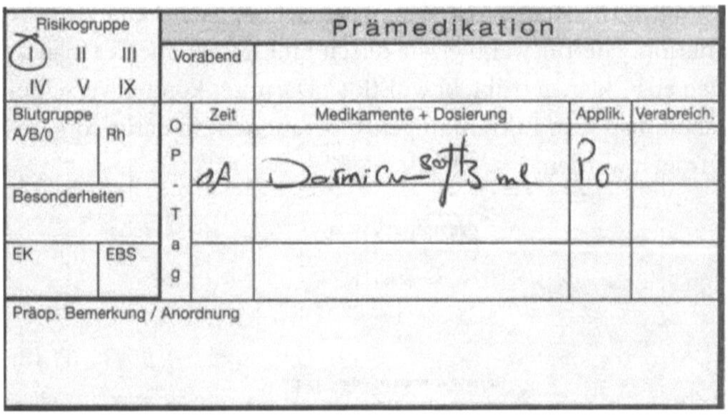

Risikogruppe: I II III IV V IX

Prämedikation

Vorabend

Blutgruppe A/B/0 | Rh

Besonderheiten

EK | EBS

OP-Tag

Zeit	Medikamente + Dosierung	Applik.	Verabreich.
oA	Dormicum	Po	

Präop. Bemerkung / Anordnung

Abb. 17: „Prämedikation“, Anästhesieprotokoll P101

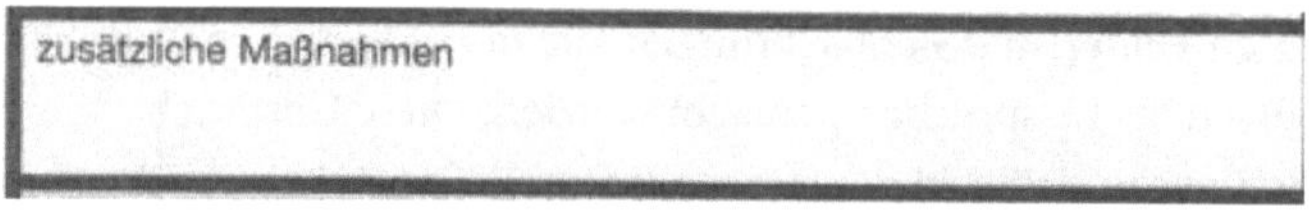
zusätzliche Maßnahmen

Abb. 18: „Zusätzliche Maßnahmen“, Anästhesieprotokoll P101

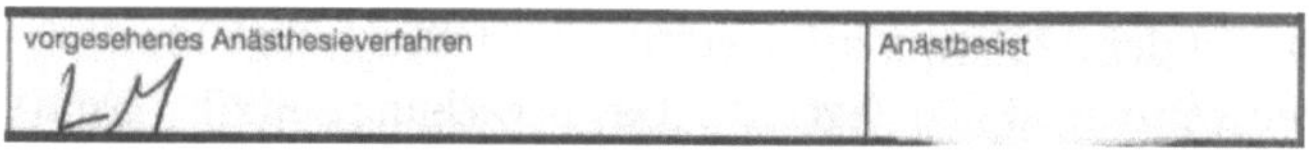
vorgesehenes Anästhesieverfahren LM | Anästhesist

Abb. 19: „Anästhesieverfahren und Anästhesist“, Anästhesieprotokoll P101

Postanästhesiologische Visite

Das untere Drittel des Dokumentes ist für die postanästhesiologische Visite vorgesehen. Da dieser Bereich im Rahmen der Studie nicht relevant ist, wird auf eine Darstellung verzichtet.

3.5.2 Feldnotizen

An den vier Tagen der Datenerhebung für die Hauptstudie wurden (wie auch bei der Vorstudie) Feldnotizen verfasst. Dabei wurden Beobachtungen sowie die Befragung der Patienten/innen nach den Prämedikationsgesprächen schriftlich dokumentiert. Die folgende Tabelle gibt einen Überblick zur Terminierung der Datenerhebung:

Tag der Datenerhebung	Teilnehmer/innen	Beobachtung	Befragung
16.11.2015	A101	x	
	P101–P104	x	x
26.11.2015	A201	x	
	P201–207	x	
30.11.2015	A202	x	
	P208–P211	x	
	A102	x	
	P105–P108	x	x
17.12.2015	A103	x	
	P109–P112	x	x

Tab. 8: Termine der Datenerhebung

Die grau hinterlegten Felder sind Beobachtungen, die bei Gesprächen mit Ärzten/innen die Deutsch als L1 sprechen gemacht wurden. Diese Gespräche wurden nicht videografiert und die 11 Patienten/innen (P201–P211) wurden im Anschluss nicht befragt. Nach den videografierten Gesprächen mit den drei Ärzten/innen (A101, A102 und A103), die Deutsch als L2 sprechen wurden jeweils Befragungen mit den 12 Patienten/innen (P101–P112) durchgeführt.

Die Feldnotizen wurden an den Tagen der Datenerhebung zunächst handschriftlich verfasst. Dabei wurden viele Abkürzungen und zum Teil Stichpunkte verwendet, die Handschrift ist für Dritte häufig nicht zu entziffern. Aus diesen Gründen wurden die Feldnotizen unmittelbar im Anschluss an die jeweilige Datenerhebung ausformuliert (und in diesem Arbeitsschritt auch unmittelbar digitalisiert). Zusätzliche Erinnerungen und Gedanken zu den Beobachtungen bzw. Befragungen, die beim Ausformulieren entstanden, wurden ebenfalls notiert und durch Klammern kenntlich gemacht. Die gesamten Feldnotizen zur Hauptstudie sind im Anhang (215–228) zu finden.

3.5.2.1 Beobachtung

Im Rahmen der Hauptstudie wurden Beobachtungen als Feldnotizen verfasst. Dabei wurden auch Ereignisse unmittelbar vor und nach der dokumentierten Gesprächen festgehalten, bspw.:

> Zwischen P109 und P110 führt A103 ein weiteres Gespräch. Nach diesem Gespräch gehe ich zurück in das Arztzimmer. A103 hat Schwierigkeiten mit dem Computerprogramm. Sie versucht sich anzumelden, gibt es dann aber auf. A103 erzählt mir, dass sie keine Einführung in die Programme bekommen habe. Um 11:20 findet das nächste Gespräch statt. (Feldnotizen vom 30.11.2015)[48]

Während der Gespräche wurden spontane Eindrücke festgehalten, wie.: „Über die gesamte Zeit wirkte P104 nervös oder gestresst auf mich“ (Feldnotizen vom 16.11.2015).[49] Außerdem wurden Ereignisse notiert, die von den Kameras nicht erfasst wurden, bspw.: „Im Laufe des Gespräches hat A102 den OP-Plan ohne Schwierigkeiten im Computer aufgerufen.“ (Feldnotizen vom 30.11.2015).[50] Im

48 Feldnotizen vom 30.11.2015, Anhang: 223–226.

49 Feldnotizen vom 16.11.2015, Anhang: 215–218.

50 Feldnotizen vom 30.11.2015, Anhang: 223–226.

Rahmen der Hauptstudie wurden (wie bereits in der Vorstudie) zwei Ärzte/innen (A201 und A202) mit Deutsch als L1 beobachtet und dabei Feldnotizen verfasst.

A201 wurde zur Beobachtung gezielt ausgewählt, da mehrere Ärzte/innen mit Deutsch als L2 berichten, von ihr beim Deutscherwerb unterstützt worden zu sein, bzw. unterstützt zu werden. A103 sagt beispielsweise im Interview über A201:

> „sie hat mir sie helft mich immer noch bei deutsche sprache also sie nennt nicht den funk dem funk oder so das ist (xx) akkusativ haha (xx) sie ist so so (xx) also macht das immer mit mir ich hab sie immer gesagt sie hat immer am anfang gesagt stör ihnen das wenn ich das so mach ich so nein also sie könn das immer machen je jeden moment weil ich lerne so" (A103: 371–380)[51]

A202 wurde zufällig Teil der Studie: Am Tag der Datenerhebung bei A102 kam dieser mit Verspätung. A202 war spontan eingesprungen und hatte die ersten vier Gespräche an diesem Tag übernommen. Mit seinem Einverständnis wurde die Situation zur Beobachtung bei ihm genutzt. Der folgende Ausschnitt aus den Feldnotizen soll einen Eindruck geben, welche Form die Feldnotizen zu den Gesprächen von A201 und A202 haben:

> „Im Gespräch fragt A201, ob P204 mit der Narkoseform einverstanden ist. P204 meinte „solange es nicht mit dem Holzhammer" sei, sei ihm alles recht. A201 scherzte, dass es den Holzhammer nur noch auf besonderen Wunsch gäbe. Auch dieser (ältere) Patient verneinte bei der Frage, ob er über die Risiken der Narkose aufgeklärt werden wolle – es müsse ja doch gemacht werden. A201 fragt nach, ob P204 auch bewusst sei, dass die Risiken bei ihm deutlich erhöht sind. Das bejahte P204 kurz." (Feldnotizen vom 26.11.2015)[52]

51 A103, Anhang: 339.

52 Feldnotizen vom 16.11.2015, Anhang: 215–218.

3.5.2.2 Befragung der Patienten/innen

Im direkten Anschluss an die Aufklärungsgespräche wurde mit den Patienten/innen ein kurzes (5–10 Minuten) leitfadengestütztes Interview durchgeführt. Auf Wunsch der Klinik wurden die Patienten/innen gebeten ihre Einschätzung auch anhand einer numerischen Rating-Skala von 0 (gar nicht) bis 10 (maximal) vorzunehmen. Folgender von Prof. Rahe-Meyer und mir gemeinsam entwickelter Interviewleitfaden wurde dabei verwendet:

Einleitung:
Ich würde Ihnen gerne kurz (5 min.) noch ein paar Fragen zu dem Gespräch eben stellen. Ihre Meinung könnte uns helfen Aufklärungsgespräche noch besser zu machen.

Einstiegsfrage:
Evtl. Bezug zum Gespräch nehmen, wenn es sich anbietet. Wie war das Gespräch für Sie? / Sind Sie zufrieden damit?

Thema 1: Information/Anleitung geben (0 – gar nicht zufrieden – bis 10 – maximal zufrieden –)

- Konnten Sie den Arzt/die Ärztin gut verstehen? (Wie gut?)
- Hat er/sie die Informationen zu den Risiken und der Form der Narkose verständlich erklärt? (Wie verständlich?)
- Konnten Sie die Anweisungen für Ihr Verhalten vor und nach der Narkose verstehen? (Wie gut?)

Thema 2: Zuhören/Information bekommen (0 bis 10)

- Hat der Arzt/die Ärztin Sie gut verstanden? (Wie gut?)
- Wie gut hat er/sie Ihnen zugehört? Und woran haben Sie das gemerkt?
- Hat er/sie die Fragen und Informationen verstanden, die Sie ihm/ihr gestellt/gegeben haben (geben/stellen wollten)? (Wie gut?)
- Was haben Sie behalten zum Thema …?

Thema 3: Entscheidung (0 bis 10)

- War das Gespräch hilfreich für Sie?
- Wie wichtig war das Gespräch für Ihre Einwilligung in dieser Narkose/Regionalanästhesie?

- Hatten Sie sich schon vor Beginn des Arztgesprächs entschieden einzuwilligen?
- Hat das Gespräch dazu beigetragen, Sie auf die Entscheidung (für/gegen) vorzubereiten?

Abschlussfragen (0 bis 10):
Der Arzt/die Ärztin, der/die das Gespräch mit Ihnen durchgeführt hat, hat Deutsch nicht als Muttersprache.
Hat das eine Rolle im Gespräch gespielt? Wenn ja – in welchem Zusammenhang/an welcher Stelle?
Ist Ihnen noch irgendetwas aufgefallen, was Ihnen wichtig war? Hätten Sie eine Idee, wie man solche Gespräche verbessern kann?

Kein/e Patient/in hat das Interview abgelehnt. 12 Patienten/innen hatten Interesse daran, die Ergebnisse der Studie zugesandt zu bekommen. Die Interviews wurden im Wartebereich vor dem Arztzimmer durchgeführt; zwei Interviews (P114, P115) mussten im Stehen durchgeführt werden, da alle Stühle bereits besetzt waren. Auf Audio- oder Videoaufzeichnungen wurde bei den Interviews aus zwei Gründen verzichtet: Einerseits sollten die im Wartebereich Anwesenden nicht irritiert oder deren Gespräche mit aufgezeichnet werden. Andererseits wollten die Patienten/innen nach dem Aufklärungsgespräch möglichst schnell das Krankenhaus verlassen, und eine weitere Aufnahme in dieser Situation wäre eine zusätzlich und letztlich unverhältnismäßige Belastung gewesen. Aus diesen Gründen wurden die Antworten während des Interviews handschriftlich in Stichworten dokumentiert und direkt im Anschluss an das Interview ausformuliert. Es wurde darauf geachtet, dass die teilnehmenden Patienten/innen keine Interviews mit anderen teilnehmenden Patienten/innen mithören konnten. Das Interview nach dem Aufklärungsgespräch mit dem Kind (P101) wurde mit der Mutter durchgeführt. Bei dem Interview von P109 haben sowohl die Patientin als auch die Angehörige auf die Fragen geantwortet.

3.5.3 Schriftliche Einschätzung durch Ärzte/innen

Nach jedem Gespräch hatten die Ärzte/innen die Möglichkeit, auf einem vorbereiteten Bogen eine knappe schriftliche Einschätzung zum Gespräch abzugeben. Auf diese Weise sollte der Eindruck der Ärzte/innen unmittelbar nach dem Gespräch festgehalten werden. Eine ausführliche Befragung der Ärzte/innen wäre zu diesem Zeitpunkt nicht möglich gewesen, ohne massiv in den Arbeitsablauf einzugreifen. Die kurzen schriftlichen Einschätzungen konnten von den Ärzten/innen gut in den Arbeitsablauf integriert werden, da sich die Ärzte/innen nach jedem Gespräch ohnehin Zeit nehmen mussten, um die Unterlagen zu den Gesprächen zu vervollständigten. Die einseitigen Bögen für die schriftlichen Einschätzungen lagen auf dem Arzttisch bereit. Zunächst konnten die Ärzte/innen ihre allgemeine Zufriedenheit mit dem Gespräch einschätzen. Auch hierfür wurde eine numerischen Rating-Skala von 0 (gar nicht zufrieden) bis 10 (maximal zufrieden) verwendet:

> Wie zufrieden sind Sie mit dem Gespräch? (Skala von 0 (gar nicht zufrieden) bis 10 (maximal zufrieden))
>
> ☐

Abb. 20: Schriftliche Einschätzung – allgemeine Zufriedenheit

Im Folgenden konnten die Ärzte/innen Aspekte aufzählen mit denen sie eher zufrieden waren:

> Womit sind Sie eher zufrieden? (Stichpunkte)
>
> • ____________________

Abb. 21: Schriftliche Einschätzung – Womit sind Sie eher zufrieden?

Zuletzt konnten die Ärzte/innen Aspekte aufzählen mit denen sie eher nicht zufrieden waren:

> Womit sind Sie eher nicht zufrieden? (Stichpunkte)
>
> • ____________________

Abb. 22: Schriftliche Einschätzung – Womit sind Sie eher nicht zufrieden?

Durch den Hinweis „Stichpunkte" und die Vorgabe von fünf Punkten wurde ein begrenzter Rahmen geschaffen, der dem Zeitrahmen der Ärzte/innen in dieser Situation entsprach. Vor der Datenerhebung wurde den Ärzten/innen dieser Bogen vorgelegt und sie wurden darum gebeten, unmittelbar im Anschluss an jedes Gespräch in dieser Form eine Einschätzung abzugeben. Es wurde betont, dass Stichworte ausreichen und sie ggf. zu einem späteren Zeitpunkt noch mündlich Erklärungen hinzufügen könnten. Den Ärzten/innen wurden erklärt, dass ihr Arbeitsablauf so wenig wie möglich beeinträchtigt werden sollte. Vor diesem Hintergrund wurden sie ausdrücklich auf die Möglichkeit hingewiesen keine oder nur wenige Angaben zu machen. Alle ausgefüllten, anonymisierten Bögen sind im Anhang (202–214) zu finden.

3.5.4 Interview mit den Ärzten/innen

Mit den drei Anästhesisten/innen (A101, A102 und A103) wurden leitfadengestützte Einzelinterviews durchgeführt und dabei Audioaufnahmen gemacht. Die Interviews fanden jeweils einen Tag nach der Dokumentation der Prämedikationsgespräche statt. Das Interview mit A101 dauerte 28 Minuten und 28 Sekunden und das mit A103 dauerte 35 Minuten und 41 Sekunden. Die Gesamtdauer der Audioaufnahme bei A102 beträgt 47 Minuten und 16 Sekunden. Innerhalb dieser Zeit hat A102 allerdings 2 Minuten und 27 Sekunden telefoniert. Dementsprechend beträgt die Dauer des Interviews 44 Minuten und 49 Sekunden.

Zur Vorentlastung des Interviews wurden die Ärzte/innen unmittelbar vor dem Interview gebeten, einen einseitigen Fragebogen auszufüllen (siehe Anhang: 229–233). Zunächst sollten die Ärzte/innen Angaben zu ihrem Medizinstudium und ihrer bisherigen beruflichen Laufbahn machen:

Studium und Arbeit (diese Daten werden so nicht weitergegeben):

	Von wann bis wann?	Wo?
Studium (Medizin)		
Arbeit (als Arzt/Ärztin)		

Abb. 23: Fragebogen zur Vorentlastung – Studium und Arbeit

Im Anschluss sollten die Ärzte/innen eine Selbsteinschätzung ihrer aktuellen sprachlichen Kompetenzen im Deutschen vornehmen. Hierfür sollten sie ihre Kompetenz in Bezug auf die vier Fertigkeiten (Sprechen, Schreiben, Hören und Lesen) auf einer numerischen Rating-Skala von 0 (nicht vorhanden) bis 10 (maximal) einschätzen (siehe Abb. 24). Bei den produktiven Fertigkeiten wurde eine differenzierte Einschätzung in Bezug auf die Bereiche Wortschatz, Grammatik und Bedeutung vorgegeben (Abb. 24 a. und b.). Für die Einschätzung der mündlich produktiven Fertigkeit wurden zusätzlich die Bereiche Sprechtempo und Aussprache vorgegeben (Abb. 24 a.). Die Bezeichnung dieser Bereiche orientiert sich bewusst nicht an einer linguistischen Einteilung. Es wurden stattdessen Bezeichnungen gewählt, die den Ärzten/innen aus vorangegangenen Sprachkursen vertraut sind. Bei den mündlichen Fertigkeiten wurde eine differenzierte Einschätzung in Bezug auf verschiedene Gesprächssituationen (Gespräche mit Vorgesetzten, mit einem bzw. mehreren Kollegen/innen und Gespräche mit Patienten/innen und Angehörigen) vorgegeben (Abb. 24 a. und c.). Durch die Vorgabe der Situationen und die Auswahl der genannten Beispieltextsorten (Dokumentation, Patientenakte) wurde eine Einschränkung auf Sprachkompetenzen im Berufskontext vorgenommen. Auf diese Einschränkung wurden die Ärzte/innen vor dem Ausfüllen zusätzlich mündlich hingewiesen.

Selbsteinschätzung von Sprachkompetenz:

a. Schätzen Sie Ihre sprachlichen Kompetenzen im Bereich „**Sprechen**" ein.
Skala von 0 (nicht vorhanden) bis 10 (maximal)

Gespräche mit:	Wortschatz	Grammatik	Sprechtempo	Aussprache	Bedeutung
Vorgesetzten					
Einem Kollegen					
Mehreren Kollegen					
Patienten/innen u. Angehörigen					

b. Schätzen Sie Ihre sprachlichen Kompetenzen im Bereich „**Schreiben**" ein.

	Wortschatz	Grammatik	Bedeutung
Zum Beispiel bei der Dokumentation von Aufklärungsgesprächen.			

c. Schätzen Sie Ihre sprachlichen Kompetenzen im Bereich „**Hören**" ein.

	Vorgesetzten	Einem Kollegen	Mehreren Kollegen	Patienten/innen u. Angehörigen
In Gesprächen mit:				

d. Schätzen Sie Ihre sprachlichen Kompetenzen im Bereich „**Lesen**" (z.B. von Patientenakten) ein.

☐

Abb. 24: Fragebogen zur Vorentlastung – Selbsteinschätzung von Sprachkompetenz

Im Anschluss an das Ausfüllen des Fragebogens wurde ein Interview mit den Ärzten/innen durchgeführt, bei dem der ausgefüllte Fragebogen vorlag. Die Interviews wurden im Besprechungsraum der Klinik weitgehend ungestört durchgeführt. Bei den Interviews mit A101 und A102 ist jeweils einige Minuten ein Kollege im Raum.

Anhand der Interviews wurden Informationen zu den Spracherwerbsbiographien gesammelt und die Perspektive der Ärzte/innen auf ihre Sprachkompetenz sowie auf die Prämedikationsgespräche und ihre Situation als ausländische Anästhesisten/innen erfragt. Folgender von mir entwickelter Leitfaden wurde für die Interviews verwendet:

1. Wie ich hier sehe, haben Sie in … studiert und arbeiten jetzt seit … als Anästhesist/in in Deutschland.
   Bitte erzählen Sie mir, wie es dazu gekommen ist, dass Sie jetzt in Deutschland arbeiten. Ggf. weiterführende Fragen:
   - Warum haben Sie entschieden in Deutschland zu arbeiten?
   - Was mussten Sie tun, um in Deutschland arbeiten zu können (B2 Prüfung, Fachsprachenprüfung…)?
   - Wie haben Sie sich sprachlich auf die Arbeit in Deutschland vorbereitet (Sprachkurse…)?

2. Sie haben hier eine Einschätzung Ihrer sprachlichen Kompetenzen vorgenommen. Bitte erklären Sie mir welche Kompetenzen Sie bei Aufklärungsgesprächen brauchen.
   Ggf. weiterführende Frage:
   - Was ist Ihnen in Bezug auf die Sprache bei Aufklärungsgesprächen leicht/schwergefallen?
   - Bitte nennen Sie konkrete Beispiele.

3. In welchen Bereichen würden Sie Ihre sprachliche Kompetenz gerne noch verbessern und wie arbeiten Sie daran?
   Ggf. weiterführende Fragen:
   - Hätte eine Verbesserung Ihrer Sprachkompetenz eine Auswirkung auf den Erfolg Ihrer Aufklärungsgespräche?
   - Hätte eine Verbesserung Ihrer Sprachkompetenz eine Auswirkung auf Ihre Zufriedenheit mit Aufklärungsgesprächen?

4. Individuell: Zwischen drei und fünf Fragen zu den dokumentierten Gesprächen

5. Wie könnte man Ihrer Meinung nach ausländische Ärzte/innen gut bei Ihrem Einstieg in die Praxis in Deutschland und bei ihrem Spracherwerb unterstützen?

6. Möchten Sie mir sonst noch irgendetwas mitteilen?

Der vierte Punkt im Leitfaden wurde für die Ärzte/innen individuell vorbereitet: Im Anschluss an die Datenerhebung wurden auf der Grundlage der Feldnotizen und der schriftlichen Gesprächseinschätzungen der Ärzte/innen Fragen zu den einzelnen Gesprächen notiert. So wurde A101 beispielsweise im Interview gefragt, wie sie P104s Äußerung „ich habe schnee gesehen“ verstanden hat (vgl. Interview A101, Segmente 524 bis 533)[53].

Die Audioaufnahmen aller drei Interviews wurden vollständig von mir transkribiert[54]. Die Transkripte (A101db, A102db und A103db) sind in Anhang (234–393) zu finden. Zur Wahrung der Anonymität wurden einige Kürzungen [...] in den Transkripten vorgenommen.

Wie in Kapitel 3.1. bereits beschrieben, war die Ärztin A103 an der Vorstudie beteiligt. In diesem Rahmen hat Parisa Yousefi bereits ein ähnliches Interview mit ihr durchgeführt. Um eine Wiederholung zu vermeiden, wurden die Daten von Frau Yousefi übernommen, die den anderen beiden Interviews entsprechen. Fehlende Informationen wurden in einem zweiten Interview erfragt. Auch Frau Yousefi hat einen Fragebogen zur Vorentlastung verwendet (siehe Anhang: 232–233): Bei der Selbsteinschätzung gibt es einige Unterschiede zu dem hier verwendeten Fragebogen. Dies wird in Kapitel 6.3.1. dargestellt.

53 A101db, Anhang: 234–268.

54 Um zu markieren, dass diese Transkripte ausschließlich von mir erstellt wurden, sind sie mit dem Namenskürzel „db“ versehen.

4 Datenanalyse und Perspektive der Teilnehmer/innen

Nachdem im vorangegangenen Kapitel die Datenerhebung und -aufbereitung beschrieben wurde, folgt hier nun die Darstellung der Datenanalyse. Zunächst wird die Analyse der Primärdaten (4.1.) beschrieben und veranschaulicht. Es folgt eine Darstellung des Ineinandergreifens von Primär- und Sekundärdaten (4.2.), woraufhin auch die Analyse der Sekundärdaten beschrieben wird (4.3.).

In Unterkapitel 4.4. werden erste Ergebnisse präsentiert, die sich allerdings grundlegend von den in den folgenden Kapiteln präsentierten unterscheiden: Die Kapitel 5 bis 8 beinhalten die Analyseergebnisse der dokumentierten API. Unter 4.4. dagegen wird die durch die Analyse der Befragungen, Interviews und schriftlichen Einschätzungen gewonnene Perspektive der Ärzte/innen und Patienten/innen präsentiert. Ihre Perspektive wird hier verallgemeinernd dargestellt. Das bedeutet einerseits, dass sie nicht in Beziehung zu bestimmten Stellen aus den Gesprächstranskripten gesetzt wird. Andererseits bedeutet es, dass die Perspektive aller Patienten/innen und Ärzten/innen gemeinsam präsentiert wird und nicht die einzelner Gesprächsteilnehmer/innen. Diese Darstellung gibt einen Eindruck von der Situation, wie sie von den Gesprächsteilnehmer/innen beschrieben wird.

Dieser Eindruck kann als zentraler Teil der Rahmenbedingungen verstanden werden, die Einfluss auf die Gespräche hatten und wird aus diesem Grund hier gesondert in den Blick genommen. Erst im Rahmen der Analyse einzelner Gespräche wird in den Kapiteln 5, 6 und 7 die individuelle Perspektive der entsprechenden Gesprächsteilnehmer/innen auf diese speziellen Gespräche präsentiert (siehe bspw. 5.1.3. und 5.1.4.).

4.1 Analyse der Primärdaten

Bei den drei Ärzten/innen wurden jeweils vier Prämedikationsgespräche mit unterschiedlichen Patienten/innen dokumentiert. Von diesen vier Gesprächen wurde das jeweils erste Gespräch als Probeaufnahme verstanden und demnach nicht in die Analyse einbezogen (vgl. Kap. 3.4.1.).

An den jeweils zweiten Gesprächen der Ärzte/innen wurden einerseits Fehleranalysen, andererseits Konversationsanalysen (d. h. Einzelfallanalysen; siehe Gülich/Mondada 2008: 18) durchgeführt. Diese beiden Analyseverfahren wurden unabhängig voneinander eingesetzt und erst im Anschluss wurden die Ergebnisse miteinander in Beziehung gesetzt. So konnte einerseits analysiert werden, welche sprachlichen Fehler die Ärzte/innen in den Gesprächen machen. Andererseits konnte analysiert werden, wie die Gespräche verlaufen. D. h. es konnte analysiert werden, welche Auffälligkeiten und Störungen auftreten. Auf dieser Grundlage konnten Zusammenhänge zwischen sprachlichen Fehlern und Störungen in den Gesprächen in den Blick genommen werden.

Zusätzlich wurde eine Systematisierung der Gesprächsverläufe vorgenommen, um die Gespräche miteinander und mit bereits vorliegenden Studienergebnissen vergleichen zu können. Bei den jeweils zweiten, dritten und vierten Gesprächen der Ärzte/innen (d. h. insgesamt neun Gesprächen) wurde ein weiteres Verfahren der Konversationsanalyse eingesetzt: Es wurde eine Sammlung aller Vorkommen von Verstehenssicherung erstellt (vgl. ebd.). Anhand der Sammlung wurde eine Präzisierung dieses zentralen Phänomens im Kontext von Prämedikationsgesprächen mit Ärzten/innen, die Deutsch als L2 sprechen, erreicht. Während der Gespräche kommt es mehrfach vor, dass die Ärzte/innen telefonieren. Da der Fokus der Studie auf der Interaktion zwischen den Ärzten/innen und ihren Patienten/innen liegt, wurden die Telefongespräche nicht transkribiert und analysiert.

Diese sind ein eigenes interessantes Kommunikationsereignis, das in weiteren Forschungsarbeiten fokussiert werden könnte. Hierfür müssten allerdings entsprechende Datenerhebungsmethoden zum Einsatz kommen. Ausschließlich an einer Stelle findet eine Auseinandersetzung (Transkription und Analyse) mit den Äußerungen eines Arztes am Telefon statt (siehe Kap. 6.4.1. und 6.4.2.). Diese Auseinandersetzung ist darin begründet, dass die Patientin im Anschluss an das Telefonat auf Inhalte des Telefonats Bezug nimmt.

4.1.1 Fehleranalyse

Im Rahmen der Studie wurden die jeweils zweiten Gespräche der Ärzte/innen auf sprachliche Fehler hin analysiert (siehe Kap. 5.3., 6.3. und 7.3.). Es soll und es kann anhand der gesammelten Daten keine Einschätzung der Sprachkompetenz bzw. des Sprachniveaus vorgenommen werden. Möglich ist allerdings eine Beobachtung der Sprachverwendung in den Prämedikationsgesprächen und eine Analyse der sprachlichen Fehler, die dabei auftreten. Diese Analyse wurde ausdrücklich nicht von einem defizitorientierten Standpunkt aus gemacht (dazu unten mehr). Bei der Analyse wurden die vier von Baur/Chlosta/Schäfer (2008: 273–274) beschriebenen Schritte durchlaufen, welche im Folgenden veranschaulicht werden:

1. Fehleridentifikation
   Als Fehler wird im Rahmen der Studie alles verstanden, was auf der Ebene der Phonetik/Phonologie, Morphologie, Syntax, Lexik und/oder Pragmatik von der Norm des Prämedikationsgesprächs abweicht (vgl. Baur/Cholsta/Schäfer 2008: 266 u. 272). Dabei werden Fehler, Selinkers Interlanguagehypothese entsprechend, als notwendige Zwischenschritte auf dem Weg zur Zielsprache und als Indikatoren eines Kompetenzniveaus verstanden (vgl. Baur/Chlosta/Schäfer 2008: 270–271).
   Die Norm, an der ich mich bei der Identifikation von Fehlern orientiere, entspricht dem gegebenen Kontext: Es handelt sich zunächst um gesprochene Sprache. Einen Überblick über Phänomene des gesprochenen Deutschs gibt beispielsweise Schwitalla (2012). Darüber hinaus sind die Gespräche institutionalisiert, asymmetrisch und verfolgen die dem Prämedikationsgespräch inhärenten Ziele. Die kommunikativen Besonderheiten in diesem Kontext wurden im Kapitel 2.11. ausführlich dargestellt.

2. Fehlerkategorisierung
   Im Rahmen der Studie werden fünf Fehlerkategorien unterschieden. Im Folgenden werden diese Kategorien aufgelistet und anhand von Datenbeispielen veranschaulicht:

   a. **Phonetik/Phonologie**
      Beispiel für Wortbetonungsfehler:
      „aufKLÄrung“ (A101P102: 427)
   b. **Syntax**
      Beispiel für Verbstellungsfehler:
      „wenn die operation ist vorbei die schlauch kommt raus“ (A103P110: 158–159)
   c. **Morphologie**
      Beispiel für Kasusfehler:
      „mit die station dann klären“ (A102P106: 472–474)

d. **Lexik**
Beispiel für fehlerhafte Nomen-Verb-Verbindung (Keines der drei Nomen „EKG-Elektrode“, „Blutdruckmanschette“ oder „Sauerstoffmessung“ kann in Verbindung mit dem Verb „stellen“ verwendet werden.):
„sie kommen dann morgen in ne ope: raum dahin wir müssen e:ka:ge: elektrode stellen blutdurckmanschette sauerstoffmessung auch“ (A103P110: 152)

e. **Pragmatik**
Beispiel für „unangemessene“ Ausdrucksweise:
„soll ich ihnen jetzt erzählen über die risiken von vollnarKOse→ also: was schlimmes passieren könnte“ (A101P102: 280)

Unter pragmatischen Fehlern verstehen Baur/Chlosta/Schäfer (2008: 272) den Gebrauch des „falsche[n] Register[s], Stilbruch oder kulturell nicht angemessenes sprachliches Verhalten“. In Anlehnung an diese Definition werden im Rahmen der Studie Fehler im Bereich der Pragmatik als **„unangemessene Ausdrucksweisen“** bezeichnet, die mit fehlendem sprachlich-kulturellen Wissen zusammenhängen können (vgl. Kap. 2.6.). Mit der Bezeichnung „unangemessen“ wird dabei ausdrücklich keine Wertung vorgenommen, sondern eine Abweichung von der oben beschriebenen Norm des Prämedikationsgespräches festgestellt. An dieser Stelle soll eine spezielle Form der „unangemessenen Ausdrucksweise“ hervorgehoben und erklärt werden: Bei der Fehleranalyse wurden gezielt auch Ausdrucksweisen in den Blick genommen, die von mir als potentiell **„beunruhigend“** wahrgenommen wurden (siehe bspw. Kap. 6.4.4.). Es handelt sich demnach um eine subjektive Wahrnehmung eines medizinischen Laien, der bei den jeweiligen Gesprächen anwesend war. Diese Wahrnehmung ist trotz ihrer Subjektivität nicht zu vernachlässigen, weil diese Ausdrucksweisen auf die Patienten/innen dieselbe Wirkung haben könnten und damit ein zentrales Ziel der Gespräche verfehlt wäre. In Kapitel 2.11.3. wurde bereits ausgeführt, dass Prämedikationsgespräche dazu führen sollten, Ängste der Patienten/innen zu vermindern, d. h. sie zu beruhigen.

Neben diesen in der Studie unterschiedenen Fehlerkategorien führen Baur/Chlosta/Schäfer noch drei weitere auf. Die „Fehler in Orthografie und Zeichensetzung“ sind im Rahmen der Studie nicht relevant, da die Gespräche und nicht deren Dokumentation o.Ä. im Fokus stehen. Darüber hinaus führen Baur/Chlosta/Schäfer (ebd.) die Kategorien „Inhaltliche Fehler“ und „Diskursbezogene Fehler“ auf, die sich ausdrücklich „nicht auf die sprachliche Korrektheit“ beziehen. Im Rahmen der vorliegenden Studie werden bei der Fehleranalyse ausschließlich Kategorien herangezogen, die sich auf die sprachliche Korrektheit beziehen. Andere Phänomene werden im Rahmen der Konversationsanalyse in den Blick genommen (siehe Kap. 4.1.2.).

3. Fehlerursache
   In einem weiteren Schritt wurde den möglichen Ursachen für die identifizierten Fehler nachgegangen. Hierfür wurden Informationen aus den Sekundärdaten herangezogen (siehe Kap. 4.2.). Beispielsweise wurden bei der folgenden Äußerung von A101 mögliche Ursachen in Erwägung gezogen: „und jetzt äh das linke ni: wird operiert“ (A101P102: 195). Anhand des Anästhesieprotokolls (Anhang: 190) und der Reaktion der Patientin (A101P102: 197) kann eindeutig belegt werden, dass A101 hier von dem linken Knie der Patientin spricht. Bei der Fehleranalyse wurde das Wort „ni:“ zunächst als Fehler identifiziert und eine Zuordnung zu den zwei möglichen Kategorien Phonetik/Phonologie oder Lexik vorgenommen: Einerseits könnte es sich um einen Ausssprachefehler, andererseits um die Verwendung des englischen Wortes „knee“ handeln. Je nach Kategorie können verschiedene Ursachen für den Fehler angenommen werden. Im Bereich der Phonetik/Phonologie kann festgehalten werden, dass das Wort „Knie“ mit einer Konsonantenverbindung beginnt, was eine Herausforderung für Lerner/innen mit Arabisch als L1 sein kann (vgl. Zeldes/Kanbar 2014: 145). Im Bereich der Lexik fällt auf, dass das englische und deutsche Wort für „Knie“ recht ähnlich sind und A101 diese möglicherweise vertauscht hat. Dies würde sich mit der Information, die A101 im Interview gibt decken, dass sie im Studium und bei der Arbeit in Ägypten hauptsächlich Englisch gesprochen hat (IA101: 81–83).

4. Fehlerbewertung
   Es wurde keine systematische Bewertung aller auftretenden Fehler vorgenommen. Stattdessen wurden bei der Konversationsanalyse die Ergebnisse der Fehleranalyse herangezogen. Mögliche Auswirkungen und damit auch die Relevanz der Fehler wurden dabei reflektiert. Dem entsprechend ist der Schritt „Fehlerbewertung“ im Rahmen dieser Arbeit nicht

direkt der Fehleranalyse zuzuordnen und wird erst im folgenden Kapitel ausgeführt und veranschaulicht.

An dieser Stelle soll festgehalten werden, dass die Fehleranalyse im Rahmen dieser Arbeit nicht zu einer defizitorientierten Sprachstandsbeschreibung eingesetzt wird. Auf die berechtigte Kritik an der Fehleranalyse weist beispielsweise Ahrenholz (2014: 170–171) hin. In der vorliegenden Studie stehen die gemeinsam hergestellten Prämedikationsgespräche und deren Analyse im Zentrum. Auffällige Stellen werden analysiert und dabei neben anderen Phänomenen auch die möglichen Auswirkungen sprachlicher Fehler betrachtet. Hierfür ist eine detaillierte Analyse der in den Gesprächen auftretenden sprachlichen Fehler als Grundlage notwendig.

Wie Konversations- und Fehleranalyse vereinbar sind, zeigen bspw. Ellis/Barkhuizen (2005: 197–228) auf. Bei ihrer Darstellung von Lernersprachenanalysen geben sie eine Anleitung zur Analyse von Fehlern im Rahmen der Konversationsanalyse. Dabei verbinden sie den Schritt der Identifikation von interaktiven Handlungen (siehe Kap. 4.1.3.) – was sie als „characterization of action" bezeichnen – mit der Identifikation und Klassifikation von Fehlern. Beispielsweise kommentieren Ellis/Barkhuizen (2005: 215) den Satz „They cooking food" wie folgt: „supplies an answer which includes a grammatical error".

Im Rahmen der vorliegenden Studie wurden unabhängig voneinander eine Fehler- und eine Konversationsanalyse an den Primärdaten vorgenommen. Im Anschluss wurden die Ergebnisse der Fehleranalyse mit denen der Konversationsanalyse in Beziehung gesetzt. Bei der Präsentation der Ergebnisse werden zunächst die Ergebnisse der Fehleranalyse systematisch beschrieben (Kap. 5.3., 6.3. und 7.3.). Bei der jeweils folgenden Darstellung der Ergebnisse der Konversationsanalyse (siehe Kap. 5.4., 6.4., 7.4. und 8) werden die Ergebnisse der Fehleranalyse mit einbezogen. In Kapitel 7.4.2. wird beispielsweise das Auftreten einer interaktiven Auffälligkeit – die Patientin antwortet mehrmals mit deutlicher Verzögerung – mit den an den entsprechenden Stellen auftretenden sprachlichen Fehlern der Ärztin in Beziehung gesetzt.

4.1.2 Konversationsanalyse

Die Konversationsanalyse wurde in zwei Schritten durchgeführt: Zunächst wurden die jeweils zweiten Gespräche der drei Ärzte/innen in ihrer Gesamtheit analysiert. Dabei wurden verschiedene Phänomene in den Blick genommen, die bei der Analyse zum Vorschein getreten sind (Kap. 5.4., 6.4. und 7.4.). Im Anschluss wurde ein Phänomen, das sich als besonders relevant erwiesen hat, vertieft betrachtet: Anhand von jeweils drei Gesprächen pro Ärztin bzw. Arzt (d. h. insgesamt neun Gesprächen) wurde eine Sammlung aller Vorkommnisse des Phänomens „Verstehenssicherung" erstellt. Auf der Grundlage der Sammlung wurde dieses Phänomen detailliert in den Blick genommen (Kap. 8).

4.1.2.1 Drei Gespräche in ihrer Gesamtheit

Die jeweils zweiten Gespräche der Ärzte/innen wurden in ihrer Gesamtheit betrachtet. Ziel war es, Phänomene in diesen Prämedikationsgesprächen mit Ärzten/innen, die Deutsch als L2 sprechen, zu entdecken, die nicht bekannt und möglicherweise auch nicht erwartbar sind (vgl. Gülich/Mondada 2008: 15). Es wurden keine Phänomene an die Daten herangetragen, sondern diese „emergierten" aus den dokumentierten Gesprächen (ebd.: 18). So wurden ganz unterschiedliche Phänomene, wie etwa „Störungen durch Anrufe" oder „erfolglose Aushandlungen", in den Blick genommen. In einem zweiten Schritt wurden die Ergebnisse der Fehleranalyse mit den Ergebnissen der Konversationsanalyse in Beziehung gesetzt. Bei der Präsentation der Ergebnisse der Konversationsanalyse (Kap. 5.4., 6.4. und 7.4.) wird an den entsprechenden Stellen direkt Bezug auf die Ergebnisse der Fehleranalyse genommen. Im Folgenden wird anhand eines Transkript-Ausschnitts veranschaulicht, wie die Ergebnisse der Konversations- und Fehleranalyse bspw. aufeinander bezogen wurden:

[36] Transkript: A101P102pddb

		121 [06:56.1]	122 [06:57.1]	123 [07:13.7]
A101 [v]	auf(.)geSCHRIEben			äh treten bei
P102 [v]		ist gut		
[pnv]		*P102 verstaut den Plan in der Tasche.*	*A101 schreibt . A101 legt das linke*	

[37]

		124 [07:17.2]	125 [07:17.7]
A101 [v]	ihnen immer häufiger asthmaanFÄLle auf↑		
P102 [v]		°h	nein ich hab ja: dieses
[pnv]	*Bein abgewinkelt auf das rechte und legt ihre linke Hand auf das linke Knie.*		*P102 deutet mit dem rechten*

Diesem Ausschnitt folgt eine längere Aushandlung, die letztlich erfolglos bleibt und von der Ärztin abgebrochen wird. In Kapitel 5.4.2. wird beschrieben, wie P102 auf A101s Frage zu Asthmaanfällen mit Irritation reagiert: Sie widerspricht der in der Frage enthaltenen Präsupposition, stellt Nachfragen und scheint emotional angespannt (Tonhöhensprung).[55] Möglicherweise stellt A101 allerdings gar keine Frage mit einer unpassenden Präsupposition, sondern eine falsch formulierte Frage. Diese Annahme wird von den unter 5.3.3. präsentierten Ergebnissen der Fehleranalyse unterstützt. Hier wurden Hinweise identifiziert, dass A101 mit der Verwendung von Komparationen und speziell dem Adjektiv „häufig" Schwierigkeiten hat. Möglicherweise hätte A101 eine Frage wie die folgende stellen wollen: „Treten bei ihnen noch Asthmaanfälle auf?"

4.1.2.2 Verstehenssicherung in den Gesprächen

Im Anschluss an die oben dargestellte Analyse von drei einzelnen Gesprächen wurde das zentrale Phänomen „Verstehenssicherung" herausgegriffen. Ein gängiges Verfahren der Verstehenssicherung, das in der Regel von Ärzten/innen eingesetzt wird, ist bspw. die abschließende Nachfragemöglichkeit: „Haben Sie noch Fragen dazu?" (siehe Kap. 8.1.1.). Im Rahmen der Studie wurden alle Vorkommen von Verstehenssicherung in den jeweils drei Gesprächen der Ärzte/innen (also in insgesamt neun Gesprächen) gesammelt und analysiert. Hierdurch wurde eine möglichst präzise Beschreibung dieses Phänomens im Rahmen von Prämedikationsgesprächen mit Anästhesisten/innen, die Deutsch als L2 sprechen, angestrebt (vgl. Gülich/Mondada 2008: 18–19).

Die Entscheidung, dieses Phänomen herauszugreifen, hat zwei Gründe: Erstens ist die Verstehenssicherung in Prämedikationsgesprächen sowohl rechtlich als auch medizinisch hoch relevant (siehe Kap. 2.11.3.). Zweitens liefern Verfahren der Verstehenssicherung zentrale Erkenntnisse über die Relevanz sprachlicher Schwierigkeiten und Fehler. Hier wird besonders deutlich sichtbar, ob und in welcher Weise sprachliche Fehler kommunikationsbehindernd sind (siehe auch Kap. 2.4.).

Bei der Darstellung der Ergebnisse dieser Analyse in Kapitel 8 werden zunächst die Verfahren beschrieben, die auch Klüber/Motsch/Spranz-Fogasy (2012) auf der Grundlage ihrer Analyse von Prämedikationsgesprächen mit Ärzten/innen, die Deutsch als L1 sprechen, beschreiben (siehe Kap. 2.11.3.). Da-

55 In dem hier abgebildeten Transkript-Ausschnitt ist nur der Widerspruch der Patientin enthalten. Die weitere Aushandlung wird in Kapitel 5.4.2. ausführlich analysiert.

bei werden die Ergebnisse ihrer Studie mit den Ergebnissen der vorliegenden Studie verglichen. Im Anschluss werden weitere Verfahren der Verstehenssicherung, die in den Daten identifiziert wurden, präsentiert. Dabei wird auf die von Nowak (2010) verwendeten Begriffe zurückgegriffen (siehe Kap. 2.11.3.). Im Unterschied zu Nowaks Systematik werden allerdings die interaktiven Handlungen der Patienten/innen (und nicht die der Ärzte/innen) in den Blick genommen. Der Grund für die Fokussierung auf die interaktiven Handlungen der Patienten/innen ist, dass die Ärzte/innen kaum Verfahren der Verstehenssicherung anwenden, die Patienten/innen allerdings auffällig viele interaktive Handlungen zur Verstehenssicherung vollziehen. Zuletzt wurden die Stellen in den Gesprächen beschrieben, an denen Nicht-Verstehen sichtbar wird, aber kein Verstehen hergestellt wird.

4.1.3 Systematisierung der Gesprächsverläufe

Auf der Grundlage der von Nowak (2010) beschriebenen interaktiven Handlungen und Komponenten wurde eine Systematisierung der Gesprächsverläufe vorgenommen. Diese Systematisierung ermöglicht einen Vergleich der neun dokumentierten Gespräche miteinander und mit Ergebnissen bereits vorliegender Studien zur API. Die in den Gesprächen auftretenden Komponenten und interaktiven Handlungen bilden darüber hinaus eine mögliche Grundlage zur Beschreibung sprachlicher Mittel, die in Prämedikationsgesprächen zum Einsatz kommen. Nowak identifiziert 48 verschiedene interaktive verbale Handlungen in der API und beschreibt anhand dieser Handlungen 9 unterschiedliche Gesprächskomponenten. Nowak (2010: 231) gibt anhand der folgenden Abbildung einen Überblick über diese Komponenten und Handlungen:

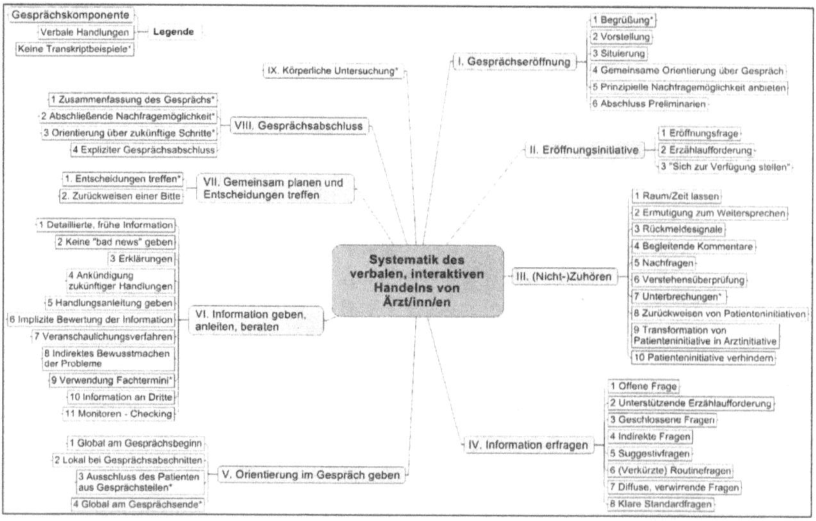

Abb. 25: Systematik des verbalen, interaktiven Handelns von Ärzte/innen (Nowak 2010: 231)

Im Rahmen der Studie wurden zunächst die verbalen interaktiven Handlungen der Ärzte/innen identifiziert. Auf dieser Grundlage wurden in einem zweiten Schritt die Gesprächskomponenten bestimmt. Dabei wurden die Bezeichnungen von Nowak übernommen und bei Bedarf ergänzt. Diese beiden Analyseschritte (Identifizieren der interaktiven Handlungen und Bestimmen der Gesprächskomponenten) wurden handschriftlich an den ausgedruckten Transkripten vorgenommen. Folgender Transkript-Ausschnitt dient der Veranschaulichung:

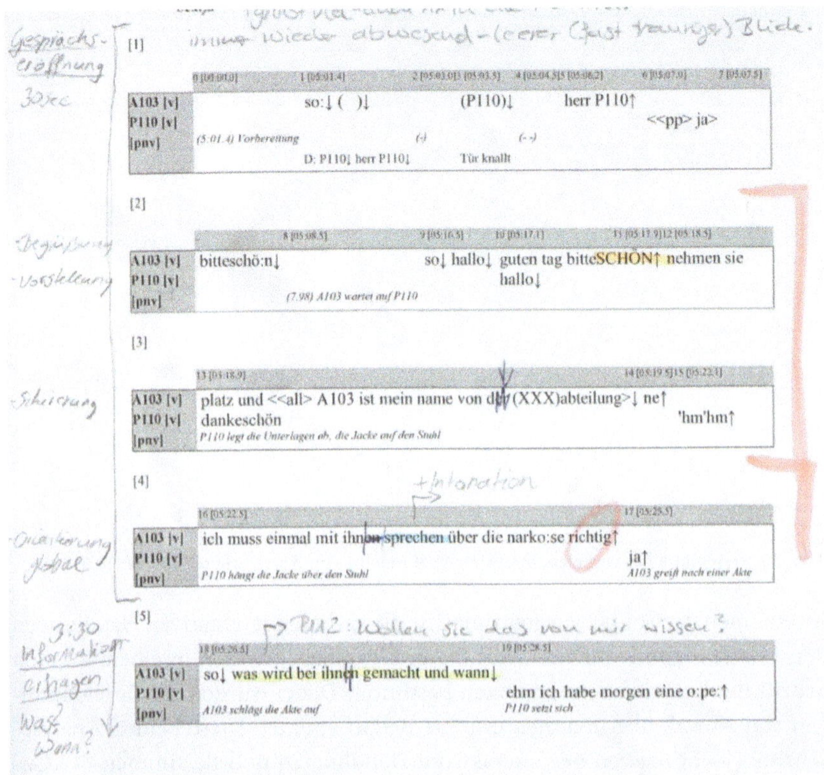
[1]
A103 [v] so:↓ ( )↓ (P110)↓ herr P110↑
P110 [v] <<pp> ja>
[pnv] (5:01.4) Vorbereitung D: P110↓ herr P110↓ Tür knallt

[2]
A103 [v] bitteschö:n↓ so↓ hallo↓ guten tag bitteSCHÖN↑ nehmen sie
P110 [v] hallo↓
[pnv] (7.98) A103 wartet auf P110

[3]
A103 [v] platz und <<all> A103 ist mein name von der (XXX)abteilung>↓ ne↑
P110 [v] dankeschön 'hm'hm↑
[pnv] P110 legt die Unterlagen ab, die Jacke auf den Stuhl

[4]
A103 [v] ich muss einmal mit ihnen sprechen über die narko:se richtig↑
P110 [v] ja↑
[pnv] P110 hängt die Jacke über den Stuhl A103 greift nach einer Akte

[5]
A103 [v] so↓ was wird bei ihnen gemacht und wann↓
P110 [v] ehm ich habe morgen eine o:pe:↑
[pnv] A103 schlägt die Akte auf P110 setzt sich

Abb. 26: Analysebeispiel A103P110pddb

Die Notizen am Analysebeispiel zeigen Folgendes: Die Zeilen 1 bis 4 (d. h. die ersten 30 Sekunden) wurden der Gesprächskomponente "Gesprächseröffnung" (siehe I. in Nowaks Systematik) zugeordnet. In dieser Komponente wurden die interaktiven Handlungen "Begrüßung", "Vorstellung", "Situierung" und "globale Orientierung" identifiziert. Es folgt in den anschließenden dreieinhalb Minuten die Gesprächskomponente "Information erfragen" (siehe IV. in Nowaks Systematik).

Anhand dieser Analysen wurden die in den Kapiteln 5.2.4., 6.2.4. und 7.2.4. dargestellten Gesprächsverläufe erstellt.

Wie in Kapitel 2.11.3. bereits dargestellt, stehen bei dieser Systematik die interaktiven Handlungen der Ärzte/innen im Vordergrund. Nowak (2010: 348) weist auf diese Einschränkung hin und hebt die Relevanz von Metastudien hervor, die kommunikative Beiträge von Patienten/innen in den Blick nehmen. Da das Erkenntnisinteresse dieser Studie auf die Sprache der Ärzte/innen abzielt, ist diese Fokussierung angemessen. Die Handlungen der Ärzte/innen werden allerdings ausdrücklich nicht isoliert betrachtet, sondern immer als Teil der gemeinsamenHervorbringung „Prämedikationsgespräch“ verstanden. Darüber hinaus werden bei der Auseinandersetzung mit Verstehenssicherungen (siehe Kap. 8.) auch die interaktiven Handlungen der Patienten/innen systematisch analysiert.

Eine weitere Einschränkung der Systematik ist die Beschränkung auf verbale und nicht etwa para- oder nonverbale interaktive Handlungen. Im Rahmen dieser Studie wurden die Gesprächsverläufe orientiert an den verbalen interaktiven Handlungen der Ärzte/innen betrachtet. Bei der Konversationsanalyse (siehe Kap. 4.1.2.) allerdings wurden para- und nonverbale Handlungen mit einbezogen.

4.2 Ineinandergreifen der Primär- und Sekundärdaten

Bei den im Rahmen der Studie erhobenen Daten sind Primär- und Sekundärdaten zu unterscheiden. Im Zentrum stehen die videografierten Prämedikationsgespräche als Primärdaten (siehe Einstieg zu Kap. 3). Um allerdings der Komplexität dieser institutionellen Gespräche gerecht zu werden, wurden zusätzlich Sekundärdaten erhoben. Hierin ist das Vorgehen der vorliegenden Studie dem von *workplace studies* ähnlich – unterscheidet sich aber dennoch deutlich im Umfang und der Ausrichtung (siehe Kap. 2.7.). Die Sekundärdaten stehen nicht für sich, sondern werden zu den Primärdaten in Beziehung gesetzt und als Ergänzung verstanden. Sie werden bei der Analyse herangezogen, um das Verständnis einzelner Gesprächssituationen zu erweitern. Innerhalb der Sekundärdaten ist wiederum eine Unterscheidung relevant: Einige Daten (wie die Anästhesie-Protokolle) geben zusätzliche Informationen, andere (wie die schriftliche Einschätzung durch die Ärzte/innen oder die mündliche Befragung der Patienten/innen) geben einen Einblick in die Sichtweise der Gesprächsteilnehmer/innen. Im Zentrum dieser Studie steht das Interesse an den „Routinen des Alltags und der Herstellung sozialer Wirklichkeit“ (Flick/Kardoff/Steinke 2000: 18). Diese ethnomethodologische Forschungsperspektive wird durch die Betrachtung der „subjektiven Bedeutungen und individuellen Sinnzuschreibungen“ der Gesprächsteilnehmer/innen ergänzt (ebd.). Es kann demnach von

Perspektiventriangulation gesprochen werden (vgl. ebd.: 315–316). Im Folgenden wird anhand eines Beispiels das Ineinandergreifen der verschiedenen Daten veranschaulicht:

Bei dem Gespräch, das A103 mit P110[56] führte, fiel auf, dass der Patient an mehreren Stellen mit auffälliger Verzögerung antwortete. Der folgende Ausschnitt ist nur ein Beispiel von vielen für diese Verzögerung:

[17] Transkript: A103P110pddb[57]

		62 [06:29.2]	63 [06:29.5]
A103 [v]	zähne alle fest bei ihnen		herzschrittmacher prothesen oder stents in herz
P110 [v]		ja	
[pnv]			*P110 schaut auf die Unterlagen.*

[18]

	64 [06:31.8]	65 [06:32.4*]	66 [06:32.6]
A103 [v]			nehmen sie regelmäßig
P110 [v]	(-) hm:	nein	
[pnv]	*P110s Augen wandern von den Unterlagen nach links oben. P110 schaut A103 an.*		

Der schriftlichen Einschätzung[58] des Gespräches durch die Ärztin ist zu entnehmen, dass diese ihre Zufriedenheit mit dem Gespräch mit 7 von 10 Punkten bewertet hat. Sie fügt als erklärenden Stichpunkt hinzu, dass ihrer Meinung nach das Gespräch „einfach zu schnell“ war:

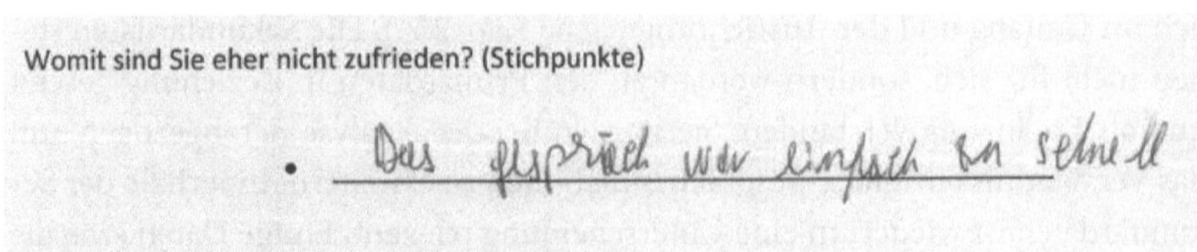
Womit sind Sie eher nicht zufrieden? (Stichpunkte)

• Das Gespräch war einfach zu schnell

Abb. 27: Schriftliche Einschätzung zu A103P110

56 A103P110pddb, Anhang: 122–133.

57 A103P110pdbd, Anhang: 122–133.

58 Schriftliche Einschätzung zu A103P110, Anhang: 209.

Im Interview[59] konnte A103 sich erinnern, wie sie ihre Zufriedenheit mit dem Gespräch eingeschätzt hatte, und führte aus:

> „sieben hab ich gegeben denk ich mal weil haha weil das war für mich ganz schnell also ich bin schnell schon oke das weiss aber das war schnell und war quasi da war keine richtige wie kann man sagen also ich mag mehr wenn ich mich äh wohlfühle und der patient auch wohlfühlt das (er) echt quasi (xxx) dieses wie kann ich sagen eine komische komu eine (super) kommunikation auch körperlich weiste und da war einfach mal ja nein nein ja nein ja nein haben sie (xx) ja nein nein nein das war ganz schnell zwei minuten fünf minuten war einfach mal fertig und ich so ja okei ja" (A103: 98–115)

Den Feldnotizen vom Tag der Datenerhebung (17.12.2015)[60] ist zu entnehmen, dass auch der Patient den Eindruck hatte, dass das Gespräch relativ „schnell" war:

> „P110 gibt an A103 sehr gut verstanden zu haben (10). Allerdings schränkt er ein, dass er sie nur so gut verstanden hat, weil das nicht sein erstes Aufklärungsgespräch war. Für ein erstes Gespräch wäre ihm das „zu schnell" gewesen."

Bei der Analyse des Gespräches zwischen A103 und P110 wurden die dargestellten Perspektiven der Gesprächsteilnehmer/innen einbezogen und so die hohe Sprechgeschwindigkeit neben anderen möglichen Auslösern für die auffälligen Verzögerungen in Erwägung gezogen (siehe Kap. 7.4.2.).

Auf diese Weise wurden die Primärdaten durch die Sekundärdaten ergänzt und Informationen aus den Sekundärdaten bei der Analyse der Primärdaten herangezogen. Bei der Darstellung der Analyseergebnisse wird der Einbezug der Primärdaten an den entsprechenden Stellen durchgängig kenntlich gemacht.

59 A103db, Anhang: 321–394.

60 Feldnotizen vom 17.12.2015, Anhang: 226–228.

4.3 Analyse der Sekundärdaten

In diesem Kapitel wird die Analyse der Sekundärdaten beschrieben. Zunächst wird dargestellt welche Informationen den Unterlagen (4.2.1.) und den Beobachtungen (4.2.2.) entnommen wurden. Im Anschluss wird beschrieben, wie aus den Befragungen der Patienten/innen (4.2.3.), den schriftlichen Einschätzungen der Ärzte/innen (4.2.4.) und den Interviews mit den Ärzten/innen (4.2.5.) die subjektiven Sichtweisen der Gesprächsteilnehmer/innen gewonnen wurden. Die Erhebung und Aufbereitung der Sekundärdaten wurde in Kapitel 3 beschrieben.

4.3.1 Unterlagen

Nach jedem Prämedikationsgespräch wurde der dazugehörige Aufklärungs- und Anamnesebogen sowie das Anästhesie-Protokoll kopiert (vgl. Kap. 3.5.1.). Diesen Unterlagen wurden verschiedene ergänzende Informationen zu den Patienten/innen und den Prämedikationsgesprächen entnommen. Im Folgenden werden die entnommenen Informationen geordnet dargestellt und mit Datenbeispielen veranschaulicht. Im Anschluss wird jeweils beschrieben, welche Relevanz diese Informationen im Rahmen der Studie haben.

Aufklärungs- und Anamnesebögen:

- Alter, Geschlecht, Beruf:

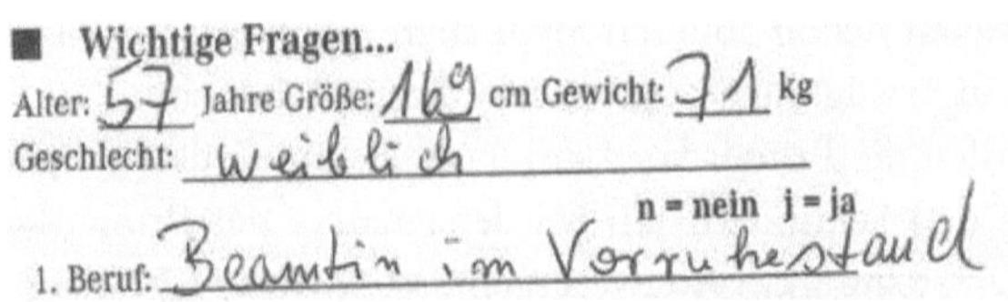
■ **Wichtige Fragen...**

Alter: 57 Jahre Größe: 169 cm Gewicht: 71 kg

Geschlecht: weiblich

n = nein j = ja

1. Beruf: Beamtin im Vorruhestand

Abb. 28: Wichtige Fragen[61]

61 Aufklärungs- und Anamnesebogen P108, Anhang: 169-171.

- Vorangegangenen Operationen und Anästhesien:

8. Wurden schon einmal Operationen durchgeführt? ☐ n ☒ j

Wenn ja, welche und wann (Jahr)? Mandel, Blindd., Galle, Hüfte, neben Knie

Wurde schon einmal eine Betäubung (Narkose, Regionalanästhesie, örtliche Betäubung, z.B. beim Zahnarzt) durchgeführt? ☐ n ☒ j

Wenn ja, ergaben sich Besonderheiten? ☒ n ☐ j

Wenn ja, welche? ____________

Abb. 29: Vorangegangene Operationen und Anästhesien[62]

- Verschiedene Patientenangaben zur Anamnese:

Lungen-/Atemwegserkrankungen (z.B. Tuberkulose, Staublunge, Lungenentzündung, Lungenblähung, Asthma, chronische Bronchitis, Schlafapnoe, starkes Schnarchen)? ☐ n ☒ j

Wenn ja, welche? Asthma

Abb. 30: Lungen-/Atemwegserkrankungen[63]

- Geplantes Anästhesieverfahren:

Wahl des Betäubungsverfahrens:

☐ Allgemeinanästhesie ☐ Lokalanästhesie

Regionalanästhesie:

☐ Axilläre Plexusanästhesie

☒ Spinalanästhesie

Periduralanästhesie: ☐ thorakal ☐ lumbal

Abb. 31: Anästhesieverfahren[64]

62 Aufklärungs- und Anamnesebogen P102, Anhang: 154–156.

63 Aufklärungs- und Anamnesebogen P103, Anhang: 157–159.

64 Aufklärungs- und Anamnesebogen P103, Anhang: 157-159.

- Ärztliche Anmerkung zum Aufklärungsgespräch:

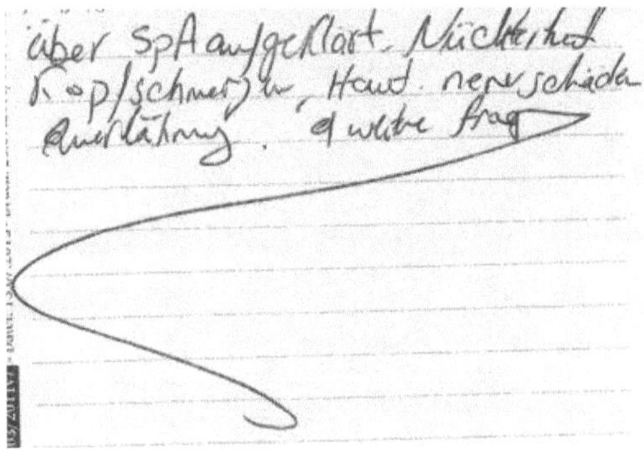

Abb. 32: Ärztliche Anmerkung[65]

Die aus den Aufklärungs- und Anamnesebögen extrahierten Informationen wurden einerseits für die Beschreibung der Patienten/innen (Kap. 3.2.3.2.) verwendet. Andererseits wurden diese Informationen bei der Analyse der Prämedikationsgespräche beachtet. Es wurde beispielsweise beachtet, dass die Erfahrung mit Prämedikationsgesprächen (Abb. 27) oder das Alter von Patienten/innen (Abb. 26) Einfluss auf die Gespräche haben können. Darüber hinaus konnte nachvollzogen werden, welche Angaben zur Anamnese den Anästhesisten/innen beim Gespräch schriftlich vorlagen. Zuletzt konnten die ärztlichen Anmerkungen zu den Gesprächen (Abb. 29) mit den Gesprächsinhalten in Beziehung gesetzt werden.

Anästhesieprotokolle[66]:

- Angaben der Ärzte/innen zur Dauer des Prämedikationsgespräches:

Datum	PM-Beg.	PM-Ende	Summe
30.11.15	11⁴⁰ Uhr	11⁵⁵ Uhr	15 min

Abb. 33: Gesprächsdauer[67]

65 Aufklärungs- und Anamnesebogen P103, Anhang: 157–159.

66 Die Beispiele sind dem Anästhesieprotokoll von P105 entnommen, das im Anhang (S. 200) zu finden ist.

67 Anästhesie-Protokoll P105, Anhang: 200.

- Vorgesehene Operation:

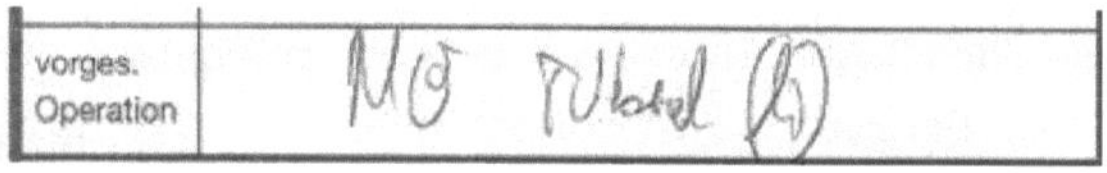
vorges. Operation

Abb. 34: Vorgesehene Operation[68]

- Risikogruppe und Hinweise zu möglichen Komplikationen bei der Anästhesie:

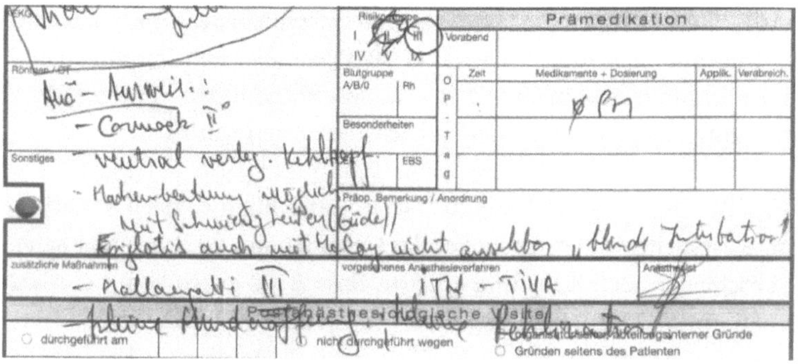
Prämedikation
Vorabend
Blutgruppe A/B/0
Rh
Besonderheiten
EBS
Zeit
Medikamente + Dosierung
Applik.
Verabreich.
Sonstiges
Präop. Bemerkung / Anordnung
zusätzliche Maßnahmen
vorgesehenes Anästhesieverfahren
Postanästhesiologische Visite
durchgeführt am
nicht durchgeführt wegen
Gründen seitens des Patienten

Abb. 35: Risikogruppe und Hinweise zu möglichen Komplikationen bei der Anästhesie[69]

Anhand der aus den Anästhesie-Protokollen gewonnenen Informationen wurde die Beschreibung der Patienten/innen (3.2.3.2.) ergänzt. Ihnen konnte die geplante Operation entnommen werden und das Risiko sowie die möglichen Komplikationen einer Anästhesie. Der Einfluss dieser Aspekte auf die Prämedikationsgespräche (bspw. die Inhalte) wurde bei der Analyse der Gespräche einbezogen. Darüber hinaus konnten den Anästhesie-Protokollen die eigenen Angaben der Ärzte/innen zu der Dauer der Prämedikationsgespräche entnommen werden (3.4.1.).

Ein grundsätzliches Problem bei der Analyse der Unterlagen war das Entziffern der Handschrift und der zum Teil nicht gängigen Abkürzungen, die von den Anästhesisten/innen verwendet wurden. Verschiedene Personen mit medizinischen Kenntnissen haben mich hierbei unterstützt.

68 Anästhesie-Protokoll P110, Anhang: 200.

69 Anästhesie-Protokoll P107, Anhang: 194.

4.3.2 Beobachtung

Bei A101, A102, A103 sowie bei A201 und A202 wurden vor, während und nach den Prämedikationsgesprächen Beobachtungen in Form von Feldnotizen dokumentiert (vgl. Kap. 3.5.2.1.). Bei der Analyse wurden diese Beobachtungen gezielt zur Ergänzung der Primärdaten herangezogen.

Zum Teil wurden den Feldnotizen die Rahmenbedingungen einzelner Prämedikationsgespräche entnommen. So konnte beispielsweise den Feldnotizen vom 16.11.2015[70] entnommen werden, was A101 vor dem ersten dokumentieren Prämedikationsgespräch gemacht hat:

„A101, die bereits einige Aufgaben auf verschiedenen Stationen erledigt hatte, wirkte auf mich zunächst etwas gehetzt, war aber sehr freundlich und offen." Den Feldnotizen vom 30.11.2015[71] konnte entnommen werden, dass A102 verspätet zum Dienst erschien und zunächst vertreten wurde:

> „Anstelle von A102 tauchte A202 auf und machte die ersten 4 Aufklärungsgespräche. […] Nachdem er das Gespräch mit P211 beendet hatte, verabschiedete sich A202 und erklärte, dass A102 gleich komme. A202 verließ um 11:32 das Arztzimmer. 4 min später war A102 da. Er wirkte gestresst und erklärte, dass er den Dienst falsch abgelesen habe. Er habe sich sehr beeilt zu kommen und habe kein Frühstück gehabt."

Die Feldnotizen wurden ebenfalls herangezogen, um das Verständnis spezieller Gesprächssituationen zu erweitern. Beispielsweise gab A103 im Prämedikationsgespräch auf die Frage eines Patienten, ob er nach dem Gespräch noch zum Röntgen müsse, folgende Antwort:

> „wahrscheinlich hat sie das schon mal eh also von mir aus hier steht nichts aber wahrscheinlich sie hat das schon mal ehm vielleicht im computer eingegeben" (A103P110: 202–203)[72]

A103 stellt fest, dass in den Unterlagen kein Hinweis auf eine notwendige Röntgenaufnahme zu finden ist, dass diese Information aber möglicherweise in den Computer eingegeben wurde. Der Grund, warum A103 die Information nicht

70 Feldnotizen vom 16.11.2015, Anhang: 215–218.

71 Feldnotizen vom 30.11.2015, Anhang: 223–226.

72 A103P110pddb, Anhang: 122–133.

dem vor ihr stehenden Computer entnimmt, findet sich in den Feldnotizen vom 17.12.2015[73]: „A103 hatte Schwierigkeiten mit dem Computerprogramm. Sie versuchte sich anzumelden, gab es dann aber auf. A103 erzählte mir, dass sie keine Einführung in die Programme bekommen hat."

Die Beobachtungen, die bei A201 und A202 gemacht wurden, konnten ebenfalls zu einem vertieften Verständnis einzelner Situationen genutzt werden. So konnte im Zusammenhang mit dem Computerprogramm beobachtet werden, dass auch A201 (die Deutsch als L1 spricht und schon deutlich länger an der Klinik tätig ist als A103) Schwierigkeiten mit dem Programm hat:

> „Dort hatte A201 sich an den Computer gesetzt und den Prämedikationsplan aufgerufen. Das Computerprogramm hierfür verwendet die Klinik seit ca. 3 Jahren. Es habe eine kurze Einführung gegeben, aber vor allem am Anfang. Aber auch jetzt gäbe es noch immer wieder Schwierigkeiten. Das Programm habe eine andere Logik als man denke („also das Gehirn"). Es gäbe eine Spezialistin, die man bei Schwierigkeiten ansprechen könne. Tatsächlich hatte A201 auch Schwierigkeiten den Prämedikationsplan des Folgetages aufzurufen, schaffte es dann aber nach einigem Hin und Her." (Feldnotizen vom 26.11.2015)[74]

4.3.3 Befragung der Patienten/innen

Anhand der Befragungen der Patienten/innen[75] wurde ihre Perspektive auf die Prämedikationsgespräche erfasst. Bei der Analyse der Gespräche wurden die Sichtweise der Patienten/innen in Bezug auf die Ärzte/innen, die Gespräche oder bestimmten Situationen in den Gesprächen einbezogen. Darüber hinaus wurden die Sichtweisen aller Patienten/innen zusammengetragen und kategorisiert, um eine allgemeine Beschreibung ihrer Perspektive zu gewinnen (siehe Kap. 4.4.2.). Im Folgenden werden die zur Beschreibung eingesetzten Kategorien aufgelistet und es wird jeweils ein Beispiel aus den Feldnotizen gegeben. Die in den Feldnotizen genannten Zahlen (in Klammern angegeben) sind die Einschätzungen der Patienten/innen auf einer numerischen Rating-Skala von 0 (gar nicht) bis 10 (maximal) (siehe Kap. 3.5.2.2.).

73 Feldnotizen vom 17.12.2015, Anhang: 226–228.

74 Feldnotizen vom 26.11.2015, Anhang: 218–222.

75 Informationen zum Leitfaden und der verwendeten Rating-Skala sind in Kapitel 3.5.2.2. zu finden.

Allgemeine Zufriedenheit:
„P111 bewertet seine Zufriedenheit mit dem Gespräch mit einer ‚guten 8'. Er habe das Gefühl, dass A103 alle Informationen ‚komplett' genannt hat. Ihre Ausführungen seien ‚schlüssig' gewesen." (Feldnotizen vom 17.12.2015)

Information/Anleitung von Ärzten/innen:
„Den Arzt habe sie (P107) gut verstanden, aber als Leihe sei das immer etwas schwierig. ‚so richtig kapiert' habe sie einiges nicht (8)." (Feldnotizen vom 30.11.2015)

Zuhören von Ärzten/innen:
„P111 gibt an, dass er A103 gut verstanden hat (8) und, dass A103 ihn gut verstanden hat (8)." (Feldnotizen vom 17.12.2015)

Relevanz des Gespräches für die Einwilligung:
„Die Entscheidung für die Narkose habe P102 schon im Vorfeld getroffen und das Gespräch sei dem entsprechend für diese nicht relevant gewesen (0). P102 erklärte, dass ihr die Inhalte aufgrund Ihres früheren Berufes bekannt gewesen seien. Die Entscheidung für einen Schmerzkatheter sei allerdings erst im Gespräch gefallen. Hierfür sei das Gespräch maximal relevant gewesen (10)." (Feldnotizen vom 16.11.2015)

Sprachkompetenz der Ärzte/innen:
„Die Tatsache, dass A103 Deutsch als L2 hat, sei für das Gespräch relevant gewesen (7). Manche ‚Begriffe' habe er (P112) ‚erst beim zweiten Mal verstanden' oder sich ‚aus dem Zusammenhang erschlossen'." (Feldnotizen vom 17.12.2015)

Weitere Themen:
„P112 wünscht sich im Wartebereich gemütlichere Stühle (sie seien sehr hart) und einen Wasserspender." (Feldnotizen vom 17.12.2015)

Bei den Befragungen wurde darauf geachtet, dass die Frage nach der Sprachkompetenz der Ärzte/innen erst am Ende gestellt wurde (vgl. Kap. 3.5.2.2.). Auf diese Weise sollte eine mögliche Beeinflussung der Sichtweise der Patienten/innen vermieden werden.

In Bezug auf die Aussagekraft der Patientenbefragungen sind die Umstände der Datenerhebung unbedingt zu beachten. Die Patienten/innen hatten häufig bereits eine längere Wartezeit vor dem Gespräch und hatten nach dem Gespräch den Wunsch, möglichst schnell das Krankenhaus wieder zu verlassen. Dementsprechend wurden eher kurze spontane Antworten gegeben. Es muss darüber hinaus davon ausgegangen werden, dass die Konzentration der Patienten/innen bereits beansprucht war. Einerseits waren sie möglicherweise gedanklich mit der bevorstehenden Operation beschäftigt. Andererseits beinhalten Prämedikationsgespräche für medizinische Laien in der Regel so viele neue Informationen, dass ihre Aufnahmekapazität in den Prämedikationsgesprächen sehr stark gefordert wird (vgl. Kap. 2.11.3.). Zuletzt soll auch darauf hingewiesen werden, dass die Gespräche auf dem Flur stattfinden mussten. Dementsprechend war die Umgebung eher unruhig und die Befragung konnte von anderen Personen mitverfolgt werden. Trotz dieser Einschränkungen haben die Befragungen interessante Ergebnisse geliefert (siehe Kap. 4.4.2.) und konnten zur Ergänzung der Primärdaten eingesetzt werden.

4.3.4 Schriftliche Einschätzung durch die Ärzte/innen

Den schriftlichen Einschätzungen konnte ein spontaner erster Eindruck der Ärzte/innen von den Prämedikationsgesprächen entnommen werden. Diese begrenzte Einschätzung wurde durch die Interviews ergänzt. Auf diese Weise konnte die Perspektive der Ärzte/innen bei der Analyse der Primärdaten beachtet werden.

Anhand der schriftlichen Einschätzungen konnte die allgemeine Zufriedenheit der Ärzte/innen mit ihren Gesprächen erfasst werden. Es konnte festgestellt werden, mit welchem Gespräch die Ärzte/innen besonders oder weniger zufrieden waren:

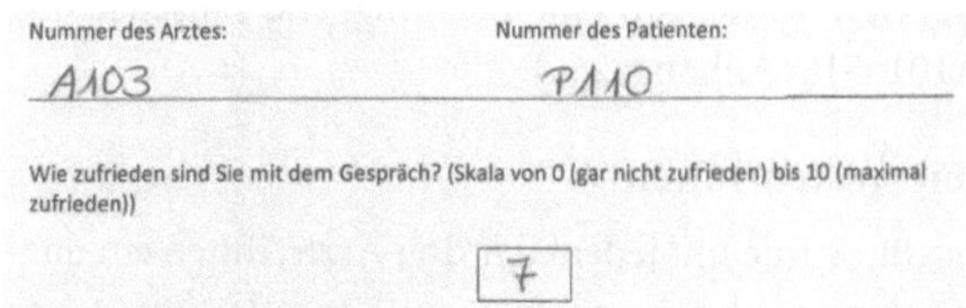
Nummer des Arztes: A103
Nummer des Patienten: P110

Wie zufrieden sind Sie mit dem Gespräch? (Skala von 0 (gar nicht zufrieden) bis 10 (maximal zufrieden))

7

Abb. 36: Wie zufrieden sind Sie mit dem Gespräch?

A103 beispielsweise bewertete ihre Zufriedenheit mit den Gesprächen mit P110 und P112 mit 7 von 10 Punkten (Anhang: 209). Mit dem Gespräch mit P111 war sie etwas zufriedener und bewertete es mit einer 8 (Anhang: 210). Das Gespräch mit P109 bewertet sie mit 9 Punkten besonders gut (Anhang: 214).

Darüber hinaus konnten die schriftlichen Kommentare zu den Gesprächen bei der Analyse der Primärdaten einbezogen werden. Beispielsweise kommentierte A102 das Gespräch mit P105 wie folgt:

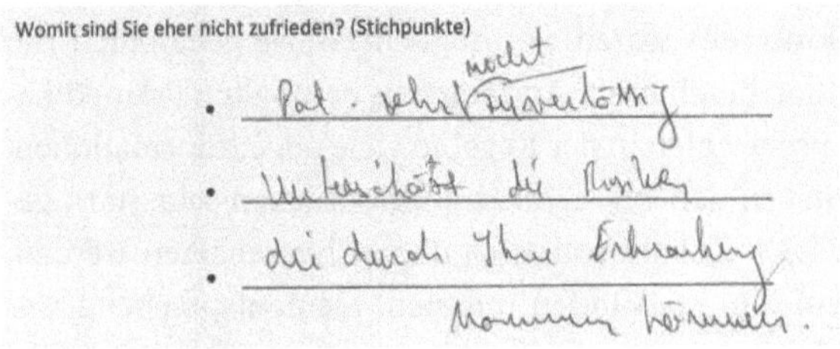

Abb. 37: Womit sind Sie eher nicht zufrieden?

Der Arzt hatte den Eindruck, dass die Patientin nicht zuverlässig war und die Auswirkungen ihres gesundheitlichen Zustandes auf die geplante Narkose unterschätzte. Dieser Eindruck wurde bei der Auswertung des Gespräches mit in Betracht gezogen.

In Bezug auf die schriftlichen Einschätzungen darf nicht außer Acht gelassen werden, dass es sich bei diesen Daten um einen spontanen ersten Eindruck handelt. Die Ärzte/innen hatten keine Zeit, diesen Eindruck zu reflektieren oder ausführlich zu beschreiben. Dennoch können sie als Ergänzung der Primärdaten eingesetzt werden. Wie unter 3.5.4. bereits dargestellt, wurden die schriftlichen Einschätzungen zum Teil im Interview erklärt oder vertieft.

Alle ausgefüllten schriftlichen Einschätzungen sind im Anhang (202–214) zu finden. Die drei Ärzte/innen haben zu jedem Gespräch jeweils einen Bogen ausgefüllt. Nur A101 hat einmal (nach dem Gespräch mit P104) vergessen, den Bogen auszufüllen. Im Interview wurde um eine nachträgliche Einschätzung des Gespräches gebeten (A101: 518, Anhang: 266).

4.3.5 Interview mit den Ärzten/innen

Wie in Kapitel 3.5.4. dargestellt, wurde mit jedem der drei Ärzte/innen ein qualitatives leitfadengestütztes Interview durchgeführt.[76] Zur Vorentlastung haben die Ärzte/innen unmittelbar vor den Interviews auf einem Fragebogen einige allgemeine Angaben zu sich gemacht und eine systematische Einschätzung ihrer Sprachkompetenz abgegeben (siehe Kap. 3.5.4.). Bei der Analyse der Interviews

76 In Kapitel 3.5.4. sind auch Informationen zum Leitfaden, zur Dauer der Interviews und zur Transkription zu finden.

wurden Techniken der qualitativen Inhaltsanalyse nach Mayring (1997) angewendet: Nach der vollständigen Transkription der Interviews (Anhang: 234–394) wurde eine Reduktion auf die wesentlichen Inhalte (vgl. Mayring 2015: 472) vorgenommen. Diese reduzierten Kurztexte wiederum wurden strukturiert, um bestimmte Aspekte aus den Daten herauszufiltern (vgl. Mayring 2015: 473). Im Folgenden wird dargestellt, welche Aspekte dabei betrachtet wurden und wie sie im Rahmen der Studie Verwendung fanden. Zur Veranschaulichung der einzelnen Aspekte werden Auszüge aus den Interview-Transkripten eingefügt. Zunächst wurden anhand der Interviews die Spracherwerbsbiographien der Ärzte/innen erstellt. Dabei wurden folgende Aspekte herausgefiltert:

L1 und L2 Kenntnisse
„wir waren quasi klein und dann schon drei sprachen zu hause und dann zwischen meine bruder und schwester haben wa auf italienisch immer kommuniziert und mit den eltern mit unsere eltern italienisch mit meine mutter aber englisch und igbo mit meinem vater und meine mutter auch natürlich aber wir ham immer gemischt“ (IA103: 694–702).

Orte an denen der Arztberuf bereits ausgeübt wurde
„ich habe in rumänien angefangen äh nicht in die anästhesie sondern ähm allgemeinmedizin sechs monate erst in ein praxis für ähm hausarzt familienmedizin“ (IA102: 7–10)

Dauer des Aufenthaltes in Deutschland
„wir haben eigentlich die zeit so äh organisiert das ich hier ab zweitausendelf anfangen kann“ (IA101: 8–9)

In Bezug auf den Erwerb des Deutschen

- Lernmotivation
  „ich wollte auch das deutsch auch nie deutsch lernen haha das war eine von die sprachen hab ich immer gedacht das lern ich nie im leben“ (A103pydb 42–48)
- Erwerbskontexte und -situationen
  „da war eine lehrerin sie war richtig so keine richtige lehrerin aber sie hat uns bisschen geholfen mit einfach mal die sätze zu sagen wie kann man mit die patienten einfach mal so kommunizieren und wir ham jeden tag quasi nur diese sätze gelernt“ (A103: 13–17)

- Sprachlernstrategien
  „die sachen die ich auswendig lernen müsste wie der die das hab ich nich gelernt das wusste ich nich und ich weiß jetzt auch nie wo kommt der wo kommt das“ (IA102: 1172–1174)
- Erwerbsprozesse
  „bei ältere patienten ältere patienten hatte ich damals noch probleme gehabt das kann ich mich noch erinnern“ (IA102: 365–367)

Bei der Darstellung der einzelnen Spracherwerbsbiographien (5.1., 6.1. und 7.1.) wurde zur Anonymisierung auf die Nennung des Herkunftslandes und der L1 verzichtet. Diese Informationen sind in die allgemeine Darstellung der Studienteilnehmer/innen eingeflossen (siehe Kap. 3.2.3.).

Den Interviews wurde außerdem die Selbsteinschätzung der Sprachkompetenzen entnommen (siehe Kapitel 3.5.4.). Dabei wurde einerseits die Einschätzung der einzelnen Bereiche und Fertigkeiten betrachtet: „grammatik ist meine große (.) eine große schwarz(-) black hole sozusagen“ (IA103: 269–273). Andererseits wurde die Zufriedenheit mit der eigenen Sprachkompetenz und das Sprachlernbedürfnis der Ärzte/innen in den Blick genommen:

> „ich bin zufrieden wie jetzt alles läuft bei die narkosegespräche ich bin zufrieden ja da zu verbessern ist natürlich vielleicht viel besser wenn der patient mich besser versteht die verstehen mich natürlich aber wäre vielleicht besser wenn ich meine ähm wenn meine grammatik besser wäre“ (IA102: 625–634).

Anhand dieser Selbsteinschätzungen wurden die Fehleranalysen um die Perspektive der Ärzte/innen ergänzt (siehe bspw. Kap. 5.3.5.).

Zuletzt wurde anhand der Interviews und der schriftlichen Einschätzungen[77] die Perspektive der Ärzte/innen auf die Prämedikationsgespräche in den Blick genommen (siehe bspw. Kap. 5.2.2.). Dabei wurde die Zufriedenheit der Ärzte/innen mit den Gesprächen betrachtet und ihre Wahrnehmung bestimmter Situationen:

77 Gemeint sind hier die schriftlichen Einschätzungen zu den einzelnen Prämedikationsgesprächen (siehe Kap. 3.5.3.) und nicht die vorentlastenden Fragebögen.

„vielleicht war ich zu schnell oder weiß es nich war ne nich wie die frauen zum beispiel das die ersten waren ganz anders also die waren richtig kommuniziert war ne andere atmosphäre vor allen da war richtig so komisch ne graue atmosphäre so zack zack nur weißt du nur arbeit" (IA103: 142–150).

4.4 Perspektive der Teilnehmer/innen

4.4.1 Perspektive der Ärzte/innen

Um ein möglichst hohes Maß an Anonymität zu erzielen, wurden für dieses Unterkapitel nicht nur die Aussagen von A101, A102 und A103 ausgewertet. Zusätzlich wurden Aussagen von zwei weiteren Anästhesisten/innen mit Deutsch als L2, von drei Anästhesisten/innen mit Deutsch als L1 und anderen Personen, die an der Klinik beschäftigt sind, in die Auswertung einbezogen. Ebenfalls zur Anonymisierung wird ausschließlich in diesem Kapitel darauf verzichtet, auf die entsprechenden Quellen in den Interviews und Feldnotizen zu verweisen.

Die Ärzte/innen informieren darüber, dass es keinen Leitfaden für die Durchführung von Prämedikationsgesprächen gibt. Die konkrete Ausgestaltung unterscheidet sich von Person zu Person und steht in Zusammenhang mit der Berufserfahrung, aber auch mit den eigenen Vorlieben. Mehrfach wird das neue Computerprogramm angesprochen. Es wird als „nicht unmittelbar eingängig" beschrieben und darauf hingewiesen, dass es nicht immer funktioniert. Die Spätschicht (in der die Prämedikationsgespräche stattfinden) wird als weniger bevorzugte Schicht beschrieben, da die Anästhesisten/innen hier das „mädchen für alles" seien und zwei Diensthandys bei sich tragen müssen, die „immer im falschen moment klingeln". Einige Anästhesisten/innen tragen in ihrem Kittel ein kleines Taschenbuch mit sich. Es handelt sich um den „Klinikleitfaden Anästhesie" von Schäfer/Söding (2010). Dieses Buch haben die Besitzer privat angeschafft und beschreiben es als sehr hilfreich. Im Rahmen dieser Studie konnte keine Situation beobachtet werden, in der das Buch zum Einsatz gekommen wäre.

Grundsätzlich wird von allen oben genannten Personen das Arbeitsklima an der Klinik sehr positiv beschrieben. Die Integration der ausländischen Anästhesisten/innen in das Team wird als gelungen wahrgenommen. Einige weisen darauf hin, dass sie von anderen Krankenhäusern weniger Positives gehört haben.

Die ausländischen Anästhesisten/innen, die zum Zeitpunkt der Datenerhebung mindestens seit 3 ½ und höchstens seit 5 Jahren in Deutschland arbeiten, schätzen ihre sprachlichen Kompetenzen insgesamt positiv ein. Sie haben den Eindruck, dass sie inzwischen die Prämedikationsgespräche sprachlich gut bewältigen können. Sie sind allgemein mit ihrem Sprachstand zufrieden und haben den Eindruck, dass die Patienten/innen auch zufrieden sind. Diese positive Einschätzung wird von Kollegen/innen mit Deutsch als L1 bestätigt: „du hast das schnell gelernt ja wirklich" oder „du sprichst gut". Mehrere Anästhesisten/innen mit Deutsch als L2 versichern, dass ihnen bisher weder aufgrund mangelnder sprachlicher noch aufgrund mangelnder fachlicher Kompetenz schwerwiegende Fehler unterlaufen seien. Sie berichten, dass keine Beschwerden in Bezug auf ihre sprachlichen Kompetenzen eingegangen sind, auch nicht zu Beginn ihrer Tätigkeit. Dennoch wünschen sie sich, ihre sprachlichen Kompetenzen weiter zu verbessern, und nehmen an, dass dies auch einen positiven Effekt auf die Prämedikationsgespräche haben würde.

Der Einstieg in die Praxis wird von allen ausländischen Anästhesisten/innen als unerwartet schwer beschrieben. Häufig wird, wie im folgenden Zitat, eine Diskrepanz zwischen dem vorzuweisenden Sprachniveau und den sprachlichen Anforderungen in der Praxis beklagt:

> „mit stufe be zwei die sagen das reicht und kannst du bei der prüfung gehen trotzdem stufe be zwei ich konnte kein richtige hm so ein gespräch ich und mit ein patient einfach ich konnte einfach das nich verstehen"

Mehrere Ärzte/innen stellen fest, dass sie nie ein besonderes Interesse daran hatten, Deutsch zu lernen. Die Sprache wird durchgängig als „sehr schwierig" beschrieben. Dennoch haben sie entschieden, sich dieser Herausforderung zu stellen, um in Deutschland zu arbeiten, und sich ggf. weiterzubilden. Über Internetseiten, Unternehmen und Bekannte hatten sie von den guten Chancen gehört, in Deutschland eine angemessene Stelle zu bekommen. Die Meisten hatten sich auch über Möglichkeiten, in anderen Ländern (vorrangig englischsprachigen Ländern) zu arbeiten, erkundigt und dabei größere Hürden identifiziert. Alle Anästhesisten/innen haben Sprachkurse (in der Regel Intensivkurse im Herkunftsland) besucht. Vor Arbeitsbeginn haben sie eine B2-Prüfung und die Fachsprachenprüfung abgelegt. Keiner dieser Ärzte/innen hat einen speziellen

Sprachkurs für Mediziner/innen besucht. Alle haben in den ersten Monaten nach Arbeitsbeginn noch weitere Sprachkurse in Bielefeld besucht.

Zu Beginn der Arbeitspraxis wurden sie von Kollegen/innen, die schon länger an der Klinik arbeiteten, begleitet und von diesen bei der Arbeit beobachtet. Bei ihren ersten Prämedikationsgesprächen war ein Kollege zur Unterstützung anwesend.[78] Zum Teil wurden zu Beginn unter den Kollegen/innen Englisch und Rumänisch als Zwischensprachen verwendet. Die Verwendung dieser Sprachen wurde allerdings möglichst schnell eingestellt, um den Deutscherwerb nicht zu hemmen. Die Anästhesisten/innen weisen wiederholt darauf hin, dass anfängliche Schwierigkeiten nur zum Teil mit der sprachlichen Kompetenz zu tun hatten. Eine große Herausforderung war auch das Fachwissen und die Berufserfahrung, da für 4 der 5 ausländischen Ärzte/innen die Stelle am Franziskus Hospital auch der erste Arbeitsplatz nach dem Studium war.

Wiederholt sprechen die Ärzte/innen mit Deutsch als L2 von einer erstsprachigen Ärztin, die sie regelmäßig auf sprachliche Fehler aufmerksam macht und korrigiert. Zum Teil wird dies als sehr hilfreich empfunden. Es wird erklärt, dass die Korrekturen sehr nützlich seien und dass diese Ärztin auch hilfreiche Erklärungen zu den Korrekturen geben kann. Eine Person erklärt, dass sie sich „schämt", wenn sie auf ihre Fehler hingewiesen wird. Dies hat bei ihr aber die positive Wirkung, dass sie sich die Korrektur des Fehlers besonders gut merken kann. Zum Teil sind die Korrekturen auch weniger erwünscht.

Die Ärzte/innen beschreiben ihren Einstieg in die Praxis sehr unterschiedlich: Einige hatten den Eindruck, „alleine gelassen" und überfordert zu sein. Diese Ärzte/innen erinnern sich an eine „schreckliche" erste Zeit: Die Kollegen/innen waren sehr beschäftigt und hatten keine Zeit, sie angemessen einzuführen. Die Sprachkompetenzen reichten für die zu erledigenden Aufgaben nicht aus. Dies führte zu Angst vor der Verwendung der deutschen Sprache und zu vielen Überstunden, in denen beispielsweise noch Berichte verfasst wurden. Es kam zu Situationen, in denen sie das Bedürfnis hatten, zu erklären, dass sie „normalerweise schnell" und „nicht dumm" sind. Andere erinnern sich an viel Unterstützung und Geduld.

In den Gesprächen wird immer wieder das Motto „learning by doing" genannt. Zum Teil wird es positiv und mit dem Hinweis, dass Sprache für die Pra-

78 Die Ärzte/innen haben keine genauen Angaben gemacht, um wie viele Gespräche es sich handelte. Nur eine Ärztin erinnert sich, dass es nur ein Gespräch war. Die Klinik macht hierfür keine Vorgaben.

xis nur in der Praxis erworben werden kann, genannt. Zum Teil wird es negativ genannt bei der Beschreibung von Situationen, die sich durch Überforderung und fehlende Unterstützung auszeichneten.

Die Ärzte/innen mit Deutsch als L1 nehmen an, dass die mündlichen Kompetenzen ihrer zweitsprachigen Kollegen/innen insgesamt ausreichend sind. Allerdings wird darauf hingewiesen, dass die „schreibfehler", in Zusammenhang mit einer allgemein unter Ärzten/innen verbreiteten unleserlichen Handschrift, immer wieder zu Problemen führen. Vor allem Fehler bei der deutschen Fachsprache und bei medizinischen Abkürzungen fallen auf. Besondere Schwierigkeiten mit dem Schreiben thematisieren die ausländischen Anästhesisten/innen auch selbst. In diesem Bereich nehmen sie bei sich zum Zeitpunkt der Datenerhebung noch erheblichen Lernbedarf wahr.

Die ausländischen Anästhesisten/innen äußern verschiedene Wünsche und Vorschläge für eine Optimierung der sprachlichen Situation an der Klinik: Alle würden gerne weitere allgemeinsprachliche und spezielle medizinische Sprachkurse besuchen. In Bezug auf medizinische Sprachkurse wird mehrfach vorgeschlagen, dass diese direkt an der Klinik, im Arbeitsumfeld, stattfinden sollten. Als großes Problem wird die fehlende Zeit zum Lernen genannt und eine Freistellung für diesen Zweck gewünscht. Darüber hinaus wünschen die Anästhesisten/innen sich angemessenes Feedback zu ihren sprachlichen Fortschritten.

4.4.2 Perspektive der Patienten/innen

Nach jedem dokumentierten Aufklärungsgespräch wurden die Patienten/innen (P101–P112) um eine Einschätzung des Gespräches gebeten. Diese Einschätzungen sind in den Feldnotizen vom 16.11.2015 (A101: P101–P104), 30.11.2015 (A102: P105–P108) und 17.12.2015 (A103: P109–P112) festgehalten. Die Darstellung der Perspektive der Patienten/innen wurde anhand aller 12 dokumentierten Gespräche erstellt. Die Patienten/innen wurden gefragt, wie zufrieden sie allgemein mit dem Gespräch waren (4.4.2.1.), wie gut sie den Arzt bzw. die Ärztin verstanden haben (4.4.2.2.), wie gut der Arzt bzw. die Ärztin sie verstanden hat (4.4.2.3.), welche Relevanz das Gespräch für ihre Einwilligung in die Anästhesie hatte (4.4.2.4.), welche Relevanz die Sprachkompetenz des Arztes bzw. der Ärztin hatte (4.4.2.5.) und ob sie Wünsche bzw. Vorschläge zur Optimierung der Prämedikationsgespräche haben (4.4.2.6.).

4.4.2.1 Allgemeine Zufriedenheit

Zu Beginn der Interviews wurden die Patienten/innen gefragt: „Wie war das Gespräch für Sie?“ Im Anschluss wurden sie gebeten, ihre Zufriedenheit mit dem Gespräch auf einer numerischen Rating-Skala von 0 (gar nicht zufrieden) bis 10 (maximal zufrieden) einzuschätzen. Die Einschätzung der Patienten/innen variierte zwischen 7 und 10, durchschnittlich wird die allgemeine Zufriedenheit mit 8.7 eingeschätzt.

Folgende positive Anmerkungen machen die Patienten/innen in diesem Zusammenhang: A101 wird von P102 als „nett“ und das Gespräch als „ausführlich“ beschrieben. P110 beschreibt A103 als „freundlich“ und wertet es positiv, dass sie zur Begrüßung die Hand geschüttelt hat. Zu A102 machen die Patienten/innen nicht explizit positive Anmerkungen, die Gespräche werden aber nicht deutlich schlechter eingeschätzt. Die Summe der vergebenen Punkte für die allgemeine Zufriedenheit ergibt bei A101 und A103 35 Punkte, A102 kommt auf 33 Punkte.

Folgende negative Anmerkungen machen die Patienten/innen in diesem Zusammenhang: P106 und P107 halten das Aufklärungsgespräch für eine überflüssige Wiederholung. P106 habe sich kurz zuvor (vor weniger als zwei Monaten) bereits derselben Operation unterziehen müssen. P107 sei aufgrund vorhersehbarer Komplikationen bei der Narkose an das Franziskus Hospital überwiesen worden. Vor der Überweisung sei bereits ein vollständiges Aufklärungsgespräch durchgeführt worden. P107 kritisiert darüber hinaus, dass sie nicht wisse, welcher Anästhesist bzw. welche Anästhesistin die Narkose durchführen werde. P106 berichtet, dass ihr Gespräch mit A102 durch einen Anruf unterbrochen wurde, was A102 „aus dem Konzept“ gebracht habe. Das Gespräch sei danach „recht kurzfristig“ beendet worden. P108 (eine Patientin, die bereits zahlreiche mund-, kiefer- und gesichtschirurgische Operationen zwischen 1997 und 2004 hatte) erinnert sich, dass sie von A102s Frage, ob sie die Risiken der Narkose hören wolle, irritiert war. Das habe sie „noch nie“ jemand in einem Aufklärungsgespräch gefragt. Ihrer Meinung nach „beinhaltet“ das Gespräch „automatisch“ eine Aufklärung über die Risiken. P112 erinnert sich, dass es ihm „seltsam“ vorgekommen sei, dass A103 ihn gefragt hat, welche Operation bei ihm durchgeführt wird.

Positiv:	Negativ/Irritierend:
• A ist „freundlich“ • A begrüßt durch Händeschütteln • A informiert ausführlich	• wiederholte Aufklärung • Unklarheit, ob aufklärender/e A auch durchführender/e A ist • Gespräch wird durch Anrufe unterbrochen • A fragt ob P eine Risikoaufklärung wünscht • fragt P welcher Eingriff bevorsteht

Tab. 9: Allgemeine Zufriedenheit

4.4.2.2 Information/Anleitung durch Ärzte/innen

Die Patienten/innen wurden gefragt, wie gut (von 0 „gar nicht“ bis 10 „uneingeschränkt“) sie die Informationen und Anleitungen des Arztes/der Ärztin verstehen konnten. Die Patienten/innen geben an, die Ärzte/innen gut verstanden zu haben. Die Einschätzung der Patienten/innen variierte zwischen 6 und 10, der durchschnittliche Wert liegt bei 8.9. Drei (P101, P105, P110) Patienten/innen weisen in diesem Zusammenhang allerdings darauf hin, dass sie bereits einige Erfahrung mit Aufklärungsgesprächen haben und annehmen, dass sie die Ärzte/innen nur deswegen so gut verstehen konnten. P104 erwähnt, dass er möglicherweise A101 so gut verstanden habe, weil er selbst Deutsch als L2 spreche. P102 und P103 geben an, A101 nicht immer gut verstanden zu haben. Beide nennen als möglichen Grund ihre Hörgeräte. P103 nennt als weiteren möglichen Grund den „ausländischen Akzent“ von A101. P107 gibt an, A102 gut verstanden zu haben, „so richtig kapiert“ habe sie einiges aber nicht. Sie geht davon aus, dass das „normal“ sei, weil sie in Bezug auf Medizin ein „laie“ sei. P110 und P112 erklären, dass A103 „zu schnell“ gesprochen habe. P112 erklärt, dass die Kombination von Sprechgeschwindigkeit und „dialekt“ ihm das Verstehen erschwert habe. Auf Nachfrage stimmt er zu, mit „dialekt“ „akzent“ zu meinen. P111 merkt positiv an, dass A103 „alle informationen komplett genannt“ habe und dass ihre „ausführungen schlüssig“ waren.

Einige Patienten/innen können direkt nach dem Aufklärungsgespräch keine der genannten Risiken wiedergeben. Darüber hinaus gibt es Patienten/innen, die im Anschluss an das Aufklärungsgespräch die Anweisungen für das Verhalten vor und nach der Operation nicht wiedergeben können.

Erleichtert Verstehen:	Erschwert Verstehen:
• P hat Erfahrung mit Aufklärungsgesprächen • P spricht Deutsch als L2 • A informiert umfassend und schlüssig	• P trägt Hörgeräte • P hat kein medizinisches Expertenwissen • A hat einen „ausländischen Akzent" • A spricht „zu schnell"

Tab. 10: Information/Anleitung durch Ärzte/innen

4.4.2.3 Zuhören durch Ärzte/innen

Die Patienten/innen wurden gefragt, wie gut (von 0 „gar nicht" bist 10 „uneingeschränkt") die Ärztin/der Arzt sie ihrer Meinung nach verstanden hat. Die Einschätzung der Patienten/innen variierte zwischen 8 und 10, der durchschnittliche Wert lag bei 9.3. P101 nimmt an, dass A101 sie gut verstanden hat. Sie erinnert sich in diesem Zusammenhang allerdings daran, dass A101 bei dem Wort „spalthauttransplantation" nachgefragt hat. Das Nachfragen wird von der Patientin als Hinweis für „Nicht-Verstehen" angenommen. P105 nimmt an, dass A102 sie nicht immer gut verstanden hat, räumt allerdings ein: „das lag aber an mir". Sie erklärt, dass sie das Ausfüllen des Bogens „nicht richtig" gemacht habe.

Erleichtert/ermöglicht Verstehen:	Erschwert Verstehen:
• Nachfragen	• P hat den Anamnese- und Aufklärungsbogen „nicht richtig" ausgefüllt

Tab. 11: Zuhören durch Ärzte/innen

4.4.2.4 Relevanz des Gespräches für die Einwilligung

Die Patienten/innen wurden gefragt, wie relevant (von 0 „gar nicht" bis 10 „maximal") das Gespräch für ihre Einwilligung in die Narkose war. 11 Patienten/innen geben an, dass das Gespräch für ihre Einwilligung nicht relevant war. P102 unterscheidet, dass das Gespräch für die Einwilligung in die Narkose nicht relevant war, für ihre Einwilligung in die Verwendung eines Schmerzkatheters sei das Gespräch allerdings maximal relevant gewesen. P103 hat vor dem Gespräch mitgeteilt, dass er (aufgrund vorangegangener negativer Erfahrung) eine Allgemeinanästhesie und nicht die vorgesehene Spinalanästhesie wünscht. Nach dem Gespräch teilt er mir mit, dass A101 ihm verständlich erklärt habe, dass eine Spinalanästhesie in seinem Fall „weniger gefährlich" sei und er danach „schneller wieder auf die Beine" komme. Dementsprechend wertet er dieses Gespräch für die Einwilligung in ein bestimmtes Vorgehen als maximal relevant. P101 erinnert sich, dass ihr erstes Aufklärungsgespräch zur Narkose bei ihrem Kind „deutlich länger" war. Dieses erste Gespräch habe zu einer grundsätzlichen Einwilligung geführt. Die Entscheidung sei demnach lange vor dem aktuellen Gespräch getroffen worden. P110 erklärt, dass das Gespräch keine Relevanz für seine Entscheidung hatte, da es „keine alternative" gäbe. P112 meint, A103 habe ihm die Entscheidung „nicht überlassen", er sei damit allerdings zufrieden.

Gespräch für Einwilligung relevant, ...	Gespräch für Einwilligung nicht relevant, ...
• wenn P schlechte Erfahrungen mit Narkosen gemacht hat • wenn P den Eindruck hat, eine echte Wahl zu haben • wenn As Informationen P überzeugen	• wenn es für P eine Wiederholung ist • wenn P den Eindruck hat, keine echte Wahl zu haben

Tab. 12: Relevanz des Gespräches für die Einwilligung

4.4.2.5 Sprachkompetenz der Ärzte/innen

Gegen Ende des Interviews wurden die Patienten/innen gefragt, wie relevant (von 0 „gar nicht" bis 10 „maximal") die L1 des Arztes/der Ärztin für das Gespräch war. Elf Patienten/innen geben an, dass dies keine Rolle für das Gespräch gespielt habe. P103 erklärt in diesem Zusammenhang, dass er „alles mitgekriegt" habe. P104 sagt, dass es „keine verständigungsschwierigkeiten" gab. P112 erklärt, dass es eine Rolle gespielt habe, und schätzt die Relevanz der Sprachkompetenz von A103 für das Gespräch mit 7 ein. P112 erklärt, dass er „manchmal nachdenken" und sich das Gesagte nochmal „übersetzen" musste. Manche „begriffe" habe er „erst beim zweiten mal verstanden" oder „aus dem zusammenhang erschlossen". Wie oben bereits erwähnt, weisen sowohl P112 als auch P103 auf den „ausländischen Akzent" der Ärztinnen hin. P112 weist darüber hinaus auf die hohe Sprechgeschwindigkeit der Ärztin hin.

L1 von A für Gespräch relevant,	L1 von A für das Gespräch nicht relevant,
• wenn A „zu schnell" spricht • wenn A einen „ausländischen Akzent"	• wenn P „alles mitkriegt" • wenn es „keine Verständigungsschwierigkeiten" gibt

Tab. 13: Sprachkompetenz der Ärzte/innen

4.4.2.6 Weitere Themen

Zum Abschluss wurden die Patienten/innen gefragt, ob sie noch weitere Anmerkungen haben. An dieser Stelle haben die Patienten/innen auf verschiedene Dinge hingewiesen.

- Drei Patienten/innen stellen fest, dass sie sich mehr Informationen zum Operationstag wünschen: Wie ist der zeitliche Ablauf am Operationstag? Wann genau findet die Operation statt? Was kann/sollte ins Krankenhaus mitgebracht werden?
- Ein Patient beklagt sich über die Länge des Aufklärungsbogens. Eine Patientin spricht Schwierigkeiten beim Ausfüllen des Bogens an.
- Drei Patienten/innen beklagen sich über die lange Wartezeit.
- Ein Patient wünscht sich im Wartebereich einen Wasserspender und gemütlichere Stühle.
- Eine Patientin beklagt sich darüber, dass es Unstimmigkeiten zwischen der Rezeption im Eingangsbereich und dem Empfangsbereich der Anästhesie gegeben habe. Dieselbe Patientin meint, sie „kommt sich vor wie eine Nummer".

4.5 Überleitung in die Analysekapitel 5, 6 und 7

In den folgenden drei Kapiteln wird jeweils ein Prämedikationsgespräch von drei unterschiedlichen Anästhesisten/innen in den Blick genommen. Jedes der Gespräche wurde konversationsanalytisch in seiner Gesamtheit untersucht, d. h. es wurden Einzelfallanalysen durchgeführt. Dabei wurden die Besonderheiten dieser speziellen kommunikativen Ereignisse „in ihrer ganzen Vielfalt und Reichhaltigkeit" herausgearbeitet (siehe Gülich/Mondada 2008: 18).

Indem die Ergebnisse der Konversationsanalyse mit den Ergebnissen der Fehleranalyse kombiniert und zusätzlich Sekundärdaten (bspw. die Bewertung des Gelingens durch die Gesprächsteilnehmer/innen oder die Rahmenbedingungen) hinzugezogen wurden, konnten die durch unterschiedliche sprachlich-kommunikative Fehleistungen hervorgerufenen Störungen des Interaktionsgeschehens aufgezeigt werden. Um einen Vergleich der Gespräche miteinander, mit weiteren Gesprächen dieser Ärzte/innen und mit bereits vorliegenden Studien zu erleichtern, wurden die Abläufe der Gespräche (wie unter 4.1.3. dargestellt) systematisiert.

5 Gespräch zwischen A101 und P102

In diesem Kapitel wird das Gespräch zwischen A101 und P102 in seiner Gesamtheit und seinem Kontext betrachtet. Zunächst werden die Rahmenbedingungen (5.1.1.), der Gesprächsverlauf (5.1.2.) und die Perspektiven der Gesprächsteilnehmer/innen (5.1.3. und 5.1.4.) dargestellt. Im Anschluss wird die Spracherwerbsbiographie der Ärztin und die Selbsteinschätzung ihrer sprachlichen Kompetenzen betrachtet (5.2.). Die Erwerbsbiographie und die Selbsteinschätzung sind in die Analyse der im Gespräch auftretenden Fehler eingeflossen. Die Ergebnisse der Fehleranalyse werden in Kapitel 5.3. systematisch präsentiert. In Kapitel 5.4 werden schließlich die Ergebnisse der Konversationsanalyse betrachtet und mit den Ergebnissen der Fehleranalyse in Beziehung gesetzt. Es folgt eine Zusammenfassung der Ergebnisse zu dem Gespräch zwischen A101 und P102 (5.5.). Den Betrachtungen in Kapitel 5 liegen folgende Daten zugrunde:

- Gespräch A101P102 (Videoaufnahmen und Transkript A101P102pddb)
- Aufklärungs- und Anamnesebogen von P102
- Anästhesieprotokoll zum Gespräch A101P102
- Einschätzungsbogen zum Gespräch A101P102
- Feldnotizen vom 16.11.2015
- Fragebogen zur Vorentlastung des Interviews A101
- Interview A101 (Audioaufnahme und Transkript A101db)

In diesem Kapitel wird zur Ergänzung immer wieder auf die Gespräche A101P103 und A101P104 Bezug genommen. Darüber hinaus werden den Unterlagen zu den Gesprächen mit P103 und P104 einzelne Informationen entnommen. Das Vorgehen bei der Datenerhebung und -analyse wurde in den Kapiteln 3 und 4 ausführlich beschrieben. Zu den jeweils verwendeten Daten werden durchgängig entsprechende Verweise auf den Anhang angegeben.

5.1 Gesprächsbedingungen und -verlauf

Im Folgenden werden die Rahmenbedingungen (5.1.1.) des Gespräches A101P102 und der Gesprächsverlauf (5.1.2.) dargestellt. Im Anschluss wird die Perspektive der Teilnehmer/innen (5.1.3. und 5.1.4.) auf das Gespräch in den Blick genommen.

5.1.1 Rahmenbedingungen

Bereits vor dem ersten Aufklärungsgespräch dieses Tages (Gespräch mit P101) hat A101 einige Aufgaben auf verschiedenen Stationen erledigt (siehe Feldnotizen vom 16.11.2015[79]). Vor jedem Gespräch hat A101 sich im Arztzimmer mit der jeweiligen Patientenakte auf das Gespräch vorbereitet. Unmittelbar vor dem Gespräch mit P102 teilt A101 mit: „bei manchen patienten dauert es ein bisschen bei vorbereitung weil muss man was am computer eintragen oder was anfordern“ (ebd.). Sie fügt hinzu: „also das ist eine von die sachen die man nicht jeden tag macht“ (ebd.). Im Interview erklärt sie, dass bei Operationen, die von externen Operateuren durchgeführt werden, häufig zusätzliche Aufgaben von ihr erledigt werden müssen, die sonst nicht in ihren Aufgabenbereich fallen. Beispielsweise werde die Blutabnahme in der Regel schon vor dem Gespräch von dem Chirurgen bzw. der Chirurgin durchgeführt (A101db: 414–435[80]). Nach der Gesprächsvorbereitung hat A101 die jeweiligen Patienten/innen durch die geöffnete Tür namentlich aufgerufen (A101P102pddb: 1[81]). Wie der folgenden Tabelle zu entnehmen ist, dauert das Gespräch mit P102 mit 13 Minuten und 8 Sekunden etwas länger als die beiden folgenden Gespräche. Die von A101 in den Anästhesie-Protokollen[82] angegebene Dauer der Gespräche ist durchgängig zwischen 6 und 8 Minuten länger als die gemessene.

79 Feldnotizen vom 16.11.2015, Anhang: 215–218.

80 A101db, Anhang: 234–268.

81 A101P102pddb, Anhang: 2–23.

82 Anästhesieprotokolle P102–P104, Anhang: 190–192.

Gespräch:	A101P102	A101P103	A101P104
Dauer gemessen:	13:08min	09:02min	06:51min
Dauer nach eigener Angabe:	20min	15min	15min

Tab. 14: Gesprächsdauer bei Gesprächen mit A101

Die Patientin P102, deren Gespräch hier fokussiert wird, spricht (meiner Einschätzung nach) Deutsch als L1 und ist 76 Jahre alt.[83] Vor ihrem Eintritt in die Rente war sie „krankenschwester“ (A101P102pddb: 434[84]). Der bevorstehende Eingriff ist ein halbseitiger Kniegelenkersatz unter Narkose (siehe Anästhesie-Protokoll P102[85]). A101 stuft P102 in die ASA Risikogruppe II „Patient mit leichter Systemerkrankung“ (Striebel 2017: 5) ein. In der folgenden Tabelle sind die Angaben aller Patienten/innen von A101 zusammengestellt, die an der Studie teilgenommen haben:

Patient/in	L1	Alter	Beruf	Operation[86]	Anästhesie[87]
P102	Deutsch	76	Rentnerin (früher Kranken-schwester)	Hemischlit-ten links	Allgemeine Anästhe-sie, Risikogruppe II, Schmerztherapie
P103[88]	Deutsch	82	Rentner	transurethrale Resektion der Blase	Spinalanästhesie, Risikogruppe III, Anästhesieausweis
P104	nicht Deutsch	33	Grafiker	Osteosyn-these, Arm links	Plexusblockade, Risikogruppe I

Tab. 15: Angaben zu Patienten/innen von A101

83 Die Angaben zu den Patienten/innen wurden den Aufklärungs- und Anamnesebögen (Anhang: 154–162) entnommen.

84 A101P102pddb, Anhang: 2–23.

85 Anästhesieprotokoll P102, Anhang: 190.

86 Für Informationen zu den Operationen siehe Kapitel 4.1.3.

87 Für Informationen zu den Anästhesieverfahren und Risikogruppen siehe Kapitel 4.1.3.

88 P103 spricht durchgängig mit Flüsterstimme und ist dem entsprechend nicht immer gut zu verstehen.

A101 hat drei von vier Patienten/innen gefragt, ob sie eine Kopie der Aufklärungs- und Anamnesebögen haben möchten. Alle drei haben verneint. A101 hat dies im Bogen wie folgt dokumentiert:

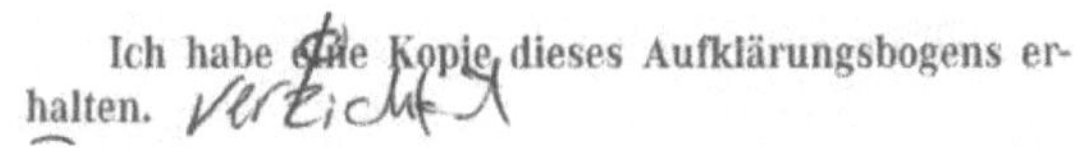
Ich habe eine Kopie dieses Aufklärungsbogens erhalten. verzichtet

Abb. 38: Dokumentation von Verzicht auf Kopie

A101s Anmerkungen zu den Aufklärungsgesprächen sind auf allen Bögen gut zu lesen. Sie benennt jeweils die Form der Anästhesie bspw. „Plexusaxillaris" (Aufklärungs- und Anamnesebogen P104[89]) und zählt einige Risiken auf bspw. „nerveschäden" (Aufklärungs- und Anamnesebogen P103[90]). Bei P102 und P103 notiert A101 zuletzt „ø weitere fragen" (Anhang: 156 u. 159). Bei P104 nennt sie keine Risiken, sondern vermerkt „möchte ø Risiken von VN hören" (Anhang: 162).

5.1.2 Gesprächsverlauf

In den Gesprächen die A101 mit P102, P103 und P104 führt, klärt sie über drei verschiedene Anästhesieverfahren auf. Die unterschiedlichen Situationen verlangen zum Teil verschiedene Gesprächsinhalte und -komponenten. Dementsprechend verlaufen die Gespräche unterschiedlich, haben aber dennoch einige Gemeinsamkeiten.

In dem hier fokussierten Gespräch mit P102 klärt die Ärztin über die geplante Allgemeinanästhesie (Anästhesie-Protokoll P102[91]) und zusätzlich über den Nutzen und die Wirkungsweise eines Schmerzkatheters und einer Schmerzpumpe auf (A101P102pddb: 203–256[92]). Nur bei dieser Patientin macht A101 eine Blutabnahme (ebd.: 336–386). Der Patientin ist (als ehemalige Krankenschwester) mit den Informationen zur Narkose vertraut. Besonders relevant scheint dieser Patientin eine Anleitung für den Umgang mit ihren verschiedenen Medikamenten vor der Operation zu sein (vgl. 5.4.1.).

In den Gesprächen mit P103 und P104 klärt A101 über zwei verschiedene Regionalanästhesien (siehe entsprechende Anästhesie-Protokolle[93]) auf. P103

89 Aufklärungs- und Anamnesebogen P104, Anhang: 162.

90 Aufklärungs- und Anamnesebogen P103, Anhang: 157–159.

91 Anästhesieprotokoll P102, Anhang: 190.

92 A101P102pddb, Anhang: 2–23.

93 Anästhesieprotokolle von P102–P104, Anhang: 190–192.

ist ein älterer Patient, der bereits schlechte Erfahrungen mit einer Spinalanästhesie gemacht hat und entschieden ist, nicht noch einmal in dieses Verfahren einzuwilligen (siehe Feldnotizen vom 16.11.2015[94]). Aufgrund seines erhöhten Anästhesierisikos (siehe Anästhesie-Protokoll[95]) ist allerdings kein anderes Verfahren zu empfehlen. Im Gespräch überzeugt A101 den Patienten, in eine Spinalanästhesie einzuwilligen (vgl. Feldnotizen vom 16.11.2015[96]). Auch im Gespräch mit P104 sieht A101 es als ihre Aufgabe an, den Patienten von einem bestimmten Anästhesieverfahren zu überzeugen, da bei dem bevorstehenden Eingriff eine Regionalanästhesie ausreicht (A101P104pd: 492–504[97]). P104 ist mit diesem Verfahren nicht vertraut und hat eine Reihe von Fragen.

Im Folgenden wird der Gesprächsverlauf des in diesem Kapitel fokussierten Gespräches (A101P102) chronologisch dargestellt und dabei zur Ergänzung immer wieder auf Unterschiede und Gemeinsamkeiten mit den anderen beiden Gesprächen dieser Ärztin verwiesen. Alle drei Gespräche folgen grob demselben Ablauf: Gesprächseröffnung – „Information erfragen" (Anamnese) – „Information geben" (Aufklärung) – ggf. körperliche Untersuchung – Gesprächsabschluss. An einzelnen Stellen treten Abweichungen in Form von Einschüben aus anderen Komponenten auf. In der folgenden Darstellung des Gesprächsablaufes wird zunächst die jeweilige Gesprächskomponente benannt und zur Veranschaulichung das Transkript der ersten Sekunden dieser Komponente abgebildet. Es folgt jeweils eine Beschreibung des Ablaufes dieser Komponente und zuletzt ein Vergleich mit dem Ablauf der anderen beiden Gespräche dieser Ärztin. Die am linken Rand eingefügten Zeitangaben beziehen sich auf das Gespräch, das die Ärztin mit P102 führt. (Bevor das Gespräch beginnt waren die Geräte schon 4 Minuten eingeschaltet.) Die meisten Segmentangaben (Zahlen in Klammern) die hier (5.1.2.) verwendet werden beziehen sich auf das Transkript A101P102pddb[98]. Alle Segmentangaben, die sich auf die Transkripte der beiden anderen Gespräche (A101P103pddb[99] und A101P104pddb[100]) beziehen werden entsprechend markiert. Die vollständigen Transkripte aller drei Gespräche sind im Anhang (S. 2–47) zu finden.

94 Feldnotizen vom 16.11.2015, Anhang: 215–218.

95 Anästhesieprotokoll von P103, Anhang: 191.

96 Feldnotizen vom 16.11.2015, Anhang: 215–218.

97 A101P104pddb, Anhang: 36–48.

98 A101P102pddb, Anhang: 2–23.

99 A101P103pddb, Anhang: 23–36.

100 A101P104pddb, Anhang: 36–48.

Gesprächseröffnung

[1] Transkript: A101P102pddb

	0 [00:00.0]	1 [04:00.5]	2 [04:04.9]	3 [04:06.0]
A101 [v]		frau P102↑	bittschön	
[pnv]	*A101 bereitet sich auf P102 vor, öffnet die Tür A101 ruft P102 auf, P102 tritt ein*			*(- -) P102 betritt den Raum*

[2]

	4 [04:09.9]	5 [04:11.0]	6 [04:11.5]	7 [04:11.9]	8 [04:12.3]
A101 [v]	guten morgen	hallo	bitte nehmen sie platz		
P102 [v]	guten morgen		hallo		ja ich bin (.) auch gerade damit fertig
[pnv]					*P102 stellt Handtasche ab.*

04:00 – 05:03

Gespräch mit P102:

Zu Beginn der Aufnahme öffnet A101 die Tür des Arztzimmers und ruft P102 auf, die im angrenzenden Wartebereich sitzt. Noch an der Tür stehend begrüßt A101 die Patientin mit „guten morgen" (4)[101] und bietet ihr an „nehmen sie platz" (6–7). Nachdem beide sich gesetzt haben folgt zunächst ein von der Patientin initiierter kurzer Austausch über den Stand der Bearbeitung des Aufklärungs- und Anamnesebogens sowie über die Medikamentenliste. Der Bogen wurden von P102 vor dem Gespräch vollständig ausgefüllt. Sie bringt diesen und die Medikamentenliste zum Gespräch mit. A101 verschiebt die von P102 initiierten Themen, um zunächst der „Vorstellung" „A101 mein name isch bin die narkoseärztin" (23) und „globale Orientierung" über das Gespräch „ich werde gerne mit ihnen über die narkose spreschen" (24) Raum zu geben. Nun folgt ein weiterer kurzer Austausch über die Medikamentenliste. Nach insgesamt 30 Sekunden wird die „Gesprächseröffnung" von A101 mit „fangen wir langsam an" (43) beendet.

101 Soweit keine anderen Angaben gemacht werden, beziehen sich alle Segmentangaben unter 4.2.2.4. auf das Transkript A101P102pddb.

Vergleich mit anderen Gesprächen:
Im Gegensatz zu P102 machen P103 und P104 in der Gesprächseröffnung keine selbstinitiativen Beiträge. In diesen Gesprächen folgt der Begrüßung und „Situierung“ direkt die Vorstellung und „globale Orientierung“ über das Gespräch. Im Anschluss fragt A101 in beiden Gesprächen, ob der Aufklärungs- und Anamnesebogen ausgefüllt wurde, was beide Patienten bejahen (A101P103pd: 1–19 und A101P104pd: 1–23).

„Information erfragen“ (Anamnese)

[14] Transkript: A101P102pddb

	..	42 [05:00.9]	43 [05:02.4]	44 [05:03.9]	45 [05:04.4]
A101 [v]		°h gut dann (.) wi	fangen wir langsam an		frau
P102 [v]			ja	ja_a→	
[pnv]	*verstaut ihren Ordner in der Tasche.*		*Papierrascheln.*	*A101 schaut*	

[15]

	..	46 [05:07.4]	47 [05:08.0]	48 [05:08.7]	49 [05:09.9]
A101 [v]	P102 (-) tr tragen sie prothese im mund			ja oben oder unten	
P102 [v]			ja_a→		
[pnv]	*P102 an und dann wieder in die Unterlagen.*	*(-)*			*(-)*

05:04 – 09:26

Gespräch mit P102:

Nach der Gesprächseröffnung folgt die Komponente „Information erfragen“. Diese Komponente nimmt knapp 5 der insgesamt 13 Minuten Gesprächszeit in Anspruch. A101 beginnt mit der Frage zu „körperfremden Gegenständen im Körper“ (5. Punkt im Bogen) und fügt die entsprechende „Handlungsanleitung“ „bitte vor d_operation muss rausgenommen werden“ (55–56) hinzu. Es folgen die Frage zur Einnahme von Medikamenten (7. Punkt im Bogen) sowie zu vorangegangenen Operationen und Narkosen (8. Punkt). P102 hat eine Medikamentenliste mitgebracht, welcher A101 die relevanten Informationen entnimmt. Die Patientin zählt mehrere Operationen auf und berichtet von Komplikationen im Zusammenhang mit einem vorangegangenen Eingriff. Im Anschluss thematisiert A101

noch einmal die Einnahme der Medikamente vor der Operation. Nun folgen Fragen zu bestehenden Erkrankungen (11. Punkt im Bogen). A101 beginnt mit einer Nachfrage zu der ersten Angabe die P102 im Bogen eingetragen hat „Asthma“ und fragt dann nach sonstigen Erkrankungen. P101 zählt eine Reihe von Erkrankungen auf. A101 geht auf eine weitere Angabe von P101 „Thrombose“ ein. Sie stellt einen Zusammenhang zur Einnahme eines Medikamentes her, über das bereits gesprochen wurde.
Im Anschluss fragt sie nach Allergien. Auch hier folgt eine mündliche Auflistung von P102. Zuletzt fragt A101 nach Erkrankungen des Verdauungstraktes.

Vergleich mit anderen Gesprächen:
Im Gespräch mit **P104** stellt die Ärztin dieselben Fragen in derselben Reihenfolge (A101P104pd: 25–60) wie im Gespräch mit P102. Bei dem Gespräch mit **P103** dagegen fragt A101 als Erstes nach vorangegangenen Operationen. P103 hat negative Erinnerungen an seine letzte Spinalanästhesie und gibt zu verstehen, dass er nicht in dieses Verfahren einwilligen möchte. Es folgt ein Einschub in dem A101 den Patienten erfolgreich davon überzeugt, doch seine Einwilligung zu geben (A101P103pd: 20–134). Dieser Einschub ist der Komponente „Information geben“ zuzuordnen. Im Anschluss stellt A101 ausschließlich die Fragen, ob es Änderungen in Bezug auf seine Medikamenteneinnahme gibt und ob Allergien bekannt sind (ebd.: 133–159).

„Information geben“ (Aufklärung)

[60] Transkript: A101P102pddb

	..	194 [09:26.6] 195 [09:27.2]		196 [09:29.2] 197 [09:30.4]	
A101 [v]	frau P102 (-)	und jetzt äh das linke ni: wird operiert			
P102 [v]				das linke knie	
[pnv]		*(-)*	*A101 schaut P102 an.*	*(- -)*	*P102 zeigt auf ihr linkes*

[61]

	..	198 [09:31.3]	199 [09:31.9]	200 [09:34.8]	201 [09:35.2]
A101 [v]		Genau	°h ehm sie kriegen vollnarKOse das heißt	dass sie tief und	fest schlafen
P102 [v]		ja		hmhm	
[pnv]	*Knie*		*A101 nickt.*	*P102 nickt.*	

09:27 – 12:34

Gespräch mit P102:

A101 leitet die Komponente „Information geben" mit der Feststellung ein, dass P102 am linken Knie operiert werden soll: „und jetzt äh das linke ni: wird operiert" (195). Nachdem P102 dies bestätigt hat, informiert A101 sie darüber, dass sie eine „vollnarKOse" (199) bekommen wird und erklärt: „das heißt dass sie tief und fest schlafen werden" (199–201). Nun folgt über 1 Minute und 22 Sekunden die Information über eine mögliche Schmerztherapie. P102 willigt mündlich in die Verwendung eines Schmerzkatheters ein. Im Anschluss informiert A101 weiter über das Vorgehen und die Abläufe in Zusammenhang mit der Narkose. Es folgt die Feststellung, dass jeder medizinische Eingriff mit Risiken verbunden ist und die Frage, ob die Patientin diese Risiken im Einzelnen hören möchte. P102 beantwortet diese Frage nicht gleich und A101 entscheidet: „ich kann es (.) ganz kurz zusammenfassen" (288). A101 verbindet die Aufzählung der Risiken direkt mit der „Handlungsanleitung", am Operationstag nüchtern zu erscheinen: „desWEgen ist es sehr wischtig dass sie vor der narkose nüschtern sind (.) und der magen leer ist" (298–299). Nachdem A101 die Anleitung gegeben hat, thematisiert P102 noch einmal die Medikamenteneinnahme vor der Operation. P102 möchte wissen, ob sie keines der Medikamente am Operationstag nehmen soll. Sie konkretisiert, ob sie auch ihr Asthmaspray und ihre Augentropfen nicht verwenden soll. A101 antwortet mit einer weiteren „Handlungsanleitung", diese verbindet sie mit der vorangegangenen Anleitung: „hauptSACHe der magen leer ist" (327–328). Die Komponente ist damit nach 3 Minuten und 7 Sekunden abgeschlossen.

Vergleich mit anderen Gesprächen:
Im Gespräch mit **P103** gibt A101 Informationen zum Ablauf am Operationstag und zu den Risiken. Darüber hinaus gibt sie eine Anleitung zum Verhalten vor der Operation (A101P103pd: 161–204). Im Anschluss gibt P103 selbstinitiativ die Information, dass er „irgendwas mit dem kopf" (ebd.: 206) hat. In einer längeren Aushandlung stellt sich heraus, dass es sich um Morbus Menière[102] handelt und er Medikamente dagegen nimmt (ebd.: 204–266).

Im Gespräch mit **P104** informiert A101, dass er entscheiden kann, ob er eine regionale oder allgemeine Anästhesie wünscht (A101P104pd: 64–68). Es folgt ein längerer Austausch über die beiden Verfahren, der damit endet, dass P104 sich für die regionale Anästhesie entscheidet (ebd.: 64–111). Im Anschluss informiert A101 über den Ablauf der Anästhesie (ebd.: 112–183). Die Frage, ob er die Risiken hören möchte, verneint P104 (ebd.: 184–192) und stellt stattdessen weitere Fragen zum Ablauf (ebd.: 193–269). Während sie die Fragen beantwortet, legt A101 dem Patienten die letzte Seite des Bogens vor, auf welcher dieser unterschreibt (ebd.: 262). P103 hat den Bogen bereits vor dem Gespräch unterschrieben. Bei P102 versäumt A101 es die Patientin im Gespräch unterschreiben zu lassen. Dies konnte nach dem Gespräch nachgeholt werden, da die Patientin aufgrund der Befragung noch in der Klinik war.

Körperliche Untersuchung

[104] Transkript: A101P102pddb

	334 [12:34.7]	335 [12:35.3]	336 [12:36.1]
A101 [v]	o:ke:		so und jetzt äh ich will von ihnen blut
P102 [v]		(leid) manch mal leider hehe	ja ich hab mir das gedacht
[pnv]	*A101 greift nach dem Stauschlauch.*		

[105]

	..	337 [12:38.8]	338 [12:39.5]	339 [12:39.9]	340 [12:40.7]
A101 [v]	abnehmen genau			eh°hehe	
P102 [v]	das/dass	( )		(denk ich auch)	die hat doch gesagt hier
[pnv]			*(-) A101 legt den Stauschlauch weg.*		*P102 schiebt den rechten Ärmel*

102 Morbus Menière ist eine Erkrankung des Innenohrs und wird im Pschyrembel (2014: 1336) beschrieben als „Symptomkomplex mit Trias aus Anfällen von Schwindel (mit Übelkeit u. Erbrechen), Tinnitus aurium u. fluktuierender Schwerhörigkeit".

12:35 – 15:07	**Gespräch mit P102:** Im Folgenden kündigt A101 die bevorstehende Blutabnahme an und leitet zur Komponente „körperliche Untersuchung" über mit „so und jetzt äh ich will von ihnen blut abnehmen" (336). Vor dieser Ankündigung treffen beide Gesprächsteilnehmerinnen Vorbereitungen auf die Blutabnahme: Bereits im Segment 317 zieht P102 sich ihre Jacke aus. A101 nimmt schon vor der Ankündigung den Stauschlauch zur Hand. P102 erklärt, warum sie bereits wusste, dass ihr Blut abgenommen werden soll. A101 und P102 sprechen kurz über P102s Armposition und ausführlicher über ihr Glück „gute" (364) Venen zu haben. Während der Blutabnahme fragt P102 nach, ob sie am Abend vor der Operation die übliche Thrombosespritze braucht. A101 antwortet, dass P102 diese Spritze „auf jeden fall" (375) benötigt. Noch während der Blutabnahme gibt A101 der Patientin die Anweisung, nach Gesprächsabschluss in die Röntgenabteilung zu gehen. P102 geht davon aus, dass ihr linkes Knie und ihre Lunge geröntgt werden sollen. A101 widerspricht und es folgt ein Austausch über den unterschiedlichen Informationsstand bezüglich des Röntgens der Lunge. Während A101 die Blutabnahme beendet, klingelt das Telefon mehrmals. A101 gibt P102 die Anweisung den Tupfer gegen die Einstichstelle am Arm zu drücken, entschuldigt sich und führt ein kurzes (17sek) Telefongespräch. Nach dem Telefongespräch nimmt A101 wahr, dass P102 bereits unter den Tupfer schaut und gibt ihr die Anweisung „ne: hauptSACHe drucken" (412) woraufhin beide lachen. Die Dauer der Komponente „körperliche Untersuchung" beträgt 02:30min.

Vergleich mit anderen Gesprächen:
Weder bei **P103** noch bei **P104** findet eine „körperliche Untersuchung" statt.

Gesprächsabschluss

[129]

	417 [15:03.0]	418 [15:05.2]	419 [15:05.9]	420 [15:07.9]	421 [15:11.7]	422 [15:13.3]
A101 [v]		o:ke:			noch fragen dazu frau P102	
P102 [v]	ist es gut↓		hehehehe			°h nein
[pnv]				*(- -) A101 schreibt*		

[130]

	..	423 [15:14.7]	424 [15:15.3]	425 [15:16.2]	426 [15:17.6]
A101 [v]		o:ke:		wollen sie eine kobie davon haben↑	
P102 [v]	eigentlich nicht		ich danke ihnen		
[pnv]					*(-)*

15:11 – 17:08	**Gespräch mit P102:** Nun schließt sich ein zweiminütiger Gesprächsabschluss an. A101 gibt P102 eine abschließende Nachfragemöglichkeit: „noch fragen dazu frau P102" (421). P102 hat keine weiteren Fragen und bedankt sich. A101 fragt die Patientin noch, ob sie eine Kopie des Aufklärungs- und Anamnesebogens wünscht. (A101P102pd: 425–427). Die Patientin verneint und greift bereits zur Tasche, als sie A101 informiert: „ich war ja auch mal krankenschwester" (434). A101 reagiert mit Erstaunen und der Feststellung, dass das Gespräch anders hätte verlaufen können, wenn P102 diese Information früher gegeben hätte. A101 und P102 tauschen sich kurz über die Veränderungen im medizinischen Arbeitskontext aus. Im Anschluss informiert A101, dass sie jetzt die Information zum Röntgen der Lunge im Computer nachgeschaut hat. Sie bestätigt, dass diese Untersuchung „angekreuzt" (458–459) ist, erklärt dann aber, dass sie nicht nötig ist. P102 stimmt zu und es folgt die Verabschiedung.

Vergleich mit anderen Gesprächen:
Auch im Gespräch mit **P103** und **P104** gibt A101 eine abschließende Nachfragemöglichkeit. P103 verneint (269–270) und P104 antwortet „weiß ich nicht öh ist irgendwie: sollte ich irgendwas besonderes bedenken oder öh" (223–225). Im

Anschluss gibt P104 wieder, wie er die vorangegangenen Informationen verstanden hat. Im Gespräch mit P103 fragt A101, ob eine Kopie des Aufklärungs- und Anamnesebogens gewünscht wird (A101P102pd: 425–427, A101P103pd: 271–274). Auch P103 lehnt ab (A101P103pd: 275). Im Gespräch mit P104 stellt A101 diese Frage nicht. Stattdessen folgt nach dem abschließenden Austausch über den Ablauf der Narkose unmittelbar die Verabschiedung. Im Gespräch mit P103 erfolgt ein kurzer Einschub in welchem A101 nachträglich die Größe und das Gewicht des Patienten erfragt, bevor sie den Patienten verabschiedet.

Die Art und der Umfang der Gesprächsbeiträge der drei Patienten/innen ist unterschiedlich. In den Gesprächen mit P102 und P104 fällt besonders auf, dass die Patienten/innen viele Nachfragen stellen (siehe auch Kap. 8.2.).

In dem hier fokussierten Gespräch fällt auf, dass die Patientin (**P102**) viele selbstinitiative Beiträge macht (bspw. 8 und 32), mehrere Nachfragen stellt (134–135, 178, 233–236, 282, 311–315, 317–319, 321–323, 356–357) und A101 zweimal direkt widerspricht (52, 136). Einige ihrer Beiträge sind auffällig ausführlich (bspw. 84–97 und 147–163) und sie gibt mehrfach zusätzliche Informationen, die von A101 nicht erfragt wurden (67, 113, 148–149). An mehreren Stellen gibt P102 eigenen medizinische Einschätzungen (90, 101–102, 155, 335–336, 373, 413–417).

P103 macht nur einen kurzen selbstinitiativen Beitrag gegen Ende des Gespräches (A101P103pd: 294). Es handelt sich dabei um eine scherzhafte Bemerkung. Zweimal wiederholt er die von A101 gestellte Frage, bevor er darauf antwortet (ebd.: 34+196). Einmal widerspricht er A101 (ebd.: 93), lässt sich im Anschluss aber von A101 überzeugen. P103 antwortet auf A101s Fragen in der Regel eher kurz. Eine Frage beantwortet er allerdings mit einem ausführlichen Bericht (ebd.: 206–241).

Die Beiträge von **P104** bestehen hauptsächlich aus einer Vielzahl von Nachfragen zu der geplanten Regionalanästhesie (A101P104pd: 85, 95, 104, 121–124, 140, 154–155, 168, 193, 196, 255 und weitere). Darüber hinaus fällt auf, dass er an einer Stelle eine längere Antwort (ebd.: 47–52) gibt und, dass er einmal auf A101s Frage mit einer Gegenfrage (ebd.: 69) reagiert.

5.1.3 Arztperspektive

Bei A101s schriftlichen Einschätzungen fällt auf, dass sie bei dem Gespräch mit P101[103] noch zu allen Bereichen im Einschätzungsbogen Angaben macht (Anhang: 212). Bei P102 schreibt sie nur Stichpunkte zu der Frage „Womit sind Sie eher nicht zufrieden?" auf (Anhang: 203). Nach dem Gespräch mit P103 verfasst sie keine Stichpunkte (Anhang: 204) und bei P104 macht sie gar keine Angaben mehr (Anhang: 205). Im Interview schätzt sie nachträglich ihre Zufriedenheit mit letzterem Gespräch mit 7 von 10 Punkten ein (A101db: 513–518)[104].

Ihre Zufriedenheit mit dem Gespräch mit P102 schätzt sie am niedrigsten (6) ein (Anhang: 203). Zur Frage „Womit waren sie eher nicht zufrieden?" schreibt sie: „Unterschreiben der Patientin vergessen"(ebd.). Da im Anschluss an das Gespräch die Befragung von P102 auf dem Flur vor dem Arztzimmer stattgefunden hat, konnte A101 die Gelegenheit nutzen, die Patientin noch unterschreiben zu lassen. Die folgende Tabelle gibt einen Überblick über die schriftliche Gesprächseinschätzung von A101:

Patient/in	Zufriedenheit	Kommentar zu dem Gespräch (pos./neg.)[105]
P102	6	neg.: *Unterschreiben der Patientin vergessen*
P103	8	–
P104	k.A.	k.A.

Tab. 16: Schriftliche Einschätzung der Gespräche von A101

Im Interview erinnert A101 sich, dass P102 einen Medikamentenplan mitgebracht hat. A101 schätzt es, wenn Patienten/innen über ihre Medikamente gut informiert sind (A101db: 472–473[106]). Das Mitbringen eines Medikamentenplans erspart A101 das Erfragen und/oder das Aufsuchen der Informationen in der Patientenakte (ebd.: 478–481). Ebenso schätzt sie es, wenn Patienten/innen Berichte von vorangegangenen Eingriffen mitbringen, da sie gelegentlich die Zusammenhänge nicht im Detail verstehen oder wiedergeben können (ebd.:

103 Da es sich bei dem Gespräch mit P101 um das erste dokumentierte Gespräch von A101 handelt, wurde es nicht in die Analyse einbezogen. Die Gründe für diese Entscheidung sind in Kapitel 3.1. dargelegt.

104 A101db, Anhang: 234–268.

105 A101 konnte Angaben machen, womit sie bei den Gesprächen „eher zufrieden" (pos.) und womit sie „eher nicht zufrieden" (neg.) war.

106 A101db, Anhang: 234–268.

121–138). A101 schätzt es als besonders relevant ein, im Vorfeld des Gesprächs die Patientenakte genau zu lesen:

> „ich finde immer ähm viele lösung für mehrere problem kann man äh ganz einfach die lösung finden wenn ganz genau die akte lesen ein bischen mehr zeit [...] investieren und äh lohnt sich“ (ebd.: 163–171)

A101 beschreibt ihren Umgang mit der Patientenakte hier als eine bewährte Strategie zur Entlastung der Prämedikationsgespräche.

5.1.4 Patientenperspektive

P102 gibt an, mit dem Gespräch maximal (10) zufrieden zu sein (Feldnotizen vom 16.11.2015).[107] A101 sei „nett“ und habe sie „ausführlich“ informiert. Die Patientin erklärt, dass das Gespräch für ihre Einwilligung in die Narkose nicht relevant war. Für ihre Einwilligung in die Verwendung eines Schmerzkatheters war es jedoch maximal (10) relevant. P102 weist darauf hin, dass ihr die Informationen aufgrund ihres früheren Berufes nicht neu waren. Vor dem Gespräch hatte P102 mir ihre Sorge mitgeteilt, dass sie es möglicherweise nicht bis zu Beginn des Gespräches schaffen werde, den Anamnese- und Aufklärungsbogen auszufüllen. P103 erklärt, dass er „zufrieden“ mit dem Gespräch ist und „alles mitgekriegt“ hat. Einschränkend stellt er fest, dass er A101 nicht immer verstehen konnte. Als mögliche Gründe dafür nennt er sein Hörgerät und den „ausländischen Akzent“ von A101. Vor dem Gespräch teilt P103 mit, dass er keine Spinalanästhesie will. Nach dem Gespräch informiert er, dass A101 ihm verständlich erklärt hat, dass diese Form der Narkose für ihn „weniger gefährlich“ ist. Aus diesem Grund hat er seine Einwilligung gegeben. P104 bewertet seine Zufriedenheit mit dem Prämedikationsgespräch mit 8,5. Er stellt fest, dass es keine „verständigungsschwierigkeiten“ gegeben hat. Einschränkend überlegt er, dass er A101 möglicherweise deshalb so gut verstanden hat, weil er selbst Deutsch als L2[108] spricht. Der Patient scheint anzunehmen, dass er aufgrund seiner eigenen Sprachlernerfahrung eine höhere Ambiguitätstoleranz[109] hat.

107 Alle Angaben und Zitate unter 5.1.4. sind den Feldnotizen vom 16.11.2015 entnommen (Anhang: 215–218).

108 Es soll an dieser Stelle noch einmal darauf hingewiesen werden, das P104s Sprache (im Rahmen dieses Gespräches) keine Merkmale einer Lernersprache aufweist.

109 In seiner Studie konnte Mißler (1999) zeigen, dass Personen mit Sprachlernerfahrung u.a. eine höhere Ambiguitätstoleranz (Fähigkeit mit Widersprüchen umzugehen) aufweisen.

5.2 Spracherwerbsbiographie und Selbsteinschätzung

Die Angaben zur Spracherwerbsbiographie der Ärztin A101 und ihrer Selbsteinschätzung wurden dem Interview mit der Ärztin[110] und dem vorentlastenden Fragebogen zum Interview[111] entnommen. Diese Angaben wurden bei der Analyse der sprachlichen Fehler einbezogen.

5.2.1 Spracherwerbsbiographie

Die hier (unter 5.2.1.) verwendeten Segmentangaben (Zahlen in Klammern) beziehen sich alle auf das Transkript A101db[112]. A101 hat in einem nichtdeutschsprachigen Land Medizin studiert und dort einige Zeit gearbeitet. Bereits vor Beginn ihrer Tätigkeit am Franziskus Hospital hat A101 ein Jahr in Deutschland gelebt und in dieser Zeit Sprachkurse bis zum Niveau B1 des GER absolviert (26–27). Zu dieser Zeit war ihre Motivation Deutsch zu lernen das Interesse an der Kultur und der Kommunikation sowie der Wunsch den Alltag (bspw. Einkaufen) auf Deutsch zu meistern (28–35). Erst später kam die Entscheidung, selbst in Deutschland zu arbeiten und damit auch die Notwendigkeit, das Niveau B2 zu erlangen (36–38).

A101 hat an einem Goethe-Institut im Ausland und beim Bildungswerk des Bielefelder Schulvereins e.V. (bibis)[113] Sprachkurse besucht (44–46). Darüber hinaus hat sie durch Lesen (Romane, Zeitung) und Fernsehen ihre Deutschkompetenzen erweitert (51–52+349–351). Die Sprache für den Beruf hat A101 sich selbst angeeignet (80+86+88), sie hat keinen entsprechenden Sprachkurs besucht: „kein sprachkurs kann das anbieten g glaube ich ah vielleicht gibt es doch aber das hab ich selber nicht gemacht“ (87–88).

A101 beschreibt, dass sie zu Beginn ihrer Arbeitspraxis Wörter, die ihr neu waren notiert und zu Hause nachgeschlagen hat (226–229). Sie erinnert sich: „ich war quasi die ganze zeit ähm mit ähm offene augen und ohren“ (230–231). A101 äußert zu ihrem Spracherwerb die Meinung: „ich finde sprachlernen äh wird mich die ganze le das ganze leben begleiten also äh ich höre nicht auf immer was neues zu lernen“ (239–241). A101 hält es für relevant, ihre Sprache weiter zu verbessen (215–259). Sie geht davon aus, dass eine Verbesserung ihrer

110 Anhang: 234–268.

111 Anhang: 230.

112 Anhang: 234–268.

113 http://www.bibisnet.de/

Sprachkompetenz auch positive Auswirkungen auf ihre Kontakte und Beziehungen haben würde (262–268).

5.2.2 Selbsteinschätzung

Aus dem Fragebogen zur Vorentlastung[114] geht hervor, dass A101 ihre Kompetenzen im Bereich Sprechen im Durchschnitt mit 6,3 und im Bereich Schreiben mit 6,7 von 10 Punkten einschätzt. Als deutlich besser schätzt sie ihre Kompetenzen im Bereich Hören mit 8,8 Punkten ein. Im Bereich Lesen gibt sie sich die höchste mögliche Punktzahl (10). Demnach sind ihrer Einschätzung nach ihre rezeptiven Kompetenzen besser als ihre produktiven und ihre schriftlichen besser als ihre mündlichen. Im Folgenden werden die einzelnen Kompetenzbereiche genauer betrachtet:

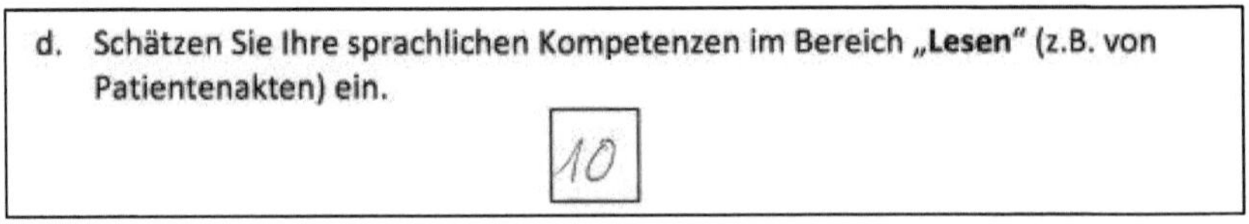
d. Schätzen Sie Ihre sprachlichen Kompetenzen im Bereich „**Lesen**" (z.B. von Patientenakten) ein.

10

Abb. 39: Selbsteinschätzung von A101 zum Bereich „Lesen"

Im Interview berichtet A101, dass sie es vorzieht die Berichte vorangegangener Operationen zu lesen, statt diese von den Patienten/innen geschildert zu bekommen (121–138)[115]. Sie erklärt, dass Patienten/innen die Zusammenhänge gelegentlich nicht genau kennen oder wiedergeben können (ebd.). Möglicherweise könnte ihre Vorliebe Berichte zu lesen einen Zusammenhang mit der positiven Wahrnehmung ihrer Lesekompetenz haben. Unter 4.2.1. wurde bereits darauf hingewiesen, dass das Lesen von Patientenakten und Berichten von A101 als Strategie zur Entlastung der Gespräche verwendet wird.

114 Anhang: 230.

115 Alle Segmentangaben in diesem Unterkapitel beziehen sich auf das Transkript A101db.

c. Schätzen Sie Ihre sprachlichen Kompetenzen im Bereich **„Hören"** ein.

	Vorgesetzten	Einem Kollegen	Mehreren Kollegen	Patienten/innen u. Angehörigen
In Gesprächen mit:	9	9	9	8

Abb. 40: Selbsteinschätzung von A101 zum Bereich „Hören"

Ihr Hörverstehen im Gespräch mit Vorgesetzten sowie im Gespräch mit einem oder mehreren Kollegen bewertet A101 mit 9 Punkten. Etwas geringer (8) bewertet sie dagegen ihr Hörverstehen im Gespräch mit Patienten/innen und Angehörigen. Im Interview erklärt sie die niedrigere Bewertung damit, dass Patienten/innen manchmal „nicht so orientiert" (144) sind und zum Teil „umgangssprache" (145) verwenden.

b. Schätzen Sie Ihre sprachlichen Kompetenzen im Bereich **„Schreiben"** ein.

	Wortschatz	Grammatik	Bedeutung
Zum Beispiel bei der Dokumentation von Aufklärungsgesprächen.	7	7	6

Abb. 41: Selbsteinschätzung von A101 zum Bereich „Schreiben"

Im Bereich Schreiben bewertet A101 sich in den Teilbereichen „Wortschatz" und „Grammatik" mit jeweils 7 Punkten. Im Teilbereich „Bedeutung" bewertet sie sich dagegen mit 6 Punkten. Im Interview bezeichnet sie ihre Schreibkompetenz als „gut" (158).

a. Schätzen Sie Ihre sprachlichen Kompetenzen im Bereich **„Sprechen"** ein.
Skala von 0 (nicht vorhanden) bis 10 (maximal)

Gespräche mit:	Wortschatz	Grammatik	Sprechtempo	Aussprache	Bedeutung
Vorgesetzten	6	6	5	7	6
Einem Kollegen	7	6	8	7	7
Mehreren Kollegen	6	6	5	7	6
Patienten/innen u. Angehörigen	7	6	7	7	6

Abb. 42: Selbsteinschätzung von A101 zum Bereich „Sprechen"

A101 schätzt ihre Kompetenzen im Bereich Sprechen zwischen 5 und 8 Punkten ein. Die niedrigste und höchste Punktzahl (und damit auch die größte Varianz) nimmt sie beim „Sprechtempo“ wahr. Die im Durchschnitt geringste Punktzahl (6) gibt sie sich im Teilbereich „Grammatik“. Etwas besser bewertet sie sich in den Teilbereichen „Sprechtempo“ und „Bedeutung“ (6,3). Noch etwas besser bewertet sie sich im Teilbereich „Wortschatz“ (6,5) und am besten im Teilbereich „Aussprache“ (7). Die im Durchschnitt geringste Punktzahl gibt A101 sich für „Gespräche mit Vorgesetzten“ und „mehreren Kollegen/innen“ (6). Eine höhere Punktzahl gibt sie sich für „Gespräche mit Patienten/innen und Angehörige“ (6,6). Die höchste Punktzahl gibt sie sich für „Gespräche mit einem/r Kollegen/in“ (7).

Grundsätzlich ist A101 mit ihrer Sprachkompetenzen für Prämedikationsgespräche zufrieden (A101db: 311). Sie erklärt, dass es keine Verständigungsschwierigkeiten gibt und dass sie die Fragen der Patienten/innen beantworten kann (ebd.: 281–287). Allerdings geht sie davon aus, dass eine Verbesserung ihrer Sprachkompetenz die Zufriedenheit der Patienten/innen noch erhöhen würde (ebd.: 312–317) und diese ihr möglicherweise mehr Vertrauen entgegenbrächten (ebd.: 288 + 317–323). A101 drückt ihr Verständnis für Patienten/innen aus, die möglicherweise unsicher sind, ob sie richtig verstanden und dann auch entsprechend versorgt werden (ebd.: 290–296). Sie wirft an dieser Stelle ein, dass sie sich Hilfe holen würde, wenn sie Schwierigkeiten damit hätte, einen Patienten bzw. eine Patientin zu verstehen. Damit spricht A101 eine weitere Strategie zur Entlastung der Gespräche an. Im Gegensatz zu der Strategie, die Patientenakten vor dem Gespräch zu lesen, hat sie diese Strategie allerdings noch nie angewendet (ebd.: 297–303).

5.3 Ergebnisse der Fehleranalyse

In diesem Kapitel (5.3.) werden die sprachlichen Fehler von A101 in den Blick genommen. Diese Analyse wurde ausdrücklich nicht von einem defizitorientierten Standpunkt aus gemacht (siehe Kap. 2.4.). So soll an dieser Stelle festgehalten werden, dass A101 die sprachliche Umsetzung der Prämedikationsgespräche grundsätzlich gelingt. Um allerdings einen möglichen Einfluss sprachlicher Normabweichungen auf die Gespräche zu erkennen und letztlich eine sprachliche Optimierung der Gespräche zu erreichen, wurden diese Abweichungen systematisch untersucht. Bei der Fehleranalyse dieses Gespräches ist besonders die Häufung von Fehlern aufgefallen, die bei allen längeren Redebeiträgen der Ärztin auftreten. Bei diesen längeren Beiträgen handelt es sich ausschließlich um Standardelemente der Prämedikationsgespräche. Im Folgenden wird anhand eines Beispiels diese Häufung von Fehlern veranschaulicht, um einen ersten Eindruck von den sprachlichen Schwierigkeiten dieser Ärztin zu vermitteln:

[62] Transkript: A101P102pddb

	..	202 [09:36.4]	203 [09:36.8]
A101 [v]	Werden	°h	aber weil die postoperative schmerzen so stark sind (.) können wir
P102 [v]		hmhm	

[63]

	..	204 [09:41.6]	205 [09:42.6]	206 [09:43.1]
A101 [v]	ihnen anbieten	einen schmerz (.)	katheter	was für ein katheter↑ °h hier in der leiste
P102 [v]			hmhm	
[pnv]				*A101 deutet auf ihre Leiste.*

[64]

	207 [09:45.6]	208 [09:46.0]	209 [09:48.5]	210 [09:49.0]
A101 [v]	wo	d nerv de das ganz bein versorgt		kann man ganz genau
P102 [v]	hmhm		ja	
[pnv]		*A101 deutet den Verlauf des Nervs an ihrem Bein an.*		*A101 hebt die rechte Hand und legt Daumen*

[65]

	..	211 [09:50.6]	212 [09:52.6]	213 [09:53.2]
A101 [v]	Lokalisieren	mit hilfe ein ultraschallgerät		und h° äh quasi ein
P102 [v]		hmhm	hmhm	
[pnv]	*und Zeigefinder aneinander.*			

[66]

	..	214 [09:56.2]	215 [09:58.6]	216 [09:59.1
A101 [v]	lokalbetäubung	spritz und e danach wird ein katheter verschoben		nach
P102 [v]			hmhm	
[pnv]		*A101 gestikuliert.*		

[67]

	..	217 [10:01.3*]	218 [10:02.6]
A101 [v]	d_oberation wird e der katheter mit ein schmerzbumbe angeschlossen		
P102 [v]			hmhm
[pnv]		*A101 legt beide Handflächen aneinander.*	*A101*

Der Ausschnitt zeigt eine Häufung von Fehlern, die letztlich dazu führt, dass die Zusammenhänge (zumindest für den medizinischen Laien) nicht mehr nachvollziehbar sind.

Im Folgenden werden die sprachlichen Normabweichungen, die A101 im Gespräch mit P102 produziert, systematisch betrachtet. Dabei werden nacheinander die Abweichungen in den folgenden Bereichen in den Blick genommen: „Lexik und Pragmatik", „Phonetik und Phonologie", „Morphologie" und „Syntax". In diesem Zusammenhang wird gelegentlich auf A101s eigene Einschätzung ihrer sprachlichen Kompetenzen hingewiesen. In Kapitel 5.3.5. wird ihre Selbsteinschätzung ausführlich dargestellt. Diese Darstellung basiert auf dem mit ihm geführten Interview[116]. Alle Segmentangaben (Zahlen in Klammern), die bei der Darstellung der Ergebnisse der Fehleranalyse (5.3.1. bis 5.3.4.) gemacht werden, beziehen sich auf das Transkript A101P102pddb[117].

5.3.1 Lexik und Pragmatik

A101 berichtet, dass sie sowohl im Studium als auch in der Praxis in ihrem Herkunftsland meist Englisch verwendet hat. Sie erinnert sich daran, wie sie den medizinischen Wortschatz auf Deutsch lernen musste: „sauerstoff [...] ich kenne oxygen immer" (182–183)[118]. A101 erklärt, dass die Bezeichnungen von Medikamenten nicht so viele Schwierigkeiten bereiten, weil diese nach dem „generic name"[119] benannt sind (189–191). Die Bezeichnungen von Werkzeugen bzw. Instrumenten waren für sie schwieriger zu lernen (192–194). Als Beispiele nennt sie „infusion infusionssystem" (195) und „spritze" (186). Außerdem musste sie für aus der Alltagssprache bekannte Ausdrücke bzw. Wendungen neue medizinische Bedeutungen lernen (201–210). Als Beispiel nennt sie „einschleusen ausschleusen das heißt de patienten [...] in den ope reinfahren und

116 A101db, Anhang: 234–268.

117 A101P102pddb, Anhang: 2–23.

118 Soweit keine anderen Angaben gemacht werden, beziehen sich alle Segmentangaben in 4.2.3.1.–4.2.3.4. auf das Gespräch A101P102.

119 Sie spricht diese beiden Wörter wie im Englischen aus.

ausfahren“ (212–213). Wie in Kapitel 2.5. bereits dargestellt, hebt auch Ohm (2014) diesen Bereich des beruflichen Wortschatzes als besonders herausfordernd hervor.

A101 beschreibt ihre Strategie zur Wortschatzerweiterung wie folgt: Wenn ihr ein neues Wort auffällt, schlägt sie es zunächst im Wörterbuch nach. Im Anschluss versucht sie das Wort anzuwenden – dabei nimmt sie aber das Problem wahr, dass ihr die neuen Wörter im passenden Moment häufig nicht einfallen (242–250).

Im Gespräch mit P102 sind verschiedene Fehler im Bereich der Lexik und Pragmatik zu beobachten, die von A101 im Interview nicht thematisiert werden. Im Folgenden werden einige Auffälligkeiten im Bereich der Lexik dargestellt:

Äußerungen	**Verben**
„da sehe isch jetz den plan→“ (61)	Bedeutungsnuancen von Verben
„und e danach wird ein katheter verschoben“ (241–242)	Nomen-Verb-Verbindung
„aber der katheter wird erstmal eingelegt“ (277)	Nomen-Verb-Verbindung

Tab. 17: Lexik und Pragmatik, A101 I

Im ersten Beispiel könnte angenommen werden, dass das Präfix „an“ des trennbaren Verbes „ansehen“ fehlt. Allerdings verwendet A101 in diesem Gespräch trennbare Verben durchgängig korrekt (vgl. 43, 23, 217, 241–242). Aus diesem Grund liegt die Annahme näher, dass A101 die Nuancen der Bedeutung von „sehen“ und „ansehen“ bzw. „anschauen“ nicht unterscheiden kann. Bei den folgenden beiden Beispielen werden in Verbindung mit dem Nomen „Katheter“ unpassende Verben verwendet. In Zusammenhang mit „Katheter“ können die Verben „(an)legen“ oder „einführen“, nicht aber die Verben „einlegen“ oder „verschieben“ verwendet werden (vgl. Duden 2015: Eintrag „Katheter“).

Äußerungen	Präposition
„nach d_operation wird e der katheter mit ein schmerzbumbe angeschlossen" (216)	„mit" statt „an"
„und sie nehmen sarelton wahrscheinlich nach der thrombose was sie gehabt hatten" (167–168)	„nach" statt „seit"
„von der strahlungbelastungs her (.) machen wir das nischt" (469–472)	„von" statt „wegen"
„allergisch reaktionen vor unsere medikamente" (292–293)	„vor" statt „auf"
„ich will von ihnen blut abnehmen" (336)	überflüssige Präposition „von"
„soll isch ihnen jetzt erzählen über die risiken von vollnarKOse" (280)	Optionen: ...erzählen von... ...informieren über...

Tab. 18: Lexik und Pragmatik, A101 II

In dem Gespräch mit P102 wählt A101 dreimal eine unpassende Präposition und verwendet einmal eine überflüssige. An einer Stelle passen Verb und Präposition nicht zusammen. Es gibt allerdings viele Stellen an denen sie passende Präpositionen (vgl. 260, 263, 296, 301) verwendet (Langenscheidts Großwörterbuch DaF 2015: 99).

Verwendung von Englisch
„und jetzt äh das linke ni: wird operiert" (195)

Tab. 19: Lexik und Pragmatik, A101 III

Bei diesem Beispiel könnte angenommen werden, dass es sich um einen Aussprachefehler handelt: [ni:] statt [kni:]. Allerdings spricht A101 dasselbe Wort in Segment 372 korrekt aus und es sind auch keine anderen Stellen zu finden, an denen diese Lautkombination zu Ausspracheschwierigkeiten führt. Stattdessen könnte hier das ähnlich klingende deutsche Wort („Knie") mit dem englischen („knee") verwechselt worden sein.

Relativpronomen „was“
„nach der thrombose was sie gehabt hatten“ (167–168) „aber isch glaube äh: lag daran vielleicht wegen der eiter was im bauch war“ (97–98)

Tab. 20: Lexik und Pragmatik, A101 IV

A101 bildet beide Attributsätze, die sie in dem Gespräch mit P102 verwendet, fälschlich mit dem Relativpronomen „was“, statt mit „die“ bzw. „der“ (vgl. Helbig/Buscha 2001: 211).

Eher dem Bereich der Pragmatik zuzuordnen, sind die folgenden Auffälligkeiten:

Äußerungen	Register
„leiden sie an sodbrennen oder reFLUX häufig bei ihnen↑“ (189–190)	medizinisches Fachwort

Tab. 21: Lexik und Pragmatik, A101 V

A101 verwendet an dieser Stelle das medizinische Fachwort „Reflux“. Im Aufklärungs- und Anamnesebogen werden unter der Kategorie „Erkrankungen des Verdauungstraktes“ anstelle dieses Fachwortes drei mögliche synonyme Bezeichnungen angegeben: „Sodbrennen/saueres [sic] Aufstoßen/Refluxkrankheit“. Die Angabe von drei Varianten deutet darauf hin, dass es für diese Erkrankung unterschiedliche gängige Bezeichnungen gibt. Um das Verstehen sicherzustellen, werden mehrere Möglichkeiten als Synonyme dargestellt. A101 verwendet eine dieser gängigen Bezeichnungen und das Fachwort. Die Verwendung des Fachwortes ist problematisch, da es nicht deutlich als Synonym markiert ist. Eine Person, die nicht weiß, was „Reflux“ bedeutet, könnte annehmen, dass A101 hier nach zwei verschiedenen Erkrankungen fragt.

Äußerungen	Wortwahl
„ich will von ihnen blut abnehmen" (336)	Modalverb unangemessen[120]
„sie sind immer noch wach und ansprechbar" (228)	beunruhigend[121]
„was schlimmes passieren könnte" (280)	beunruhigend
„weil die postoperative schmerzen so stark sind" (203)	beunruhigend

Tab. 22: Lexik und Pragmatik, A101 VI

Im ersten Beispiel wäre es angemessener das Modalverb „möchten" zu verwenden. Die Wortwahl in den folgenden drei Äußerungen, die im Kontext der Aufklärung über Narkose und Schmerzkatheter stehen, sind unangemessen. Sie könnten bei Patienten/innen eine beängstigende Wirkung haben. Fischbeck, Laufenberg-Feldmann und Laubach (2012: 85–92) stellen Studienergebnisse zu Negativ- und Positivsuggestion im Patientengespräch zusammen. Sie betonen die medizinische Relevanz der Vermeidung von Wörtern bzw. Phrasen mit negativer und der gezielten Verwendung solcher mit positiver Konnotation in Prämedikationsgesprächen. A101s Verwendung von negativ konnotierten Wörtern und Phrasen fällt besonders im Gespräch mit P104 auf (vgl. 112–179).

Frage als Einleitung
„was für n_operation↑" (70)
„was für ein katheter↑" (206)
„das hat naturlich was für vorTEIle↑" (223)

Tab. 23: Lexik und Pragmatik, A101 VII

Mehrfach verwendet A101 Fragen zur Einleitung einer Erklärung bzw. einer Information. Gleichzeitig haben die Fragen eine gesprächsstrukturierende Funktion, indem sie zu einem neuen Thema überleiten. Möglicherweise handelt es sich hier um eine Strategie zur Vermeidung komplexerer Satzkonstruktionen. Die Verwendung von Fragen zur Einleitung einer Erklärung ist ungewöhnlich

120 In Kapitel 4.1.1. wird die Verwendung und Bedeutung der Bezeichnung „unangemessen/angemessen" im Rahmen dieser Studie erklärt.

121 In Kapitel 4.1.1. wird die Verwendung und Bedeutung der Bezeichnung „beunruhigend" im Rahmen dieser Studie erklärt.

und kann belehrend wirken. Diese unangenehme Wirkung wird durch die steigende Intonation verstärkt.

Bei dem Vergleich der drei dokumentierten Gespräche von A101 mit allen anderen im Rahmen dieser Studie dokumentierten bzw. beobachteten Gesprächen fällt auf, dass A101 die Patienten/innen besonders häufig mit ihren Namen anspricht. In dem 13 Minuten Gespräch mit P102 spricht sie die Patientin 6mal mit ihrem Namen an. P103 (9 Minuten Gespräch) spricht sie 4mal und P104 (7 Minuten Gespräch) 3mal mit seinem Namen an. Im Gegensatz dazu verwenden A102 und A103 die Namen der Patienten/innen nur einmal zu Beginn der Gespräche beim Aufrufen bzw. bei der Begrüßung. Die Verwendung von Namen zu Beginn eines Gespräches hat zunächst eine kontaktetablierende Funktion (Schwitalla 1995: 498–499). In bestimmten Gesprächstypen hat die Identifizierung von Gesprächsteilnehmern/innen durch die Namensnennung eine rechtliche Relevanz (ebd.: 502). In Prämedikationsgesprächen hat die Identifizierung, die häufig durch Nennung von Namen und bevorstehenden Eingriffen sichergestellt wird, rechtliche und darüber hinaus medizinische Relevanz. Diese Funktion der Namensnennung ist bei A101 ebenfalls in der Gesprächseröffnung zu finden. Darüber hinaus verwendet A101 die Namen der Patienten/innen in mehreren anderen Kontexten. Die folgende Tabelle gibt einen Überblick:

Gesprächs-komponente	interaktive Handlung	Äußerung
Gesprächseröffnung	Aufrufen	„frau P102↑“ (1) „herr P103↑“ (A101P103: 1) „herr P104“ (A101P104: 1)
Information erfragen	geschlossene Frage stellen	„frau **P102** (-) tr tragen sie prothese im mund“ (45) „sonstige erkrankungen bekannt e bei ihnen frau **P102“** (143) „allergien bekannt bei ihnen frau **P102“** (177)
		„ehm herr **P104** tragen sie prothese im mund“ (A101P104: 25)
Information geben	Gespräch strukturieren	„o:ke:frau **P102** (-) und jetzt äh das linke ni: wird operiert“ (193–195)
		„o:ke: herr **P103** ehm sie wissen ja schon dass jeder medizinische eingriff ein paar risiken hat“ (A101P103: 188)
		„o:ke: herr **P104** sie haben eigentlich zwei möglichkeiten als anästhesieverfahren“ (A101P104: 62)
	Verständnis sichern	„wissen sie das herr **P103“** (A101P103: 62)
Gesprächsabschluss	Nachfragemöglichkeit geben	„noch fragen dazu frau **P102“** (421)
		„noch fragen dazu herr **P103“** (A101P103: 267)
	Gespräch explizit beenden, bedanken	„o:ke: alles klar °h gut frau **P102** vielen dank“ (477)
		„o:ke: vielen dank herr **P103“** (A101P103: 301)
		„alles klar vielen dank herr **P104“** (A101P104: 271)

Tab. 24: Lexik und Pragmatik, A101 VIII

Die Verwendung von Namen in der Gesprächseröffnung hat neben den bereits genannten Funktionen auch eine Beziehungsfunktion. Dies gilt ebenso für die Verwendung von Namen in Kombination mit einer Verabschiedung bei Gesprächsabschluss (Schwitalla 1995: 489–499). Es fällt auf, dass A101 ebenfalls beim Stellen von Fragen und zur Gesprächsstrukturierung (Einleiten eines neuen Themas) mehrfach die Namen der Patienten/innen verwendet. Es ist anzunehmen, dass dies auf Patienten/innen wie ein Appell an ihre Aufmerksamkeit wirkt.

Schwitalla (1995: 503) erklärt: „Personennamen bezeichnen Individuen als solche; im kommunikativen Gebrauch fordern sie ihre individuelle [...] Zugänglichkeit, Verantwortung und Kooperation heraus." Vor diesem Hintergrund könnten Patienten/innen im Gespräch mit A101 die wiederholte Nennung ihrer Namen als Unterstellung unzureichender Aufmerksamkeit sowie mangelnder Zugänglichkeit etc. verstehen. Allerdings geben weder die dokumentierten Gespräche selbst noch das Interview mit A101 Hinweise darauf, dass die Ärztin dazu veranlasst war derlei Mängel zu unterstellen. Eine mögliche Erklärung wären kulturelle Unterschiede bei der Verwendung von Namen in Prämedikationsgesprächen. Entsprechende kulturvergleichende Studien liegen allerdings bislang noch nicht vor. Verschiedene andere Erklärungen sind denkbar, die mögliche unangenehme Wirkung auf Patienten/innen bleibt allerdings festzustellen.

5.3.2 Phonetik und Phonologie

A101 spricht im Interview keine phonetischen oder phonologischen Schwierigkeiten an. Im Gespräch mit P102 wurden allerdings verschiedene Normabweichungen sichtbar.

Wortbetonung[122]		
Determinativkomposita	**betonte Affixe**	
„asthmaanFÄLle" (123) „herzerKRANkung" (145) „vollnarKOse" (199) „gasnarKOse" (265) „zahnSCHÄden" (292) „rontgenabTEILung" (366) „mitterNACHT" (301) „hauptSACHE" (327)	„vorSTELlen" (22) „eingeFÜHRT" (263) „aufgeSCHRIEben" (120) „angeMELdet" (453) „aufKLÄrung" (427) „anMELdung" (455) „vorTEILe" (233) „zuGANG" (260) „reFLUX" (189) „vereinBART" (464)	abweichende Betonung
„BILNDdarm" (72) „SODbrennen" (189) „SCHERZbumbe" (217)	„POSToperative" (203) „AUSgeschaltet" (295) „EINnehmen" (322)	normgerechte Betonung[123]

Tab. 25: Phonetik und Phonologie, A101 I

122 Wortbetonung nach Langenscheidts Großwörterbuch DaF 2015.

123 Die korrekte Betonung wird hier durch Großbuchstaben verdeutlicht. Im Transkript sind normgerechte Betonungen nicht hervorgehoben.

In der Tabelle sind alle Wörter aufgelistet, die A101 im Gespräch mit P110 deutlich wahrnehmbar abweichend von der Norm betont. Für die beiden Kategorien (Determinativkomposita und betonte Affixe)[124] lassen sich auch Wörter finden, die A101 normgerecht betont. In der Tabelle sind dafür nur einige ausgewählte Beispiele genannt. Die Beispiele zeigen, dass A101 gegen morphologische Akzentregeln verstößt: Es kommt mehrmals vor, dass sie bei Determinativkomposita die rechte statt der linken Konstituente betont. Auch bei Wörtern mit zu betonenden Präfixen treten Normabweichungen auf. Bei den ersten vier oben dargestellten Beispielen handelt es sich um trennbare Verben. Es folgen fünf Nomen mit betonten Präfixen, wovon das letzte ein Fremdwort ist. Bei dem Beispiel „vereinBART" müsste das Infix „-ein-" betont werden.

Im Interview erinnert sich A101, dass das Wort „Spritze" für sie schwierig war. Sie nennt das Wort als Beispiel im Bereich der Lexik und nicht der Phonetik. Dennoch könnte die Aussprache des Wortes dazu beigetragen haben, dass ihr dieses Wort als besonders schwierig in Erinnerung geblieben ist. Blohm/Giza (2001:446) weisen darauf hin, dass mehrkonsonantige Wortanlaute eine Hürde für Deutschlerner/innen mit Arabisch als L1 sind. Sie erklären, dass aus diesem Grund Sprossvokale eingefügt werden. Im analysierten Gespräch ist keine Stelle zu finden, an der A101 den Sprossvokal in der beschriebenen Weise verwendet. Allerdings fügt sie gelegentlich zwischen zwei Worte den Schwa-Laut [ə] ein, wie die folgende Tabelle zeigt:

Sprossvokal
„sonstige erkrankungen bekannt e bei ihnen" (143)
„und e danach" (214)
„wird e der katheter" (216)

Tab. 26: Phonetik und Phonologie, A101 II

Bei den dargestellten Beispielen handelt es sich eindeutig nicht um Verzögerungselemente wie „äh:" im folgenden Ausschnitt: „aber isch glaube äh: lag daran vielleicht wegen der eiter" (97–98). In den Aufnahmen sind die Verzögerungselemente in Lautqualität und – quantität deutlich von den Sprossvokalen zu unterscheiden.

124 Diese Kategorien werden in Anlehnung an Becker (2012: 84) verwendet.

Es fällt auf, dass A101 den Schwa Laut an Stellen einfügt, an denen alveolare [d] [t] bzw. bilabiale [b] Plosive aufeinandertreffen. Allerdings gibt es auch Stellen, an denen sie in derselben lautlichen Umgebung keinen Schwa-Laut einfügt: „allergien bekannt bei ihnen" (177). Sowohl in sprachkontrastiven Studien (vgl. Blohm/Giza 2001:446), als auch in didaktischer Literatur (vgl. Grob 201127–28, Zeldes/Ghazwan 2014: 145) wird darauf hingewiesen, dass Deutschlerner/innen mit Arabisch als L1 mit dem Erwerb der Laute [ç] und [p] Schwierigkeiten haben, da diese Laute im Arabischen nicht vorkommen. Diese Schwierigkeiten werden auch bei A101 sichtbar, wie die Beispiele in den beiden folgenden Tabellen zeigen:

[ç]	
„isch" (453) „anschpreschbar" (228) „natürlisch" (251) „dursch" (263)	[ç] als [ʃ]
„reist" (241)	[ç] als [s]

Tab. 27: Phonetik und Phonologie, A101 III

A101 spricht [ç] durchgängig als [ʃ] und in einem Fall als [s] („reist" statt „reicht") aus. Da weder in der arabischen Hochsprache, noch in ägyptischen Dialekten oder im Englischen der Ich-Laut verwendet wird, ist es nicht erstaunlich, dass A101 Schwierigkeiten mit diesem Laut hat.

[p] als [b]
„kobie" (425) „berfekt" (40) „suber" (33) „oberiert" (64) „therabie" (226) „ein baar" (273) „kreislaufbrobleme" (294) „o:be: tag" (316) „kein broblem" (319) „läuf brima" (359) „kobf" (410) „bei batienten" (464) „schmerzbumbe" (217)

Tab. 28: Phonetik und Phonologie, A101 IV

Auch mit [p] hat A101 Schwierigkeiten. In vielen Fällen spricht sie es wie in den dargestellten Beispielen als [b] aus. Es gibt aber auch einige Stellen, an denen sie es korrekt ausspricht: „prothese“ (45), „beispiel“ (132), „speichel“ (296). A101s Aussprachefehler lassen sich nicht durch die lautliche Umgebung von [b] bzw. [p] erklären. Möglicherweise hat A101 mit dem Laut [p] weniger Schwierigkeiten als mit dem Laut [ç], weil [p] im Englischen verwendet wird. Diese Annahme wird dadurch unterstützt, dass A101 in Anglizismen das [p] korrekt ausspricht. „computer“ (453), „spray“ (318).

[ks]	
„sarelto“	[ks] als [s]
„thorak“	[ks] als [k]

Tab. 29: Phonetik und Phonologie, A101 V

Auch mit der Konsonantenverbindung [ks] hat A101 Schwierigkeiten. Das Medikament „Xarelto“ spricht sie mehrmals mit [s]. Das Wort „Thorax“ spricht sie einmal korrekt mit [ks] und einmal nur mit [k] aus.

Umlaute	
„ärztin“ (23)	[ɛ] korrekt
„über“ (24)	[y] korrekt
„venöse“ (260)	[ø] korrekt
„naturlich“ (223) „drucken“ (412)	[u] statt [y]
„lüftröhre“ (263) „hüsten“ (295)	[y] statt [u]
„rontgen“ (464) „rontgenabteilung“ (366)	[o] statt [ø]
„möbilisation“ (225)	[ø] statt [o]

Tab. 30: Phonetik und Phonologie, A101 VI

A101 kann alle Umlaute korrekt artikulieren und verwendet sie vorwiegend korrekt. Die Verwendung des [ɛ] ist durchgängig korrekt. [y] und [ø] verwendet sie häufig korrekt. Je zweimal verwendet sie in dem analysierten Gespräch [u] statt [y], [y] statt [u] und [o] statt [ø]. Einmal verwendet sie [ø] anstelle von [o].

Vermeidungsstrategie	
„früh°er <möbilisation<all> äh da können sie schmerzlos äh <fedötherapie<all> druchführen“ (225–226)	Geschwindigkeit

Tab. 31: Phonetik und Phonologie, A101 VII

Bei diesen beiden Beispielen scheinen Vermeidungsstrategien sichtbar zu werden. Im ersten Beispiel kommen zwei Wörter vor (Mobilisation, Physiotherapie), bei deren Aussprache A101 Schwierigkeiten hat. Oben wurde bereits auf den falschen Umlaut in „möbilisation“ hingewiesen. Bei der Aussprache des ersten Teils des Kompositums „Physiotherapie“ hat A101 besonders große Schwierigkeiten. Die auffällig höhere Sprechgeschwindigkeit bei diesen beiden Wörtern, könnte eine Strategie zur Vermeidung deutlicher Artikulation sein.

5.3.3 Morphologie

Im Bereich der Morphologie fällt zunächst auf, dass A101 verschiedene Vermeidungsstrategien[125] zu verwenden scheint.

Äußerung	Wortart	Vermeidungsstrategie
„wenn sie schon eingeschlafen sind wird (.) ein °h dünn_schlauch“ (262–263)	Adjektive	fehlende Endung
„schwer lungenentzündung hervorruft“ (297)		
„groß unterschied“ (444)		
„wo de nerv de das ganz bein versorgt“ (208)		
„sie kriegen auch so ein venöse zuGANG“ (260)		unvollständige Endung
„tragen sie prothese im mund“ (45)	Artikel	Auslassung
„was für n_oberation“ (70)		Verschleifung
„wo d nerv“ (208)		unvollständige Endung

Tab. 32: Morphologie, A101 I

125 Siehe zu „Vermeidungsstrategien“ Kapitel 2.7.

In dem analysierten Gespräch fallen immer wieder fehlende Adjektivendungen auf. Adli (2014: 152) erklärt, dass Deutschlerner/innen mit Arabisch als L1 aufgrund ihrer Schwierigkeiten mit der Deklination dazu tendieren Adjektivendungen auszulassen.

Es sind einige Stellen im Gespräch mit P102 zu finden, an denen A101 Artikel auslässt, verschleift oder unvollständig ausspricht. Allerdings verwendet sie in der Regel sowohl definite als auch indefinite Artikel an der richtigen Stelle. Die korrekte Verwendung des definiten Artikels könnte ein positiver Transfer aus dem Arabischen sein: Der Gebrauch des arabischen definiten Artikels „al-" entspricht überwiegend dem Gebrauch des definiten Artikels im Deutschen (vgl. Blohm/Giza 2001: 447). Die Verschleifung von Artikel und Nomen dagegen könnte statt als Vermeidungsstrategie auch als negativer Transfer gedeutet werden: Im Arabischen wird der Artikel vorne an das Nomen angehängt und je nach Kontext nicht vollständig ausgesprochen (vgl. Adli 2014: 147–149). In dem analysierten Gespräch ist eine Äußerung mit einem überflüssigen Artikel zu finden: „die so ein ehm (.)°h <LUNGEN<f>beschwerden haben" (464-465). Genus und Kasus der Artikel sind häufig korrekt (vgl. 23, 61, 83, 100), gelegentlich kommen allerdings Fehler vor, wie die folgende Tabelle zeigt:

Artikel
„ein lokalbetäubung spritz" (213) „bis mitterNACHT ein nacht davor" (301) „sie kriegen so ein kleine dosis" (241) „gehen sie bitte ins rontgenabTEILung" (366) „wegen der eiter" (98) „unter die vollnarkose" (295) „mit ein schmerzbumbe angeschlossen" (216–217)

Tab. 33: Morphologie, A101 II

An mehreren Stellen werden Schwierigkeiten mit der Einbettung von Komparationen in den Äußerungskontext sichtbar:

Komparation
„das hat natürlich was für vorTEILe↑ ähm früh°er <möbilisation<all>" (225)
„am besten vene" (343–344)
„treten bei ihnen immer häufiger asthmaanfälle auf" (123)

Tab. 34: Morphologie, A101 III

Im ersten und zweiten Beispiel treten sichtbar morphologische Fehler auf: „früher" statt „frühere" und „am besten" statt „die beste". Die dritte Äußerung scheint zunächst sprachlich fehlerfrei zu sein. Erst durch den Einbezug des Gesprächskontextes und der Irritation der Patientin wird sichtbar, dass auch hier wahrscheinlich sprachliche Schwierigkeiten vorliegen. Unter 5.4.1. wird hierauf genauer eingegangen. An dieser Stelle soll allerdings noch darauf hingewiesen werden, dass es in dem analysierten Gespräch noch eine zweite Stelle gibt, an der A101 „häufig" adverbiell verwendet: „leiden sie an sodbrennen oder reFLUX häufig bei ihnen↑" (189). Diese Äußerung ist offensichtlich sprachlich fehlerhaft. Es ist allerdings kaum möglich sich darauf festzulegen, welche bzw. welcher Fehler vorliegt. Es sind verschiedene Korrekturen denkbar wie beispielsweise: „Leiden sie an Sodbrennen oder saurem Aufstoßen?" oder „Leiden sie an Sodbrennen oder stoßen sie häufig sauer auf?"

Neben diesen häufiger auftauchenden Fehlern gibt es einige Fehlertypen, die nur ein oder zweimal vorkommen. Einmal steht ein Fugenelement an der falschen Stelle im Wort „strahlungbelastungs" (470). In der Äußerung „schutzreflexe wie hüsten und schluck" (295) werden zwei Verben in Infinitivform als Substantive verwendet. Bei dem zweiten Verb fehlt allerdings die Infinitivendung. In der Äußerung „ich werde gerne mit ihnen über die narkose sprechen" (24) liegt wahrscheinlich ein Modusfehler (Hilfsverb im Indikativ statt im Konjunktiv) vor. Es ist anzunehmen, dass es sich nicht um einen Aussprachefehler handelt, da A101 (wie oben bereits dargestellt) gelegentlich [y] mit [u] vertauscht, nicht aber mit anderen Vokalen.

5.3.4 Syntax

Im Bereich der Syntax fällt auf, dass A101 viele Äußerungen mit fehlenden Komponenten oder fehlerhafter Wortstellung produziert:

Äußerungen	Fehlende Komponenten
„dann können wir in ruhe machen zusammen“ (10)	Formales Objekt (es)
„sie haben rischtig gemacht“ (115)	Formales Objekt (es)
„aber isch glaube äh: lag daran“ (97–98)	Formales Subjekt (es)
„oder haben sie abgesetzt“ (106–107)	Prowort (Xarelto - es)
„bitte vor d_operation muss rausgenommen werden“ (55–56)	Prowort (Prothese - sie)
„was bezieht nur die narkose“ (285)	Refelxivpronomen (sich), Präposition (auf)
„hier besteht die gefahr dass mageninhalt oder speichel in rachen gelangt eingeatmet schwer lungenentzündunghervorruft“ (296–297)	def. Artikel (in **den** Rachen), Hilfsverb (...eingeatmet **wird**...), Konjunktion (...wird **und** ...), indef. Artikel (...**eine** schwere...)
„danach vielleicht schluck wasser trinken dürfen sie“ (309)	indef. Artikel (einen)
„tragen sie prothese im mund“ (45)	indef. Artikel (eine)
„und=im fall (.) kriegen sie rund um die uhr so ein betäubungsmittel äh in bein“ (219–220)	def. Artikel (...in dem fall...), def. Artikel (...in das/ins Bein...)
„nach ende d_operation wird alles ab und schlauch raus und sie werden automatisch wach“ (267)	Verb (z. B. wir alles abgenommen)

Tab. 35: Morphologie, A101 IV

Besonders häufig fehlt das Pronomen „es“ – sowohl in seiner Funktion als Prowort als auch in seiner Funktion als formales Subjekt/Objekt.[126] Allerdings gibt es auch einige Stellen an dem analysierten Gespräch, an denen A101 „es“ als formales Subjekt/Objekt korrekt verwendet: „ging es ihnen gut nach der narkose↑“ (83), „gut es wird einmal kalt“ (353) oder „ich kann es (.) ganz kurz zusammenfassen“ (288). Grob (2011: 27) weist darauf hin, dass im Arabischen Pronomen weitgehend weggelassen werden und das Pronomen „es“ nicht existiert.

126 Zu den verschiedenen Funktionen der Pronominalform „es“ vgl. Helbig/Buscha (2008): 239–244.

Äußerung mit Wortstellungsfehlern
„dann können wir in ruhe machen zusammen“ (10)
„aber weil die postoperativen schmerzen so stark sind (.) können wir ihr ihnen anbieten einen schmerz(.)katheter“ (203–205)
„und jetzt das linke ni: wird operiert“ (195)
„danach vielleicht schluck wasser trinken dürfen sie“ (309)
„und werden sie in aufwachRAUM betreut und überwacht bis sie ausreichend wach sind“ (269)

Tab. 36: Morphologie, A101 V

In der Tabelle sind einige Beispiele aufgeführt, bei denen Satzstellungsfehler angenommen werden. Es ist nicht möglich eindeutig festzulegen, dass es sich um Syntaxfehler und nicht um Intonationsfehler handelt.

5.4 Ergebnisse der Konversationsanalyse

In diesem Kapitel werden die Ergebnisse der Analyse zu dem Gespräch A101P102 präsentiert. Bei der Darstellung der Ergebnisse werden Zusammenhänge zwischen den Ergebnissen der Fehler- und Konversationsanalyse einbezogen. Die Segmentangaben (Zahlen in Klammern) in diesem Kapitel (5.4.) beziehen sie auf das Transkript A101P102pddb[127].

5.4.1 Fragebatterie

Wie unter 5.1.2. bereits dargestellt, stellt P102 mehrere Nachfragen. Im Folgenden sollen diese unterschiedlichen Nachfragen im Gesprächskontext genauer betrachtet werden.

In Segment 178 hat P102 ein einzelnes Wort in A101s Frage nicht gehört und fragt nach: „was ist bekannt↑“. A101 wiederholt „allergien“ und wendet P102 dabei den Kopf zu. Nun beantwortet die Patientin die Frage. In dieser Situation kann die Patientin ein Wort nicht hören und das Problem wird durch das Wiederholen dieses Wortes behoben.

Als A101 die Patientin über den geplanten Schmerzkatheter aufklärt, stellt P102 eine Deklarativsatzfrage: „aber ich kann mit dem katheter (halt) auch auf-

127 A101P102pddb, Anhang: 2–23.

stehen oder so zur toilette gehen“ (233–236). Klüber (2015: 222) erklärt, dass Patienten/innen diesen Fragetyp häufig verwenden. Das Ziel ist eine Bestätigung ihres Wissens durch den Arzt bzw. die Ärztin. Im analysierten Gespräch gibt A101 die Bestätigung: „sischer“ (236).

Zweimal stellt P102 eine Nachfrage indem sie je ein Wort (in den folgenden Zitaten fett markiert) der Arztfrage wiederholt: „richtiger **anfall** mein se“ (134–135) und „nur durch die **narkose** meinen sie“ (282). Durch „meinen sie“ markiert P102, dass sie die Frage von A101 zwar gehört hat, aber unsicher ist, worauf diese abzielt. In beiden Fällen folgt eine längere Aushandlung, die von A101 beendet wird, ohne dass P102 die vorangegangene Arztfrage beantwortet. Diese Situationen werden in den beiden folgenden Unterkapiteln genauer betrachtet.

An dieser Stelle soll hingegen auf vier weitere Fragen von P102 eingegangen werden: Nachdem A101 die Anweisung gegeben hat, am Tag der Operation nüchtern zu erscheinen, stellt P102 zunächst die Frage, ob sie einige der Medikamente auf ihrer Liste nehmen sollte. A101 antwortet: „lassen sie bitte am o:be: tag alles weg“ (316). P102 fährt daraufhin mit Nachfragen zu ihrem Asthmamittel und ihren Augentropfen fort:

[98] Transkript: A101P102pddb

	..	310 [12:02.8]	311 [12:04.5]
A101 [v]	schluck wasser trinken dürfen sie °h bis vier uhr morgens	und das wars	
P102 [v]			°h ehm
[pnv]			*A101 lächelt. P102 deutet auf*

[99]

	..	312 [12:08.0]	313 [12:08.8]
A101 [v]		die tablette	
P102 [v]	gucken sie m muss ich m medikame ein	oder zwei	medika mente davon
[pnv]	*die Unterlagen.*	*P102 zählt mit den Fingern ab.*	

[100]

	..	314 [12:10.4]	315 [12:11.0]	316 [12:11.6]
A101 [v]		eigentlich		äh lassen sie bitte am o:be: tag alles weg
P102 [v]	NEHmen oder kann ich	alles	weglassen	

[101]

	317 [12:14.2]	318 [12:17.6]	319 [12:18.7]
A101 [v]		das spray↑	äh: (.) k kein broblem
P102 [v]	aber äh mein asthmamittel (.) das tu ich ja ei so sprü nehmen (das) nehmen ja		
[pnv]	*P102 deutet das Sprühen an. P102 zieht ihre Jacke aus.*		

[102]

	320 [12:20.2]	321 [12:20.8]	322 [12:20.9]	323 [12:22.0]	324 [12:22.5]	325 [12:23.5]	326 [12:24.0]
A101 [v]	da können sie	ganz normal einnehmen			(es) auch ja		
P102 [v]		und augentropfen sicher auch nehme ich an (.) ja gut					dann

[103]

	..	327 [12:24.4]	328 [12:25.3]	329 [12:26.0]	330 [12:27.3]	331 [12:28.0]
A101 [v]		hauptSACHe der magen leer ist das ist äh sehr wichtig				
P102 [v]	weiß ich bescheid			ja alles klar	hmhm	
[pnv]						*(- -) A101 schreibt*

In dem Ausschnitt fällt auf, dass A101 und P102 unterschiedliche Anliegen verfolgen: A101 möchte sichergehen, dass ihre Anweisung verstanden und befolgt wird. Sie markiert die Anweisung mit „hauptSACHe" und „das ist äh sehr wichtig" als besonders relevant. Klüber (2015: 219) stellt fest, dass die Nüchternheit häufig von Anästhesisten/innen in Prämedikationsgesprächen besonders betont wird. P102 dagegen möchte von A101 darüber informiert werden, welche Medikamente sie am Operationstag nehmen bzw. anwenden soll. Die unterschiedlichen Anliegen werden auch in den verschiedenen Bezeichnungen des Bezugsgegenstandes deutlich. P102 fragt nach Medikamenten und A101 spricht von Tabletten. Die Anästhesistin will sichergehen, dass am Operationstag „der magen leer ist" (327–328), also auch keine Tabletten geschluckt werden. P102 möchte wissen, welche Medikamente sie am Operationstag nehme sollte, unabhängig davon in welcher Form (Tablette, Spray, Tropfen, Injektion).

Bereits zu Beginn des Gespräches weist P102 auf die von ihr mitgebrachte Medikamentenliste hin (32–33). A101 nimmt die Information zwar wahr und behandelt sie aber lediglich als Teil der „Situierung" zur Vorbereitung auf das Gespräch (33–34, 42–43). Im Rahmen der Befragung kommt A101 wieder auf die Medikamentenliste zu sprechen. A101 stellt hier in demselben Wortlaut wie im Gespräch mit P104 und ebenfalls mit steigender Satzintonation die Frage, ob die Patientin regelmäßig Medikamente nimmt. Im Gegensatz zum Gespräch mit P104 schließt sie unmittelbar die Feststellung an „=da sehe isch jetz den plan->“ (61). Sowohl durch das routinemäßige Stellen der Frage als auch durch das Adverb „jetzt“ markiert A101, dass für das Thema „Medikamente“ ein bestimmter Punkt im Gesprächsablauf vorgesehen ist. Nach der Äußerung überträgt A101 Informationen von der Medikamentenliste (63) in das Anästhesieprotokoll und geht dann zur Frage nach vorangegangenen Operationen über (64). Es findet an dieser Stelle kein mündlicher Austausch über die Medikamente statt.

Zu einem späteren Zeitpunkt im Gespräch (siehe vorangegangener Transkript-Ausschnitt) nutzt P102 die Anweisung am Operationstag nüchtern zu erscheinen, um ihre noch ungeklärten Fragen zur Medikamenteneinnahme zu stellen. Durch die Aufforderung „gucken sie“ (311) und mehrere Nachfragen scheint sie sich gewissermaßen die benötigte Information zu erkämpfen. Tatsächlich stellt sich durch die Nachfragen zu dem Asthmaspray und den Augentropfen heraus, dass P102 zwar alle Tabletten, nicht aber alle Medikamente „weglassen“ soll. Während der Blutabnahme gegen Ende des Gespräches fällt P102 noch eine weitere Frage zu ihren Medikamenten ein:

[110] Transkript: A101P102pddb

	..	354 [12:58.2]355 [12:59.0]	
A101 [v]	gut es wird einmal kalt->		
P102 [v]		hmhm	ach
[pnv]		*(8.77) A101 schüttelt das Desinfektionsmittel und sprüht es auf. A101*	

[111]

	..
P102 [v]	diese thrombosespritze die ich ja jetzt für das andere nehme °h am abend vorher
[pnv]	*reißt eine Verpackung auf*

[112]

	..	357 [13:13.1]	358 [13:15.5]	359 [13:27.4]
A101 [v]		ja auf jeden fall das ist sehr wischtig		gut läuf brima
P102 [v]	nochmal od ja ne↑ hmhm hmhm			
[pnv]			*(11.98) A101 nimmt Blut ab.*	

Es stellt sich heraus, dass auch die Thrombosespritze nicht „weggelassen“ werden soll. A101 markiert die erfragte Anweisung mit „auf jeden fall das ist sehr wischtig“ (357) als besonders relevant.

In dem analysierten Prämedikationsgespräch kommt die Anwendung der verschiedenen Medikamente am Operationstag nur zur Sprache, weil P102 beharrlich danach fragt. Es hätte leicht passieren können, dass die Patientin aufgrund der ärztlichen Anweisung „lassen sie bitte am o:be: tag alles weg“ (316) keine ihrer üblichen Medikamente angewendet hätte. Nur aufgrund der regelrechten Fragebatterie wurde sichergestellt, dass die Patientin ihre Augentropfen, ihr Asthmaspray und ihre Thrombosespritze am Operationstag verwendete. Die Patientin war sich der Relevanz der erfragten Information offensichtlich bewusst, was darauf zurückgeführt werden kann, dass sie selbst „krankenschwester“ (434) war. Dies konnte A101 während des Gespräches allerdings nicht wissen, weil die Patientin im Aufklärungs- und Anamnesebogen unter Beruf „Rentnerin“ eingetragen hat. Erst zu Gesprächsabschluss (nach den oben wiedergegebenen Ausschnitten) informiert P102 über ihre frühere Tätigkeit (vgl. 4.2.4.6.).

Es fällt auf, dass P102 in dem analysierten Gespräch mehrfach nachfragen muss, um eine umfassende Anleitung zur Medikamenteneinnahme zu bekommen. Ohne die Beharrlichkeit der Patientin wäre medizinisch relevante Information nicht oder sogar falsch („lassen sie bitte alles weg“ 316) vermittelt worden. Die naheliegende Erklärung ist, dass A101 sich stark an einer bestimmten Gesprächsstruktur orientiert und Schwierigkeiten hat, auf Patienteninitiativen einzugehen. Dies ist wahrscheinlich auf sprachlicher Unsicherheit zurückzuführen.

5.4.2 Erfolglose Aushandlung

Nachdem P102 die Frage, ob sie eine Prothese im Mund trägt, bejaht hat, fragt A101 weiter: „oben oder unten“ (48). Nach P102s Antwort „oben UND unten“ (50) schlussfolgert A101, dass die Patientin eine Vollprothese trägt. Dieser Schlussfolgerung widerspricht P102:

[15] Transkript: A101P102pddb

	..	46 [05:07.4] 47 [05:08.0]	48 [05:08.7] 49 [05:09.9]
A101 [v]	P102 (-) tr tragen sie prothese im mund		ja oben oder unten
P102 [v]		ja_a→	
[pnv]	*P102 an und dann wieder in die Unterlagen. (-)*		*(-)*

[16]

	50 [05:10.5]	51 [05:11.5]	52 [05:12.8]	53 [05:15.3]
A101 [v]		also vollprothese		teil (.) oben
P102 [v]	oben UND unten		ja neenee vollprothese nicht nur teil	
[pnv]		*A101 schreibt*		

Lalouscheck (2004: 149) beobachtet, dass Ärzte/innen in „routinemäßigen Abschnitten“ zu elliptischen Fragen tendieren. Sie stellt fest, dass dies häufig zu Verkomplizierungen und damit Verlängerungen der Sequenzen führt. Im vorangegangenen Ausschnitt ist diese Tendenz mit denselben Auswirkungen zu beobachten. A101s sprachliche Fehler sind dabei eine zusätzliche Hürde. Auch im folgenden Abschnitt wird deutlich, wie A101s sprachliche Fehler bei der Befragung zur Verkomplizierung führen:

[36] Transkript: A101P102pddb

	..	121 [06:56.1]	122 [06:57.1]	123 [07:13.7]
A101 [v]	auf(.)geSCHRIEben			äh treten bei
P102 [v]		ist gut		
[pnv]			*(16.6) P102 verstaut den Plan in der Tasche. A101 schreibt.*	
				A101 legt das linke

[37]

	..	124 [07:17.2]	125 [07:17.7]
A101 [v]	ihnen immer häufiger asthmaanFÄLle auf↑		
P102 [v]		°h	nein ich hab ja: dieses
[pnv]	*Bein abgewinkelt auf das rechte und legt ihre linke Hand auf das linke Knie-*		
			P102 deutet mit dem rechten

[38]

	..	126 [07:20.1]	127 [07:20.9]	128 [07:21.6]	129 [07:22.6]
A101 [v]			simva	hm_hm	
P102 [v]	äh wie heißt das jetzt	simvastin (xx)	morgens	und abends °h	und damit ist es gut
[pnv]	*Zeigefinger auf die Unterlagen.*				*P102 nickt.*

[39]

	130 [07:24.1]	131 [07:24.5]	132 [07:25.5]
A101 [v]	o:ke:	also wann war zum	beispiel der letzte a eh anfall bei
P102 [v]		wenn ich das immer nehme	
[pnv]		*A101 schaut P102 an und dann wieder in die Unterlagen.*	

[40]

	..	133 [07:28.0]	134 [07:28.6]	135 [07:29.5]	136 [07:30.6]
A101 [v]	ihnen			ja wann war das	
P102 [v]			richtiger anfall mein se		nein eigentlich nicht weil ichs wenn
[pnv]		*(-)*			*P102 schüttelt den Kopf.*

[41]

	..	137 [07:32.1]	138 [07:32.7]	139 [07:33.6]
A101 [v]		o:ke:		das ist su
P102 [v]	ich es nicht nehme→		dann ja↓	
[pnv]		*P102 hebt die nach oben geöffnete Hand hoch und spricht in höherer Tonlage.*		

[42]

	140 [07:34.3]	141 [07:35.0]	142 [07:43.4]	143 [07:44.9]
A101 [v]				o:ke:
P102 [v]	hmhm			
[pnv]		*(8.40) A101 schreibt*	*A101 stellt das linke Bein wieder auf den Boden. A101 schreibt, räuspert sich.*	

A101 fragt in Segment 123 nach der Häufigkeit des Auftretens von Asthmaanfällen. Spranz-Fogasy (2014: 207) erklärt, dass an den Präsuppositionen in Arztfragen sichtbar wird, wie die vorangegangenen interaktiven Handlungen der Patienten/innen verstanden wurden. A101s Frage enthält die Präsupposition: P102 hat Asthmaanfälle. P102 widerspricht dieser Präsupposition und weist auf die medikamentöse Behandlung dieser Erkrankung hin. Durch das Deuten auf die A101 vorliegenden Unterlagen und die Verwendung von „ja" (125) markiert P102 bereits geteiltes Wissen. Nun stellt A101 eine weitere Frage, die die bereits genannte Präsupposition beinhaltet: „also wann war zum beispiel der letzte a eh anfall bei ihn" (131–132). Mit dieser Frage fordert A101 die Patientin auf, ein

Beispiel bzw. eine Konkretisierung zu geben. Brünner/Gülich (2002: 55–67) nennen Beispiele, Konkretisierungen und Szenarios neben Metaphern und Vergleichen als Veranschaulichungsverfahren von Patienten/innen. Sie weisen nach, dass Ärzte/innen ihre Patienten/innen bei der Beschreibung ihres Krankheitserlebens unterstützen, indem sie dazu motivieren Beispiele und Konkretisierungen zu verwenden (ebd.: 63–64). P102 reagiert zunächst (wie oben bereits beschrieben) mit einer Gegenfrage. Sie scheint unsicher, ob sie verstanden hat, wonach A101 fragt: „richtiger anfall mein se" (134–135). A101 bestätigt P102s Verständnis und wiederholt die Frage nach einem konkreten Fall. Statt auf die Frage zu antworten und ein Beispiel bzw. eine Konkretisierung zu geben, widerspricht P102 wieder der genannten Präsupposition: „nein eigentlich nicht" (136). Sie fährt fort mit der Begründung: „weil ichs wenn ich es nicht nehme→ dann ja↓" (136–137). Bei dieser Äußerung spricht sie „nicht nehme" (137) in auffällig höherer Tonlage. Solche Tonhöhensprünge haben eine expressive Funktion (vgl. Schwitalla 2012: 71). In diesem Gesprächsausschnitt könnte die auffällige Veränderung der Tonhöhe Widerspruch und/oder Ungeduld markieren. P102 beendet ihre Äußerung mit deutlich fallender Intonation, wodurch sie markiert, dass für sie das Thema beendet ist. Obwohl die normative Erwartung einer Antwort nicht erfüllt ist, stellt A101 ihre Frage nicht noch ein drittes Mal und beendet die Sequenz mit „das ist su" (139).

Wie beschrieben reagiert P102 auf A101s Fragen zu Asthmaanfällen irritiert (Nachfrage, Widerspruch, Tonhöhensprung) und widerspricht der enthaltenen Präsupposition. Möglicherweise stelle A101 allerdings gar keine Frage mit einer unpassenden Präsupposition, sondern eine falsch formulierte Frage: Unter 5.3.3. wurde bereits darauf eingegangen, dass es Hinweise darauf gibt, dass A101 mit der Verwendung von Komparationen und speziell dem Adjektiv „häufig" Schwierigkeiten hat. Möglicherweise hätte A101 eine Frage wie die folgende stellen wollen: „Treten bei ihnen noch Asthmaanfälle auf?" Wenn angenommen wird, dass A101 Schwierigkeiten mit der Formulierung der Frage hatte, dann könnte die zweite Frage als Selbstkorrektur verstanden werden. Möglicherweise hat P102s Antwort A101 verdeutlicht, dass ihre Frage falsch formuliert war. Sie formuliert die Frage neu: „also wann war zum beispiel der letzte a eh anfall bei ihnen" (131–132). Die Verwendung von „zum beispiel" führt allerdings dazu, dass P102 die Frage wahrscheinlich als Aufforderung zur Veranschaulichung ihres Krankheitserlebens versteht und (wie oben bereits dargestellt) erneut der enthaltenen Präsupposition widerspricht. Einen dritten Formulierungsversuch unternimmt A101 nicht, sondern bricht die Sequenz ab.

5.4.3 Fehlende Orientierung

Im vorangegangenen Unterkapitel wurde bereits auf eine Stelle im Gespräch eingegangen, an der P102 eine Arztfrage nicht beantwortet. Im Folgenden wird eine weitere Stelle genauer betrachtet, an der die konditionelle Erwartung einer Antwort durch die Patientin nicht erfüllt wird:

[84] Transkript: A101P102pddb

	..	270 [11:08.9]	271 [11:09.5]	272 [11:09.9]	273 [11:10.2]
A101 [v]	und überwacht bis sie ausreichend wach sind		gut		sie wissen ja
P102 [v]		ist gut		hmhm	
[pnv]		*P102 nickt.*			

[85]

	..	274 [11:13.5]	275 [11:13.6]
A101 [v]	schon dass jeder medizinische eingriff ein baar risiken hat	das ist	genau so der fall
P102 [v]			(ja ich)
[pnv]			*P102 macht eine Geste*

[86]

	..	276 [11:14.2]	277 [11:15.0]	278 [11:15.7]	279 [11:16.2]	280 [11:16.4]
A101 [v]	bei der narkose		gut			soll ich ihnen jetzt erzählen
P102 [v]		ja ich weiß leider		hmhmhm		
[pnv]	*der Hilflosigkeit und nickt.*					

[87]

	..	281 [11:21.5]
A101 [v]	über die risiken von vollnarKOse→ also: was schlimmes passieren könnte	
[pnv]		*(-)*

[88]

	282 [11:21.7]	283 [11:23.5]	284 [11:24.1]	285 [11:24.4]
A101 [v]		genau		was bezieht nur die narkose
P102 [v]	bei f nur durch die narkose meinen sie		(-)	
[pnv]		*A101 nickt.*		

[89]

	286 [11:26.1]	287 [11:27.1]	288 [11:27.7]
A101 [v]			ich kann es (.) ganz kurz zusammenfassen
P102 [v]	(-)	<<p>ja→>>	jo gut
[pnv]	*A101 und P102 schauen sich an.*		*A101 nickt.* *P102*

P102 ist offensichtlich von der Frage die A101 in Segment 280 stellt irritiert: Zunächst stellt sie eine Frage zur Verständnissicherung (282), weil sie unsicher ist, worauf die Frage abzielt. A101 antwortet mit „genau" (283). Statt einer Antwort der Patientin folgt nun eine Pause. Es ist anzunehmen, dass P102 nicht erwartet hat entscheiden zu können, ob sie die Risiken hören möchte oder nicht. Um antworten zu können, hätte die Patientin eine Orientierung und Hinführung gebraucht. A101s Reformulierungen „was schlimmes passieren könnte" und „was bezieht nur die narkose" führen nicht dazu, dass die Patientin die Frage beantwortet. Es ist anzunehmen, dass diese Reformulierungen durch die beunruhigende[128] Wortwahl und die sprachlichen Fehler zusätzliche Irritation verursachen. So antwortet P102 noch immer nicht, sondern signalisiert durch einen leises „ja" (287) mit gleichbleibender Intonation weiterhin Unsicherheit. Nun entscheidet die A101 für die Patientin indem sie die Risiken aufzählt.

Eine sehr ähnliche Situation entsteht bei dieser Frage auch in dem Gespräch, dass A101 mit dem Patienten P103 führt:

[55] Transkript: A101P102pddb

	..	186 [07:47.1]	187 [07:48.4]	188 [07:51.2]
A101 [v]	hm			o:ke: herr P103 ehm sie wissen ja
P102 [v]		ich muss es nicht haben		
[pnv]	*schreibt*		*(- -) A101 schreibt*	

[56]

	..	189 [07:56.0]
A101 [v]	schon dass jeder medizinische eingriff ein baar risiken hat	es ist g_auch es gibt auch

128 In Kapitel 4.1.1. wird die Verwendung und Bedeutung der Bezeichnung „beunruhigend" im Rahmen dieser Studie erklärt.

[57]

	.. 190 [08:02.7]
A101 [v]	ein baar risiken °h äh für die anästhesie äh für die äh spinalnar äh narkose für die

[58]

	..
A101 [v]	rückenmarknarkose soll ich ihnen erzählen über die risiken von

[59]

	..	191 [08:07.9]	192 [08:08.9]	193 [08:09.2]	194 [08:09.5]
A101 [v]	rückenmarknarkose↑			also	was e schlimmes passieren könnte↑
P102 [v]		(-)	weiß ich nicht		
[pnv]					

[60]

	195 [08:11.1]	196 [08:11.7]	197 [08:12.6]	198 [08:13.2]	199 [08:14.6]	200 [08:15.6]
A101 [v]			ja		wie zum beispiel	kopfschmerzen das
P102 [v]		was da KÖNNte		ja nun das ist		

Bei dem Gespräch mit P103 fällt auf, dass A101 sich bei der Bezeichnung des Anästhesieverfahrens dreimal selbst korrigiert bzw. nach dem richtigen Wort sucht. Darüber hinaus fällt auf, dass bei der Frage „soll ich ihnen erzählen über die risiken von […] narkose↑ also was e schlimmes passieren könnte↑“ der Wortlaut sowie die sprachlichen Fehler mit denen im Gespräch mit P102 identisch sind.

Gerade bei einer Frage, die Patienten/innen möglicherweise nicht erwarten, wäre eine Orientierung und Hinführung zu einer Entscheidung relevant. Stattdessen ist A101 Frageformulierung durch eine beunruhigende Wortwahl (vgl. 5.3.1.) und syntaktische Fehler (5.3.4.) gekennzeichnet. Diese beunruhigende, fehlerhafte Formulierung scheint bereits eingeschliffen zu sein, da sie in den Gesprächen mit P102 und P103 identisch ist.

5.4.4 Patientenseitige Entschuldigungen

In der Gesprächseröffnung kommt es zweimal dazu, dass P102 sich entschuldigt. Die erste Entschuldigung tritt direkt zu Beginn des Gespräches auf. Nach der Begrüßung informiert P102, dass sie mit dem Ausfüllen des Aufklärungs- und Anamnesebogens rechtzeitig fertig geworden ist (8). Es wäre zu erwarten, dass die Anästhesistin mitteilt, dass sie dies zur Kenntnis genommen hat. Denkbar wäre auch eine positive Wertung. Stattdessen beruhigt A101 die Patientin (9) und erklärt, dass das Ausfüllen des Bogens auch gemeinsam im Gespräch erledigt werden kann (10). Daraufhin entschuldigt P102 sich für ein Versäumnis (11), obwohl sie gerade erklärt hat, dass keines vorliegt:

[2] Transkript: A101P102pddb

	4 [04:09.9]	5 [04:11.0]	6 [04:11.5]	7 [04:11.9]	8 [04:12.3]
A101 [v]	guten morgen	hallo	bitte nehmen sie platz		
P102 [v]	guten morgen		hallo		ja ich bin (.) auch gerade damit fertig
[pnv]					*P102 stellt Handtasche ab.*

[3]

	..	9 [04:15.3]	10 [04:16.0]
A101 [v]		ist alles gut	dann können wir in ruhe machen zusammen kein
P102 [v]	geworden mit dem	ausfüllen	hehe
[pnv]			*P102 legt Unterlagen auf den Tisch. A101 läuft von der Tür zu ihrem*

[4]

	..	11 [04:18.2]	12 [04:19.1]
A101 [v]	problem		kein problem
P102 [v]		entschuldigung	und dann ha zettel
[pnv]	*Bürostuhl.*	*Ein Papier fällt fast vom Tisch, P102 hält es auf. A101 schiebt die Unterlagen zurecht und setzt sich.*	*P102.*

Wahrscheinlich hat A101 die Information von P102 falsch verstanden und geht davon aus, dass der Bogen nicht ausgefüllt ist. P102 versucht nicht dieses Missverständnis aufzuklären, sondern reagiert, dem falschen Verständnis entsprechend, mit einer Entschuldigung. Dieses Verhalten der Patientin entspricht der in Kapitel 4.4.2.5. bereits beschriebenen Tendenz der Patienten/innen sich für

Missverständnisse und Verstehensschwierigkeiten verantwortlich zu machen. Da A101 in dieser Situation noch an der Tür steht und P102 damit beschäftigt ist, ihre Tasche abzustellen, könnte das Missverstehen leicht durch fehlenden Blickkontakt und störende Geräusche verursacht worden sein. Vor dem Hintergrund des gesamten Gespräches ist es auszuschließen, dass ein Missverständnis auf mangelndes Hörverstehen von A101 zurückgeführt werden kann.

Denkbar wäre allerdings, dass A101 die Patientin richtig verstanden hat, aber Schwierigkeiten mit der sprachlichen Umsetzung komplexer Zusammenhänge hat. Möglicherweise hätte A101 gerne die folgende oder eine ähnliche Antwort gegeben: „Selbst, wenn sie den Bogen nicht ausgefüllt hätten, wäre das kein Problem gewesen. Wir werden jetzt ohnehin Alles noch einmal in Ruhe zusammen durchgehen." Die Fehleranalyse hat gezeigt, dass A101 derartige Strukturen vermeidet (vgl. 5.3.3. u. 5.3.4.).

Zum zweiten Mal entschuldigt P102 sich, nachdem A101 die Vorstellung und globale Orientierung über das Gespräch nachholt: „darf isch zuerst misch vorSTELlen↑ (.) A101 mein name isch bin die narkoseärztin isch werde gerne mit ihnen über die narkose spreschen ja↑" (22–24). P102 hält zunächst inne und schaut A101 aufmerksam an, dann entschuldigt sie sich mit: „ja gerne entschuldigung dass ich (nicht erst) gewartet habe hehe" (25–30). Es ist nicht erstaunlich, dass P102 offensichtlich keine Vorstellung erwartet: Studien haben gezeigt, dass es bei Gesprächen im Krankenhaus nicht ungewöhnlich ist, dass grundlegende Gesprächskonventionen nicht eingehalten werden (Menz 2015: 81). A101 legt allerdings Wert auf die Vorstellung sowie die globale Orientierung über das Gespräch. Auch an dieser Stelle wird (wie bereits unter 5.4.1. dargestellt) deutlich, dass A101 sich stark an einem festgelegten Ablauf orientiert.

5.4.5 Gemeinsames Lachen

Nach der Blutabnahme kommt es zweimal kurz hintereinander dazu, dass Ärztin und Patientin gemeinsam lachen. In der ersten Situation (413–422) beginnt A101 mit dem Lachen und 102 fällt mit ein. In der zweiten Situation (434–440) ist es umgekehrt:

[127] Transkript: A101P102pddb

	..	412 [14:57.4]	413 [14:58.6]
A101 [v]		ne: hauptSACHe drucken	
P102 [v]			ich glaube
[pnv]	*die Kitteltasche, P102 schaut unter dem Tupfer.*	*A101 wendet sich P102 zu.*	*P102 drückt wieder den Tupfer an*

[128]

	414 [14:58.9]	415 [15:01.2]	416 [15:02.1]
A101 [v]	nicht gucken eh°hehehehehe°h		eh°hehe
P102 [v]	jetzt ich glaube ach so ich hehehe ich wollte aufhören zu drücken und dann habe ich		

[129]

	..	417 [15:03.0]	418 [15:05.2]	419 [15:05.9]	420 [15:07.9]
A101 [v]		o:ke:			
P102 [v]	einmal geguckt aber ich glaube jetzt ist es gut↓		hehehehe		
[pnv]				*(- -)*	*A101 schreibt*

[130]

	421 [15:11.7]	422 [15:13.3]	423 [15:14.7]	424 [15:15.3]	425 [15:16.2]
A101 [v]	noch fragen dazu frau P102		o:ke:		wollen
P102 [v]		°h nein eigentlich nicht		ich danke ihnen	

[131]

	..	426 [15:17.6]	427 [15:18.6]	428 [15:19.6]	429 [15:20.0]
A101 [v]	sie eine kobie davon haben↑		von der aufKLÄrung↑		
P102 [v]			(wov)		nein brauche ich
[pnv]		*(-)*		*(-)*	*P102 schiebt den Ärmel*

[132]

	..	430 [15:21.7]	431 [15:22.3]	432 [15:23.3]	433 [15:24.0]	434 [15:27.0]
A101 [v]				alles klar		
P102 [v]	eigentlich nicht		nein ist schon gut so		ich war ja auch	
[pnv]	*vorsichtig wieder über den Arm. (-)*				*(- -)*	*P102 beugt sich vor und*

[133]

..	435 [15:30.2]
A101 [v]		ach dann kennen sie gut ALLES da (.)
P102 [v]	mal krankenschwester und dann (.) weiß ich	ein bisschen bescheid hahahaha
[pnv]	*greift nach ihrer Tasche.*	*A101 schaut kurz zu P102 und dann wieder auf die*

[134]

..	436 [15:32.8]	437 [15:33.9]	438 [15:34.7]	439 [15:35.3]]
A101 [v] hätte ich gar nicht	viel geredet		oder↑	
P102 [v]		( )		°h hehe
[pnv] *Unterlagen. A101 räumt den Stauschlauch beiseite.*		*A101 schreibt.*		*P102 richtet sich wieder*

[135]

..	440 [15:36.0]	441 [15:37.3]	442 [15:39.9]
A101 [v]	eh°heh°		
P102 [v]	naja↓ he		vieles hat sich auch geändert schon
[pnv] *auf und hält die Tasche in der rechten Hand.*		*(- -)*	*A101 schaut P102 kurz an*

Knapp eine Minute nach der Blutabnahme hört P102 auf, den Tupfer entsprechend der Anweisung von A101 (385) gegen dem Arm zu drücken. A101 bemerkt, dass die Patientin unter den Tupfer schaut und wiederholt ihre Anweisung: „ne: hauptSACHe drucken" (412). P102 setzt an, eine Einschätzung abzugeben, wird allerdings von A101s Äußerung „nicht gucken" (413–414) überlagert. Nun beginnt A101 zu lachen und P102 fällt mit ein. Im Anschluss erklärt P102 zunächst, dass sie aufhören wollte zu drücken und führt dann ihre Einschätzung „ich glaube jetzt ist es gut" (415) aus. Nun fragt A101 abschließend, ob P102 noch weitere Fragen hat und ob sie eine Kopie des Aufklärungs- und Anamnesebogens haben möchte. P102 verneint beides und sagt: „ich war ja auch mal krankenschwester und dann (.) weiß ich ein bischen bescheid" (434). Mit dieser Aussage informiert sie darüber, dass auch sie medizinisches Fachwissen hat, relativiert die Aussage aber mit „mal" und „ein bischen". Diese Information könnte als Erklärung dafür, dass sie die beiden vorangegangenen Fragen verneint hat, verstanden werden. Sie könnte allerdings auch eine nachgeschobene Rechtfertigung dafür sein, dass sie selbst entschieden hat, wann sie mit dem Andrücken des Tupfers nach der Blutabnahme aufgehört hat. Direkt nach der Information beginnt P102 zu lachen. A101 ist überrascht von der Mitteilung und stellt fest, dass das Gespräch anders verlaufen wäre, wenn sie diese Information früher gehabt hätte. Im Anschluss lacht sie mit.

Da in beiden Situationen A101 und P102 gemeinsam lachen, hat das Lachen eine verbindende und auflockernde Wirkung. Ohne das Lachen wären beide Situationen eher kritisch: In der ersten Situation aufgrund der Zurechtweisung durch A101, in der zweiten aufgrund der späten Enthüllung einer gesprächsrelevanten Information durch P102.

Unter 5.1.3. wurde dargestellt, dass A101 bei dem Gespräch mit P102 versäumt hat die schriftliche Einwilligung der Patientin einzuholen (was sie nach dem Gespräch allerdings noch nachholen konnte). Die Annahme liegt nahe, dass die oben beschriebene Information der Patientin über ihren früheren Beruf die Ärztin so erstaunt und irritiert hat, dass sie darüber die Unterschrift aus dem Blick verloren hat.

5.5 Zusammenfassung

Zentrale sprachliche Schwierigkeiten und deren Wirkung:

- *Häufung von Fehlern bei Standardelementen*
  Das Skript „Prämedikationsgespräch“ besteht aus einer Reihe von Standardelementen (siehe Kap. 2.11.3.). Es liegt nahe anzunehmen, dass diese Elemente Deutschlernern/innen kaum bzw. wenig Probleme bereiten. Tatsächlich zeigt sich in dem analysierten Gespräch, dass sich in diesen regelmäßig auftretenden Elementen sprachliche Fehler häufen. Im Einstieg zum Kapitel 5.3. wurde an einem Beispiel gezeigt, dass eine solche Häufung von Fehlern dazu führt, dass die durch die Ärztin gegebene Information (zumindest für den medizinischen Laien) nicht mehr nachvollziehbar ist.

- *Starke Orientierung an bestimmter Gesprächsstruktur*
  Schön (2014: 112) erklärt, dass die Rollen und Skripten in den Gesprächen zwischen Ärzten/innen und Patienten/innen eine unterstützende Funktion haben, durch die sogar sprachliche Lücken überbrückt wer-

den können. Dies scheint zunächst naheliegend und für Sprachlerner/innen eine große Erleichterung zu sein. In dem hier fokussierten Gespräch zeigt sich allerdings, dass die starke Orientierung der Ärztin an einer bestimmten Gesprächsstruktur dazu führt, dass sie nicht angemessen[129] auf die Initiativen und Anliegen der Patientin eingehen kann. So muss P102 eine regelrechte Fragebatterie vorbringen, um eine umfassende Anleitung zur Medikamenteneinnahme zu bekommen. Ohne die Beharrlichkeit der Patientin wäre medizinisch relevante Information nicht oder gar falsch („lassen sie bitte alles weg") vermittelt worden (Kap. 5.4.1.). Es ist anzunehmen, dass diese spezielle Patientin aufgrund ihres medizinischen Fachwissens (P102 war vor ihrer Rente Krankenschwester) Kenntnis über die Relevanz dieser Anleitung hatte. Es ist weiterhin davon auszugehen, dass medizinische Laien keine entsprechenden Nachfragen gestellt hätten.

- *Verwendung negativ konnotierter Wörter und Wendungen*
  Die medizinische Relevanz der Vermeidung negativ konnotierter Wörter und Wendungen sowie die gezielte Verwendung positive konnotierter ist nachgewiesen (siehe bspw. Fischbeck et al. 2012: 85–92). In dem analysierten Gespräch fällt allerdings auf, dass A101 mehrfach beunruhigende (siehe Kap. 4.1.1.), negativ konnotierte Wörter, bspw. „was schlim-mes passieren könnte", verwendet (siehe Kap. 5.3.1.). Es ist davon auszugehen, dass der Ärztin das nötige Sprachwissen zur differenzierten Einschätzung der Wirkung dieser Wortwahl fehlt.

- *Fragen als Einleitung einer Information*
  Eine unangenehme, möglicherweise belehrende Wirkung können auch die von der Ärztin als Einleitung und Gesprächsstrukturierung verwendeten Fragen haben, bspw. „was für ein katheter↑" (siehe Kap. 5.3.1.). Diese Fragen werden von der Ärztin wahrscheinlich als Strategie zur Vermeidung komplexer Satzkonstruktionen verwendet.

129 In Kapitel 4.1.1. wird die Verwendung und Bedeutung der Bezeichnung „unangemessen/angemessen" im Rahmen dieser Studie erklärt.

- *Sprachliche Fehler und fehlende Orientierung bei Frageformulierungen*
  In Kapitel 5.4.2. wurde beschrieben, wie A101s sprachliche Schwierigkeiten zu einer längeren Aushandlung über die von ihr gestellte Frage zur Asthmaerkrankung der Patientin führen. Trotz mehrerer Versuche misslingt die Aushandlung und die Frage bleibt letztlich unbeantwortet. In Kapitel 5.4.3. wurde dargestellt, wie eine weitere Frage der Ärztin („soll ich ihnen jetzt erzählen über die risiken von vollnarKOse") aufgrund von sprachlichen Fehlern und fehlender Orientierung, bzw. Hinführung der Patientin zu der erfragten Entscheidung, ebenfalls unbeantwortet bleibt.

- *Herausforderung im Bereich der Lexik*
  Durch das Interview mit A101 wird die Beobachtung von Ohm (2014) bestätigt, dass die zentrale Herausforderung beim Erwerb des berufsspezifischen Wortschatzes der Erwerb neuer, medizinischer Bedeutungen für aus der Alltagssprache bekannte Wörter und Wendungen ist (siehe Kap. 5.3.1.).

Fehlerursachen:
Viele der von A101 produzierten sprachlichen Fehler sind typisch für Deutschlerner/innen mit ihrer L1 (bspw. Einfügen eines Sprossvokals wie in Kap. 5.3.2. ausgeführt). Darüber hinaus konnten verschiedene Regelmäßigkeiten bei auftretenden Fehlern sichtbar gemacht werden (bspw. Betonung der rechten statt der linken Hälfte bei Determinativkomposita).

Zufriedenheit mit der Sprachkompetenz der Ärztin:

- *Zufriedenheit der Patienten/innen*
  Die drei Patienten/innen schätzen die Sprachkompetenz der Ärztin positiv ein. Allerdings erwähnt ein Patient den „ausländischen Akzent" der Ärztin (Kap. 5.1.4.). Ein anderer Patient schränkt seine Einschätzung, die Ärztin gut verstanden zu haben, dadurch ein, dass er sich selbst eine hohe Ambiguitätstoleranz zuschreibt (ebd.).

- *Zufriedenheit der Ärztin*
  Obwohl sie inzwischen grundsätzlich zufrieden ist, würde A101 ihre Prämedikationsgespräche gerne durch eine Verbesserung ihrer

Sprachkompetenz optimierten. Die Ärztin nimmt an, dass eine Verbesserung ihrer Sprachkompetenz das Vertrauen der Patienten/innen ihr gegenüber positiv beeinflussen würde. Diese Annahme kongruiert mit der Annahme von Schön (2014: 112), dass es für ausländische Ärzte/innen die schwierigste Aufgabe ist „Vertrauen zu *P*atienten einer anderen Sprache und Kultur herzustellen [Hervorhebung im Original]" (ebd.).

Spracherwerbsmotivation der Ärztin:

Die Ärztin A101 hatte bereits ein Jahr in Deutschland gelebt und Deutsch gelernt, bevor sie entschieden hat, ihren Beruf in Deutschland auszuüben. In dieser Zeit war ihre Lernmotivation eher integrativ[130] ausgerichtet: Sie hatte den Wunsch Kultur und Menschen kennenzulernen und sich im Alltag zurechtzufinden (Kap. 5.2.1.). Erst nach der Entscheidung in Deutschland zu arbeiten, wurde es für die Ärztin notwendig die vorgeschriebenen sprachlichen Kenntnisse nachzuweisen.

Strategien der Ärztin:

- *Vorbereitung mit Patientenakte*

  A101 entlastet die Gespräche durch eine Vorbereitung mithilfe der Patientenakte (Kap. 5.1.1.). Möglicherweise bevorzugt sie die schriftliche Form der Informationsvermittlung vor der mündlichen. Ein naheliegender Grund hierfür ist, dass sie ihre schriftlich rezeptiven Kompetenzen höher einschätzt als die mündlich rezeptiven (5.3.5.).

- *Positive Atmosphäre*

  Es gelingt der Ärztin eine Atmosphäre zu schaffen, in der sie und die Patientin gemeinsam lachen können und kritische Situationen dadurch entschärfen (Kap. 5.4.5.).

- *Hilfe holen*

  A101 erklärt, dass sie bei Verständigungsschwierigkeiten eine Kollegin bzw. einen Kollegen zur Hilfe holen würde. Bisher hat sie allerdings noch keinen Grund gesehen diese Strategie einzusetzen (Kap. 5.3.5.).

130 Siehe hierzu Kap. 2.3.

6 Gespräch zwischen A102 und P106

In diesem Kapitel wird das Gespräch zwischen A102 und P106 in seiner Gesamtheit und seinem Kontext betrachtet. Zunächst werden die Rahmenbedingungen (6.1.1.), der Gesprächsverlauf (6.1.2.) und die Perspektiven der Gesprächsteilnehmer/innen (6.1.3. und 6.1.4.) dargestellt. Im Anschluss wird die Spracherwerbsbiographie der Ärztin und die Selbsteinschätzung ihrer sprachlichen Kompetenzen betrachtet (6.2.). Die Erwerbsbiographie und die Selbsteinschätzung sind in die Analyse der im Gespräch auftretenden Fehler eingeflossen. Die Ergebnisse der Fehleranalyse werden in Kapitel 6.3. systematisch präsentiert. In Kapitel 6.4 werden schließlich die Ergebnisse der Konversationsanalyse betrachtet und mit den Ergebnissen der Fehleranalyse in Beziehung gesetzt. Es folgt eine Zusammenfassung der Ergebnisse zu dem Gespräch zwischen A102 und P106 (6.5.). Den Betrachtungen in Kapitel 6 liegen folgende Daten zugrunde:

- Gespräch A102P106 (Videoaufnahmen und Transkript A102P106pddb)
- Aufklärungs- und Anamnesebogen von P106
- Anästhesieprotokoll zum Gespräch A102P106
- Einschätzungsbogen zum Gespräch A102P106
- Feldnotizen vom 30.11.2015
- Fragebogen zur Vorentlastung des Interviews mit A102
- Interview A102 (Audioaufnahme und Transkript A102db)

In diesem Kapitel wird zur Ergänzung immer wieder auf die Gespräche A102P107 und A102P108 Bezug genommen. Darüber hinaus werden den Unterlagen zu den Gesprächen mit P107 und P108 einzelnen Informationen entnommen. Das Vorgehen bei der Datenerhebung und -analyse wird in den Kapiteln 3 und 4 ausführlich beschrieben. Zu den jeweils verwendeten Daten werde durchgängig entsprechende Verweise auf den Anhang angegeben.

6.1 Gesprächsbedingungen und -verlauf

Im Folgenden werden die Rahmenbedingungen (6.1.1.) des Gespräches A102P106 und der Gesprächsverlauf (6.1.2.) dargestellt. Im Anschluss wird die Perspektive der Teilnehmer/innen (6.1.3. und 6.1.4.) auf das Gespräch in den Blick genommen.

6.1.1 Rahmenbedingungen

Die ersten vier Aufklärungsgespräche am 30.11.2015 wurden nicht von A102, sondern von einem Kollegen durchgeführt. Vor seinem ersten Gespräch erklärt A102 mir, dass er den Dienstplan falsch gelesen hat. Nachdem er angerufen wurde, habe er sich beeilt zu kommen und aus diesem Grund keine Zeit zum Frühstücken gehabt. A102 nimmt sich vor keinem der dokumentierten Gespräche Zeit, in die Patientenakten zu schauen.[131] Die Dauer der dokumentierten Gespräche mit A102 variiert, wie der folgenden Tabelle zu entnehmen ist, von 08 Minuten und 1er Sekunde bis 27 Minuten und 53 Sekunden:

Gespräch:	A102P106	A102P107	A102P108
Dauer gemessen:	19:20min	27:53min	08:01min
Dauer nach eigener Angabe:	10min	25min	10min

Tab. 37: Gesprächsdauer bei Gesprächen mit A102

Bei den Angaben zu den Gesprächen mit P107 und P108 weichen A102s eigene Angaben[132] nur 2 bis 3 Minuten von den tatsächlichen Gesprächsdauern ab. Bei dem in diesem Kapitel fokussierten Gespräch A102P106 unterscheidet sich die von A102 angegebene Dauer allerdings erheblich von der gemessenen: Das Gespräch dauert mit 19 Minuten und 20 Sekunden fast doppelt so lang wie von A102 angegeben. Bei der Dauer dieses Gespräches muss beachtet werden, dass A102 im Gespräch mit P106 drei Telefonate[133], die insgesamt 08 Minuten und 39 Sekunden dauern. Zieht man die Dauer der Telefonate von der Gesamtdauer des Gespräches ab, dann ist das Gespräch mit 11 Minuten und 19 Sekunden

131 Die vorangegangenen Informationen unter 6.1.1. sind den Feldnotizen vom 30.11.2015 entnommen (siehe Anhang: 223–226).

132 Die eigenen Angaben zur Dauer der Gespräche wurden den jeweiligen Anästhesieprotokollen entnommen (siehe Anhang: 193–195).

133 A102P106pddb, Anhang: 48–75.

nicht viel länger als das Gespräch A102P108 und nur noch 1 Minuten und 19 Sekunden länger als von A102 angegeben. Auch im Gespräch mit P107 führt A102 zwei Telefonate[134]. Zieht man die Gesamtdauer dieser Telefonate (ca. 4 Minuten) von der Gesprächsdauer ab, dauert das Gespräch mit 23 Minuten und 53 Sekunden noch immer deutlich länger als die anderen. Diese längere Dauer kann darauf zurückgeführt werden, dass der Schwierigkeitsgrad der Intubation bei P107 erhöht ist (Mallampati III[135]), was zu mehr und komplexeren Gesprächsinhalten führt.

Die Patientin P106, deren Gespräch hier fokussiert wird, spricht (meiner Einschätzung nach) Deutsch als L1[136] und ist mit 42 Jahren bereits Rentnerin[137]. Sie macht keine Angaben zu ihrem früheren Beruf. Der bevorstehende Eingriff ist eine Spiegelung der Gebärmutter und eine Ausschabung unter Narkose (siehe Anästhesieprotokoll P106)[138]. A102 stuft P106 in die ASA Risikogruppe II „Patient mit leichter Systemerkrankung" (Striebel 2017: 5) ein[139]. In der folgenden Tabelle sind zum Vergleich die Angaben aller Patienten/innen von A102, die an der Studie teilgenommen haben, zusammengestellt:

134 A102P107: 5–6 und 567–569, Anhang: 76–111.

135 Die Mallampati-Klassifikation wird in Kapitel 3.2.4.2. beschrieben. Die Angabe zu dem von A102 hier bestimmten Score wurde dem Anästhesieprotokoll zum Gespräch mit P107 entnommen (siehe Anhang: 194).

136 Die Patienten/innen wurden nicht gefragt, ob Deutsch ihre L1 ist. Bei allen drei Patienten/innen gibt es keine Hinweise, die darauf schließen lassen, dass Deutsch nicht ihre L1 ist.

137 Die Angaben zu Alter und Beruf der Patienten/innen wurden den Aufklärungs- und Anamnesebögen entnommen (Anhang: 163–171).

138 Anästhesieprotokoll P106, Anhang: 193.

139 Die Angaben zur Anästhesie wurden den Anästhesieprotokollen entnommen (Anhang: 193–195). Ein Überblick über und Informationen zu den Anästhesieverfahren und Risikogruppen sind in Kapitel 3.2.4. zu finden.

Patient/in	L1	Alter	Beruf	Operation	Anästhesie
P106	Deutsch	42	Rentnerin	Hysteroskopie (Spiegelung der Gebärmutter) und fraktionierte Abrasio (Ausschabung)	Allgemeine Anästhesie, Risikogruppe II
P107	Deutsch	61	Industrie-kauffrau	Adnexektomie beidseitig (Entfernung von Eileiter und Eierstock)	Allgemeine Anästhesie, Risikogruppe III, Mallampati III, Anästhesieausweis
P108[140]	Deutsch	57	Beamtin im Vorruhestand	Mamma Probeentnahme (Brust-Gewebeentnahme für diagnostische Zwecke)	Allgemeine Anästhesie, Risikogruppe II

Tab. 38: Angaben zu Patienten/innen von A102

A102 hat seine Patienten/innen nicht gefragt, ob sie eine Kopie des Aufklärungs- und Anamnesebogens haben möchten. Keiner der Patienten/innen hat von sich aus danach gefragt.

Die „ärztlichen Anmerkungen" auf den Aufklärungs- und Anamnesebögen von A102 sind nicht leicht zu entziffern. Bei P107 (siehe Abb. 43) und P 108 zählt A102 stichpunktartig einige Risiken bspw. „Kreislaufstörungen" auf. An zweiter Stelle notiert er zu P107 „schwierige Beatmung Management." Nach zwei weiteren Stichpunkten folgt die Feststellung: „Pat möchte ø weitere Aufklärung hören".

140 Die Patientin hat eine halbseitige Gesichtslähmung, wodurch ihre Mimik nicht immer leicht zu lesen ist. Ihre Aussprache ist beeinflusst, aber durchgängig sehr deutlich.

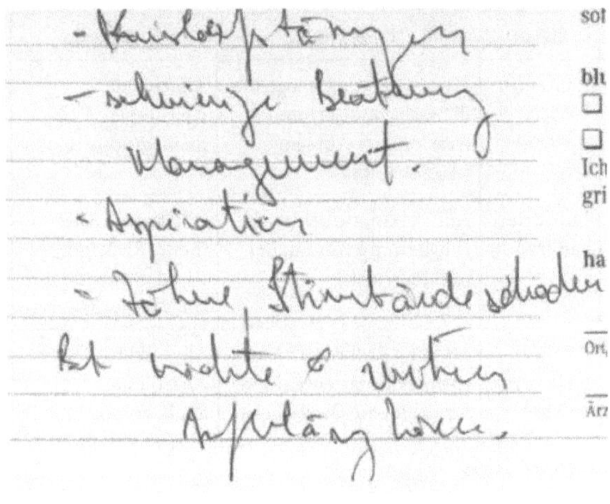

Abb. 43: Ärztlichen Anmerkungen von A102 I

Bei P106 notiert der Arzt lediglich „Pat. möchte keine Risikoaufklärung hören" (siehe Abb. 44).

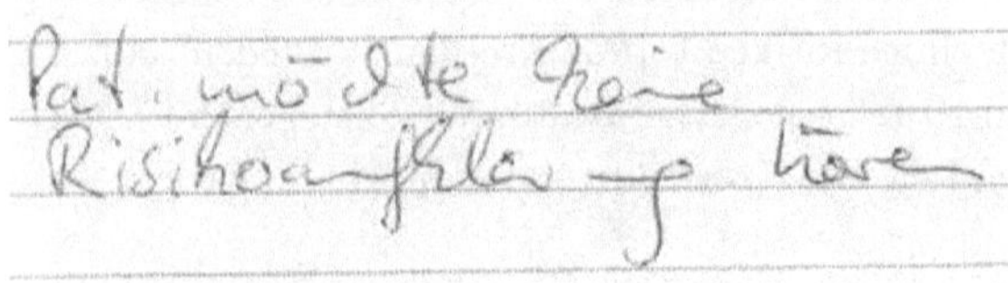

Abb. 44: Ärztliche Anmerkungen von A102 II

6.1.2 Gesprächsverlauf

In dem Gespräch mit P106 (wie auch in den Gesprächen mit P107 und P108) klärt A102 über die Allgemeinanästhesie auf. Die Gespräche mit P106 und P108 verlaufen ähnlich abgesehen davon, dass A102 im Gespräch mit P106 drei Telefongespräche führt. Das Gespräch mit P107 unterscheidet sich in Länge und Inhalten deutlich von den anderen beiden Gesprächen (vgl. Kap. 6.1.1.). Im Folgenden wird der Gesprächsverlauf des Gespräches mit P106 chronologisch dargestellt und dabei zur Ergänzung immer wieder auf Unterschiede und Gemeinsamkeiten mit den anderen beiden Gesprächen verwiesen. Alle drei Gespräche folgen grob demselben Ablauf: Gesprächseröffnung – „Information erfragen" (Anamnese) – „Information geben" (Aufklärung) – Gesprächsabschluss.

An einzelnen Stellen treten Abweichungen in Form von Einschüben aus anderen Komponenten auf. In der folgenden Darstellung des Gesprächsablaufes wird zunächst die jeweilige Gesprächskomponente benannt und zur Veranschaulichung das Transkript der ersten Sekunden dieser Komponente abgebildet. Es folgt jeweils eine Beschreibung des Ablaufes dieser Komponente und zuletzt ein Vergleich mit dem Ablauf der anderen beiden Gespräche dieses Arztes. Die am linken Rand eingefügten Zeitangaben beziehen sich auf das Gespräch, das der Arzt mit P106 führt. Die meisten Segmentangaben (Zahlen in Klammern) die hier (6.1.2.) verwendet werden beziehen sich auf das Transkript A102P106pddb[141]. Alle Segmentangaben, die sich auf die Transkripte der beiden anderen Gespräche (A102P107pddb[142] und A102P108pddb[143]) beziehen werden entsprechend markiert. Die vollständigen Transkripte aller drei Gespräche sind im Anhang (S. 48–121) zu finden.

Gesprächseröffnung

[2] Transkript: A102P106pddb

	..	1 [00:36.3]	2 [00:37.3]	3 [00:38.9]
A102 [v]		o:ke:		so frau P106 ne↑
[pnv]	*sitzt am von P106 entfernten Ende des Tisches und schreibt.*		*(- -) A102 rückt zu P106. A102 schaut kurz zur*	

[3]

	..	4 [00:40.0]	5 [00:40.5]
A102 [v]			mein name ist A102↑ (.) ich bin der
P106 [v]		hmhm	
[pnv]	*Patientin und dann in die Patientenakte. P106 schaut A102 an. A102 schaut kurz auf und dann wieder in die Akte.*		

141 A102P106pddb, Anhang: 48–75.

142 A102P107pddb, Anhang: 76–111.

143 A102P108pddb, Anhang: 111–121.

00:00 – 00:53	**Gespräch mit P106:** Nachdem die Patientin bereits einige Sekunden auf dem Patientenstuhl im Arztzimmer gewartet hat, beginnt A102 das Gespräch mit der Versicherung „frau A106 ne↑" (3). Im Anschluss stellt er sich vor und gibt eine „globale Orientierung" über das Gespräche: „wir werden heute zusammen wegen die: (.) kommende narkose sprechen ja↑" (7–10). Diese Gesprächseröffnung dauert 17 Sekunden.

Vergleich mit anderen Gesprächen:
Das Gespräch mit der Patientin **P108** beginnt ebenfalls mit einer solchen Versicherung und Vorstellung, allerdings ohne „Orientierung" über das Gespräch (A102P108pddb: 1–4).

Das Gespräch mit **P107** beginnt damit, dass das Telefon klingelt und A102 ca. 50 Sekunden lang telefoniert (A102P107pddb: 1–6). Nachdem der Arzt das Telefongespräch beendet hat, spricht die Patientin den Arzt mit Namen an (ebd.: 7). Dieser sucht den Namen der Patientin in der Akte. Die Patientin nennt ihren Namen und A102 wiederholt ihn (ebd. 8–11).

„Information erfragen" (Anamnese)

[6] Transkript: A102P106pddb

	11 [00:52.2]	12 [00:53.2]	13 [00:55.4]	14 [00:56.0]	15 [00:57.2]	16 [00:58.1]	17 [00:59.0]
A102 [v]		so wird eine:			fragen sie mal		sie dürfen alles fragen
P106 [v]				darf ich fragen bevor sie anfangen↑ sonst hab ich es			
[pnv]	*(-)*		*(-).*				

[7]

	..	18 [01:00.1]	19 [01:00.1]	20 [01:00.7]	21 [01:01.5]	22 [01:02.3]
A102 [v]			ja			
P106 [v]	nämlich anschießend vergessen °h			ä_äh:		die: tabletten die ich alle
[pnv]					*(-)*	*P106 schaut auf das gefaltete Papier in ihren*

Allgemein:
In allen drei dokumentierten Gesprächen stellt A102 nur einige ausgewählte Fragen aus dem Aufklärungs- und Anamnesebogen. Bei der Reihenfolge der

Fragen orientiert er sich an dem Bogen, hält sich aber nicht durchgängig daran. Darüber hinaus bezieht er sich auf die Angaben, welche die Patienten/innen im Bogen bereits gemacht haben.

00:53 – 17:20 **Gespräch mit P106:**

In dem hier fokussierten Gespräch mit P106 setzt A102 an die Komponente „Information erfragen" einzuleiten, als die Patientin die Frage einwirft: „darf ich fragen bevor sie anfangen↑" (14–17). Nachdem A102 der Patientin zugesichert hat, dass sie „alles" (17) fragen darf, bringt sie ihr Anliegen vor: P106 möchte eine Anweisung zur präoperativen Medikamenteneinnahme (17–34). A102 geht auf diese Patienteninitiative ein (35–59) und kommt dann nach ca. einer Minute darauf zurück, die Komponente „Information erfragen" einzuleiten, indem er sich vergewissert, dass es sich bei der bevorstehenden Operation um eine „ausschabung mit diese polyp äh abtragung" handelt (61). Nachdem er festgestellt hat, dass er die Medikamente bereits „gesehen" hat (63), fragt er die Patientin nach vorangegangenen Operationen und Anästhesien (64–111). A102 versucht ohne Erfolg P106s Erinnerung zu unterstützen, die sich ausschließlich an eine Operation in ihrer Kindheit erinnert. Nun fährt P106 mit der Frage nach Vorerkrankungen fort (114). Er stellt fest, dass die Patientin im Aufklärungs- und Anamnesebogen „thrombose" eingetragen hat (116) und fragt nach dem Zeitpunkt des Auftretens (122–124). Es folgt ein längerer Austausch über den Zeitpunkt und die medikamentöse Behandlung von zwei Thrombosen (125–179), bei dem sich herausstellt, dass P106 vor 19 Jahren eine weitere Operation hatte (180–199). A102 wiederholt nun seine Frage zu vorangegangenen Anästhesien in Bezug auf diese Operation (200–201). Nachdem P106 geantwortet hat (202–210), fragt A102 nach Allergien und Lungenerkrankungen (211–215). Nun geht A102 an das Telefon, das bereits mehrmals geläutet hat (212–216). A102 telefoniert zwei Minuten lang, entschuldigt sich kurz bei P106 (255–257) und führt dann zwei weitere Telefonate (258–398). Nun entschuldigt A102 sich wieder bei der Patientin (400–401) und versucht sich zu orientieren: „o:ke: wo waren wir" (410). Er stellt fest, dass alle „daten" vorhanden sind (414). Es folgt ein vom Arzt initiierter Austausch darüber, dass die bevorstehende Operation bereits vor zwei Monaten stattfinden sollte, aber aufgrund einer Thrombose und der medikamentösen Behandlung verschoben wurde (411–439). Diesen beendet A102 mit einer „globalen Orientierung“ über das Gespräch: „aber (-) mit narkose hat das eigentlich nichts zu tun_ne wir sind hier zusammen wegen narose“ (444–445).

Vergleich mit anderen Gesprächen:
Im Gespräch mit der Patientin **P108** beginnt A102 die Komponente „Information erfragen“ ebenfalls mit der Frage nach der bevorstehenden Operation (A102P108pddb: 6–35). Es folgen die Fragen zu körperfremden Gegenständen im Körper (ebd.: 36–41) sowie zu vorangegangenen Operationen (ebd.: 42–113) und Narkosen (ebd.: 116–120). An dieser Stelle führt A102 den Mallampati-Test[144] durch (ebd.: 121–128). A102 fährt die Befragung fort mit den Fragen nach Vorerkrankungen (ebd.: 128–131), Medikamenteneinnahme (ebd.: 132–145), Allergien (ebd.: 147) und Nikotinkonsum (ebd.: 147–155).

Wie bereits erwähnt, hat das Gespräch A102**P107** grundsätzlich einen anderen Verlauf als die Gespräche mit P106 und P108. Im Gegensatz zu den beiden anderen Gesprächen erfolgen nach der Gesprächseröffnung keine Frage-Antwort-Sequenzen. Stattdessen fordert A102 die Patientin zum Erzählen auf: „dann erzählen sie mal“ (A102P107pddb: 12).

P107 berichtet, dass sie für die bevorstehende Operation von einer anderen auf diese Klinik verlegt wurde (ebd.: 13) und begründet: „ich bin schwer in narkose zu kriegen“ (ebd.:16). Über das gesamte Gespräch hinweg werden vorangegangene Operationen und Narkosen immer wieder thematisiert. Die für die Komponente „Information erfragen“ typischen Frage-Antwort-Sequenzen (vgl. Klüber 2015: 212–213) sind lediglich in einem kurzen Ausschnitt im letzten Drittel des Gespräches zu finden (ebd.: 550–572). Hier stellt A102 die Fragen zu Nieren-/Harnwegserkrankungen, Leber-/Gallenerkrankungen, Erkrankungen des Verdauungstraktes und zur Reise-/Bewegungskrankheit. Auch bei P107 führt A102 den Mallampati-Test durch, dabei prüft er zunächst, wie weit P107 den Mund öffnen kann (ebd.: 135–151) und zu einem späteren Zeitpunkt, wie beweglich sie im Nackenbereich ist (ebd.: 501–513).

144 Siehe Kap. 3.2.4.2.

„Information geben" (Aufklärung)

[176] Transkript: A102P106pddb

	.. 445 [17:20.6]
A102 [v]	nichts zu tun_ne wir sind hier zusammen wegen narkose und °h (.) ich würde nur (.)
[pnv]	*A102 bewegt die rechte Hand in der Luft zwischen P106 und sich hin und her.*

[177]

	.. 446 [17:28.2*] 447 [17:28.7]448 [17:30.1]	
A102 [v]	ihnen (.) sagen dass sie eine vollnarkose kriegen	dass sie: ein schlafmittel
[pnv]	*P106 nickt. (- -)*	

17:20 – 18:24	**Gespräch mit P106:** A102 beginnt diese Komponente im Gespräch mit P106 mit der Information: „ich würde nur (.) ihnen (.) sagen dass sie eine vollnarkose kriegen" (445). Nun informiert A102 die Patientin über den Ablauf der Narkose (445–477) und gibt ihr Anleitungen zum Verhalten vor der Operation (479–487). Die gesamte Komponente nimmt ca. eine Minute der Gesprächszeit in Anspruch.

Vergleich mit anderen Gesprächen:
Im Gespräch mit **P108** verläuft diese Komponente nahezu identisch mit dem Gespräch, das A102 mit P106 führt (A102P108pddb: 156–193).

Anders ist es im Gespräch mit **P107**. Über das gesamte Gespräch hinweg gibt A102 Informationen zu verschiedenen Themen: Er informiert die Patientin über die Anwendung eines Laryngoskops (A102P107pddb: 56–71), den Nutzen eines Anästhesieausweises (ebd.: 443–456), über verschiedene Anästhesieverfahren und den geplanten Ablauf der Narkose (ebd.: 210–323, 338–383, 667–738). Die Anleitung zum Verhalten vor der Operation beschränkt sich auf die knappe Anweisung am Operationstag nüchtern zu erscheinen (ebd.: 665).

Gesprächsabschluss

[193] Transkript: A102P106pddb

	491 [18:24.7]	492 [18:25.6]	493 [18:25.9]	494 [18:26.3]
A102 [v]	weitere fragen↑			soll ich ihnen mehr über die risiken
P106 [v]			ne:↓	
[pnv]		*(-)*	*P106 schüttelt kurz den Kopf. A102 nimmt den Fragebogen, dreht ihn zu P106 und hält*	

[194]

	..	495 [18:29.2]	496 [18:30.4]	497 [18:30.9]	498 [18:31.3]	499 [18:31.9]
A102 [v]	einer narkose erzählen↑		oder lieber nicht			
P106 [v]			pf:			ne: lieber nicht hehe
[pnv]	*ihr den Kuli entgegen.*	*(- -)*		*(-)*		

18:24 – 19:56

Gespräch mit P106:

A102 gibt P106 eine abschließende Nachfragemöglichkeit: „weitere fragen↑" (491). Erst im Anschluss daran fragt er die Patientin, ob sie die Risiken der Narkose hören möchte (491). Während er diese Frage stellt, legt er der Patientin den Bogen zur Unterschrift vor. Die Patientin verneint und unterschreibt den Bogen (496–503). Nachdem A102 sich bedankt hat (509), stellt P106 fest „ne n risiko möchte ich nicht" (510) und erklärt, dass sie noch im selben Monat plant, ihren Geburtstag zu feiern. A102 versichert, dass sie das tun wird (509) und versucht das Gespräch mit „danke das war al" (514) zu beenden. Hierbei wird A102 von der Patientin durch die Frage unterbrochen: „die dame eben das war ja ein schwieriger fall ne↑" (514–515). Es entsteht ein Austausch, bei dem sich herausstellt, dass P106 fälschlich einen Zusammenhang zwischen der vorangegangenen Patientin (P105) und den Telefongesprächen hergestellt hat. Im Anschluss fragt P106: „dann bin ich fertig↑" (545). A102 stimmt zu, P106 bedankt sich und verlässt den Raum (543–547).

Vergleich mit anderen Gesprächen:
Auch in den Gesprächen mit P107 (A102P107pddb: 632) und P108 (A102P108pddb: 194) gibt A102 eine abschließende Nachfragemöglichkeit. Beide Patientinnen antworten, dass sie keine weiteren Fragen haben.

P108 weist in diesem Zusammenhang auf ihre Operationserfahrung hin (A102P108pddb: 195–200). Nun fragt der Arzt P108, ob sie die Risiken der Narkose hören möchte (ebd.: 200–202). Diese antwortet: „machen sie mal" (ebd.: 203). A102 nennt einige Risiken (ebd.: 204–254) und verbindet das „aspirationsrisiko" mit der Relevanz am Operationstag nüchtern zu erscheinen (ebd.: 216–259). Im Anschluss folgt ein kurzer Austausch darüber, dass es sich um „keine große operation" (ebd.: 262) handelt. Nun folgt die Unterschrift der Patientin (ebd.: 260–275). Zuletzt gibt A102 der Patientin noch die Anleitung, ihre Unterlagen auf der entsprechenden Station abzugeben (ebd.: 276–268). Es folgt die Verabschiedung (ebd.: 287–296).

Im Gespräch mit **P107** schließt sich an die abschließende Nachfragemöglichkeit der von P107 geäußerte Wunsch an, A102 am Operationstag zu sehen (A102P107pddb: 636–638). A102 informiert die Patientin über seinen Dienst an dem entsprechenden Tag (ebd.: 640–648). Im Anschluss stellt A102 überrascht fest, dass die Patientin bereits kurz zuvor von einem Kollegen aufgeklärt wurde (ebd.: 649–664). Es folgt die Anweisung am Operationstag nüchtern zu erscheinen und ein Austausch darüber, dass P107 keine Beruhigungstablette vor dem Eingriff bekommen wird (ebd.: 665–742). Nun folgt die Verabschiedung (ebd.: 743–750).

Bei dem Vergleich aller im Rahmen der Studie dokumentieren Gespräche ist aufgefallen, dass A102 den Patienten/innen mehr Raum für Beiträge gibt als die beiden anderen Ärztinnen (A101 und A103). Dies zeigt sich beispielsweise daran, dass er sich auf die Initiative von P106 einlässt und dafür von seinem Gesprächsplan abweicht (13–59). Ein weiteres Beispiel ist die zu Beginn des Gespräches mit der Patientin P107 geäußerte Erzählaufforderung (A102P107pddb: 12). In allen drei Gesprächen mit A102 machen die Patienten/innen auch längere (vgl. 125–143, A102P107pddb: 13–24, A102P108pddb: 195–200) und selbstinitiative Beiträge (vgl. 14, A102P107pddp: 370, A102P108pddb: 265). Dabei sind die Beiträge von P108 insgesamt eher kurz, die von P106 etwas länger und die von P107 besonders lang.

Bei der Patientin P106 fällt besonders auf, dass sie Nachfragen zu einer anderen Patientin stellt (511–513). In dem Gespräch mit P107 fällt hingegen auf, dass die Patientin immer wieder Scherze macht (A102P107pddb: 33–38, 205–210, 379–381, 470–479, 515–524, 597, 628, 732–742) und dass sie den Arzt häufig mit seinem Namen (ebd.: 7, 42, 130, 157, 205, 324, 473, 486, 576, 628), dreimal auch mit Namen und Doktortitel (ebd.: 578, 600, 736) anredet. Alle drei Gespräche enden damit, dass die Patientinnen fragen, ob das Gespräch beendet ist (542, A102P107pddb: 748, A102P108pddb: 287).

6.1.3 Arztperspektive

A102s schriftliche Einschätzungen[145] der dokumentierten Gespräche sind sehr knapp. Wie die folgende Tabelle zeigt, gibt er an, mit allen Gesprächen maximal (10) zufrieden zu sein. Er notiert keine Kommentare:

Patient/in	Zufriedenheit	Kommentar zu dem Gespräch
P106	10	–
P107	10	–
P108	10	–

Tab. 39: Schriftliche Einschätzung der Gespräche von A102

Vor diesen drei Gesprächen führt A102 das Gespräch mit P105[146]. Seine Zufriedenheit mit diesem Gespräch schätzt er geringer (7) ein und notiert den Kommentar: *Pat. sehr nicht zuverlässig Unterschätzt die Risiken die durch Ihre Erkrankung kommen können.* Im Gespräch mit P105 stellt sich heraus, dass die an Krebs erkrankte Patientin zuletzt vor zwei Wochen operiert wurde. Nach der Operation waren verschiedene Komplikationen darunter auch Herzrhythmusstörungen aufgetreten, deren Ursache zum Zeitpunkt des Gespräches noch nicht geklärt sind. Da die Operation bereits am folgenden Tag stattfinden soll, veranlasst A102 eine Aufnahme der Patientin und entsprechende Untersuchungen.[147]

Im Interview[148] erklärt A102, dass die Telefonate, die er während des Gespräches mit P106 geführt hat, nicht aufgeschoben werden konnten: „ich musste

145 Schriftliche Einschätzungen zu den Gesprächen, Anhang: 206–208.

146 Das erste dokumentierte Gespräch (A102P105) wurde nicht in die Analyse einbezogen und ist deshalb auch in der Tabelle nicht aufgeführt. Die Gründe für diese Entscheidung sind in Kapitel 4.3. dargelegt.

147 Feldnotizen vom 30.11.2017 (siehe Anhang: 223–226).

148 A102db (siehe Anhang: 268–320).

dara das auch in der zeitpunkt telefonieren weil war schon wichtig“ (A102: 694–695). Er erklärt, dass es sich um eine „relativ dringliche ope“ (ebd.: 700) gehandelt habe, die noch am selben Tag stattfinden sollte, für die aber relevante Daten fehlten (ebd.: 696–706). A102 beschreibt diese Situation als Ausnahme (ebd.: 719–720+737). Er sei verantwortlich gewesen, weil kein anderer Anästhesist „aus dem ope raus war“ (ebd.: 724–727). A102 überlegt, dass es besser gewesen wäre, das Arztzimmer während der Telefonate zu verlassen (ebd.: 751–754).

6.1.4 Patientenperspektive

Auf die Frage nach ihrer Zufriedenheit mit dem Prämedikationsgespräch antwortete P106, dass sie vor zwei Monaten bereits über dasselbe Anästhesieverfahren aufgeklärt worden sei und das Gespräch für sie eine reine Wiederholung gewesen sei.[149] P106 gibt die Einschätzung ab, dass sie den Arzt sehr gut (9) verstanden habe und er sie auch (10). Das Gespräch sei allerdings durch den Anruf unterbrochen worden und danach recht „kurzfristig zu Ende“ gewesen. Sie hatte den Eindruck, dass die Telefonate A102 „aus dem Konzept“ gebracht haben. Das Gespräch habe für ihre Einwilligung in die Anästhesie keine Relevanz gehabt (0). Die Tatsache, dass A102 Deutsch als L2 spricht, sei für das Gespräch ebenfalls nicht relevant gewesen (0).

Die Patientin P107 ist mit ihrem Prämedikationsgespräch zufrieden (9). Auf die Frage, wie gut sie den Arzt verstanden hat, antwortet sie, dass sie einige Inhalte nicht „so richtig kapiert“ habe (8). Auch P108 ist mit dem Gespräch mit A102 zufrieden (8). Sowohl P107 als auch P108 geben an, dass das Gespräch keine Relevanz für ihre Einwilligung in die Narkose hatte. Beide geben darüber hinaus an, dass die Tatsache, dass A102 Deutsch als L2 spricht, keinen Einfluss auf das Gespräch hatte.

6.2 Spracherwerbsbiographie und Selbsteinschätzung

Die Angaben zur Spracherwerbsbiographie des Arztes A102 und seiner Selbsteinschätzung wurden dem Interview mit dem Arzt[150] und dem vorentlastenden

149 Alle Angaben zu der Perspektive der Patienten/innen sind den Feldnotizen vom 30.11.2015 entnommen (siehe Anhang: 223–226).

150 Transkript zum Interview mit A102, Anhang: 268–320.

Fragebogen zum Interview[151] entnommen. Diese Angaben wurden bei der Analyse der sprachlichen Fehler einbezogen.

6.2.1 Spracherwerbsbiographie

Die hier (unter 6.2.1.) verwendeten Segmentangaben (Zahlen in Klammern) beziehen sich alle auf das Transkript A102db[152]. A102 hat in einem nichtdeutschsprachigen Land Medizin studiert und im Anschluss zwei Jahre dort als Assistenzarzt gearbeitet. A102 hat aufgrund der unbefriedigenden Arbeitsbedingungen in seinem Herkunftsland entschieden nach Deutschland zu ziehen (52, 96). Er erklärt, dass er trotz seiner damals „schlechten" Deutschkenntnisse keine andere Möglichkeit gesehen hat (62–63). A102 erhielt mehrere Angebote von „firmen die sich beschäftigen mit ausländische ärzte aus [...] nach deutschland zu bringen" (79–82). Da er allerdings gerne im Bereich der Anästhesie arbeiten wollte, hat A102 sich selbst erfolgreich im Internet informiert. Neben dem Gehalt nennt er seine „entwicklung" (96) bzw. berufliche Karriere (103–105) als Grund für sein Interesse an der Stelle in Bielefeld.

A102 erklärt, dass er in seinem Herkunftsland über zehn Monate einen berufsbegleitenden Sprachkurs (zweimal pro Woche drei Stunden) besucht hat (214–218, 301–306). Direkt im Anschluss hat er das „österreichische sprachdiplom" (Niveau B2) erfolgreich abgelegt (165, 172). Dieser war sein erster Deutschkurs, in der Schule hatte er Englisch und Französisch gelernt (213). Französisch beschreibt er als eine „unmögliche sprache" (236). Englisch sei ihm leichter gefallen, aber inzwischen seien seine Deutschkompetenzen deutliche besser als seine Englischkompetenzen (237–251). A102 beschreibt eine Strategie, die er beim Deutschlernen angewendet hat wie folgt:

> „die sachen die ich auswendig lernen müsste wie der die das hab ich nich gelernt das wusste ich nich und ich weiß jetzt auch nie wo kommt der wo kommt das" (1172–1174)

Stattdessen habe er „solche regeln die für [ihn] wichtig waren" (1172–1173) gelernt. Als Beispiel nennt er die Regel „dass die wörter die meistens mit äh el oder äh er am ende sind die brauchen immer der" (1169–1171). Er kommentiert: „ich

151 Fragebogen zum Interview mit A102, Anhang: 231.

152 Transkript zum Interview mit A102, Anhang: 268–230.

hab mich keine mühe da gegeben um richtig deutsch zu lernen und viele übungen äh zu machen oder solche sachen“ (1175–1179).

Bereits in Deutschland hat A102 zur Vorbereitung auf die Fachsprachenprüfung über einen Monat zweimal pro Woche Privatstunden bei inlingua[153] in Anspruch genommen (1063–1115). Gemeinsam mit seinem Lehrer hat er Texte aus dem Ärzteblatt gelesen und besprochen (ebd.). A102 wertet diesen Unterricht als „hilfreich“ (1102) und „gut“ (1113). Einschränkend erklärt er „war natürlich ein lehrer der kannte sich gar nich gut aus mit medizinische wörter und so solche sachen das war eigentlich vor nachteil“ (1104–1106). Die Fachsprachenprüfung beschreibt A102 als „relativ einfach“ (154–155), er habe beim ersten Versuch bestanden (156–157).

Grundsätzlich würde A102 gerne seine sprachlichen Kompetenzen verbessern (536–549), dies sei aber „schwer“ (541). Mehrmals im Interview informiert A102, dass er bei der Arbeit sprachlich gut zurechtkommt (357–359+557+606–627+628–663). Ein Kollege, der beim Interview zeitweise im Raum ist, wirft seine Einschätzung der Sprachkompetenz von A102 ein: „du sprichst doch gut oder“ (340) und „du hast das schnell gelernt ja wirklich“ (342). A102 berichtet, dass Patienten/innen ihn gelegentlich fragen, wie lange er schon in Deutschland ist (659). Als Gründe für die Frage nennt er den Hinweis auf seinem Namensschild[154] (642–647) und seinen „akzent“ (651). Er weist darauf hin, dass Patienten/innen beim Erraten seines Herkunftslandes häufig falsch liegen (651–655).

Wenn er Patienten/innen über die Dauer seines Aufenthaltes in Deutschland informiert, sei die Reaktion häufig Überraschung darüber, dass er „so gut sprechen kann“ (660–663). Diese Reaktionen und die allgemeine Zufriedenheit der Patienten/innen nennt A102 als Gründe dafür, dass er selbst auch mit seinen Prämedikationsgesprächen zufrieden ist (664–669).

A102 erinnert sich, dass er zu Beginn seiner Arbeitszeit in Deutschland so eingeteilt wurde, dass er viele Spätdienste (ab 9 Uhr) und dementsprechend viele Prämedikationsgespräche hatte (397–404). In dieser Zeit sei A102 immer noch sehr lange (bis 21 oder 22 Uhr) an der Klinik beschäftigt gewesen (413–418).

153 http://www.inlingua-in-owl.de/

154 Einige Ärzte/innen tragen an ihrem Namenschild einen Hinweis, in welchem Land Sie ihren medizinischen Abschluss gemacht haben.

6.2.2 Selbsteinschätzung

Im Fragebogen zur Vorentlastung[155] schätzt A102 seine sprachlichen Kompetenzen wie folgt ein: Im Bereich „Sprechen“ mit 6.2, im Bereich „Schreiben“ mit 7, im Bereich „Hören“ mit 9 und im Bereich „Lesen“ mit 10 von 10 Punkten. Dem entsprechend schätzt A102 seine rezeptiven Kompetenzen höher ein als seine produktiven und seine schriftlichen höher als seine mündlichen. Im Folgenden werden A102s Angaben zu den einzelnen Kompetenzbereichen genauer betrachtet. Alle hier (6.3.5.) verwendeten Segmentangaben beziehen sich auf das Transkript des Interviews mit A102.[156]

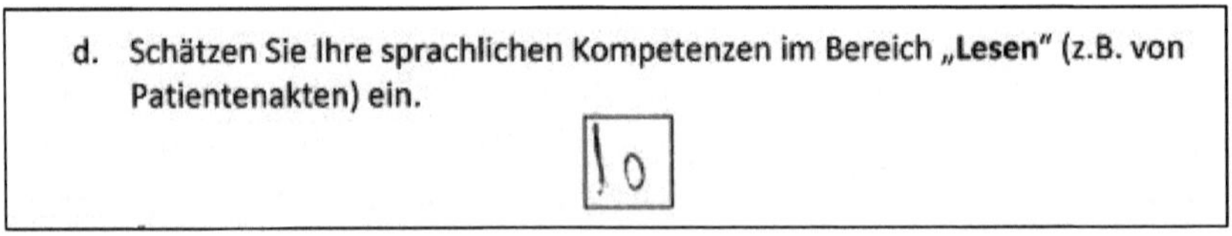
d. Schätzen Sie Ihre sprachlichen Kompetenzen im Bereich „**Lesen**" (z.B. von Patientenakten) ein.

10

Abb. 45: Selbsteinschätzung von A102 zum Bereich „Lesen“

A102 beurteilt seine Lesekompetenz von Texte mit denen er bei der Arbeit konfrontiert ist (wie Patientenakten) sehr positiv. Im Interview erklärt A102 in Bezug auf andere Textsorten, dass er sich im Bereich „Lesen“ gerne verbessern würde (559–583). Konkret wünscht er sich, offizielle (nicht medizinische) Briefe und wissenschaftliche medizinische Texte besser lesen zu können (ebd.). A102 hat den Eindruck, dass er für solche Texte „doppelt so lang“ (575) braucht, wenn sie auf Deutsch und nicht auf seiner L1 geschrieben sind.

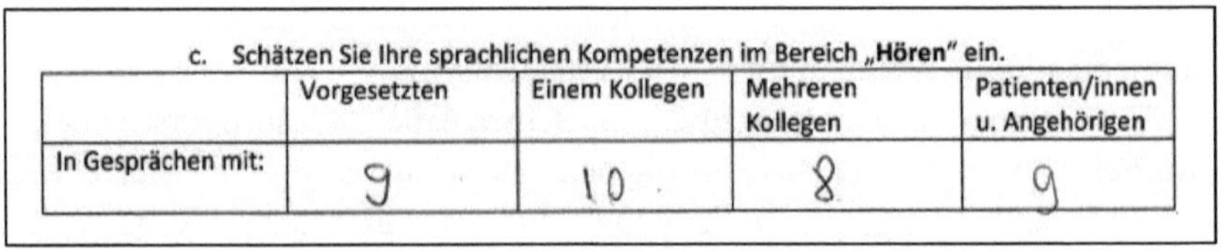
c. Schätzen Sie Ihre sprachlichen Kompetenzen im Bereich „**Hören**" ein.

	Vorgesetzten	Einem Kollegen	Mehreren Kollegen	Patienten/innen u. Angehörigen
In Gesprächen mit:	9	10	8	9

Abb. 46: Selbsteinschätzung von A102 zum Bereich „Hören“

Sein Hörverstehen im Gespräch mit einem Kollegen schätzt er am höchsten (10) und im Gespräch mit mehreren Kollegen am niedrigsten (8) ein. Dazwischen

155 Fragebogen zur Vorentlastung, Anhang: 231.

156 A102db, Anhang: 268–320.

(9) liegt seine Einschätzung des Hörverstehens im Gespräch mit Vorgesetzten sowie mit Patienten/innen und Angehörigen.

Im Interview erinnert A102 sich, dass ihm bei seinen ersten Prämedikationsgesprächen auf Deutsch das Hörverstehen besonders schwergefallen ist (297 u. 359–360). A102 erzählt „bei ältere patienten ältere patienten hatte ich damals noch probleme gehabt das kann ich mich noch erinnern" (365–367). Jüngere Patienten/innen habe er dagegen besser verstanden sowie Patienten/innen, die langsam gesprochen haben (368–371).

A102 weist darauf hin, dass besonders bei Operationen das Hörverstehen schwierig ist, weil mehrere Personen sprechen, ggf. kein Augenkontakt hergestellt wird und alle einen Mundschutz tragen (494–533).

b. Schätzen Sie Ihre sprachlichen Kompetenzen im Bereich **„Schreiben"** ein.

	Wortschatz	Grammatik	Bedeutung
Zum Beispiel bei der Dokumentation von Aufklärungsgesprächen.	7	7	7

Abb. 47: Selbsteinschätzung von A102 zum Bereich „Schreiben"

Im Bereich „Schreiben" bewertet A102 sich in allen Teilbereichen durchgängig mit 7 Punkten. Im Interview erinnert er sich, dass ihm das Schreiben bereits zu Beginn seiner Arbeit in Deutschland eher leichtgefallen ist (298). Auch jetzt falle ihm das Schreiben insbesondere im Teilbereich „Grammatik" leichter als das Sprechen (321–333).

a. Schätzen Sie Ihre sprachlichen Kompetenzen im Bereich **„Sprechen"** ein.
Skala von 0 (nicht vorhanden) bis 10 (maximal)

Gespräche mit:	Wortschatz	Grammatik	Sprechtempo	Aussprache	Bedeutung
Vorgesetzten	5	5	8	7	5
Einem Kollegen	6	5	8	7	8
Mehreren Kollegen	6	5	8	7	8
Patienten/innen u. Angehörigen	/	/	/	/	5

Abb. 48: Selbsteinschätzung von A102 zum Bereich „Sprechen"

Beim Ausfüllen dieser Tabelle hat A102 darauf hingewiesen, dass die Striche in der untersten Zeile bedeuten, dass er all diese Teilbereiche mit 5 Punkten einschätzt. Dem entsprechend variiert die Einschätzung seiner Sprechkompetenz zwischen 5 und 8 Punkten. Am wenigsten Punkte gibt er sich im Teilbereich Grammatik (viermal 5 Punkte). Etwas höher ist die durchschnittliche Punktzahl im Teilbereich „Wortschatz" (5,5), noch höher in den Teilbereichen „Aussprache" und „Bedeutung" (je 6,5). Die höchste Punktzahl gibt er sich in dem Teilbereich „Sprechtempo" (7,3).

In Gesprächen mit Patienten/innen und Angehörigen schätzt A102 seine Sprechkompetenz am geringsten (fünfmal 5 Punkte) ein. Als etwas besser schätzt er seine Kompetenz bei Gesprächen mit Vorgesetzten (durchschnittlich 6 Punkte) ein. Am meisten Punkte gibt er sich für Gespräche mit einem/einer oder mehreren Kollegen/innen (je 6,8).

Im Interview äußert A102 den Eindruck, dass seine Sprechkompetenz im Teilbereich „Grammatik" zu Beginn seiner Arbeitszeit in Deutschland besser war (310–320). In Bezug auf die Aufklärungsgespräche nimmt A102 an, dass Patienten/innen ihn noch besser verstehen würden, wenn seine „grammatik besser" wäre (628–639).

Dennoch hat A102 grundsätzlich den Eindruck, dass er die Prämedikationsgespräche sprachlich gut meistert (606–627). Er erinnert sich, dass dies ihm auch zu Beginn nicht schwergefallen ist (357–359). Besonders die Risikoaufklärung sei ihm leichtgefallen, da er hierfür lediglich auswendig gelernte Inhalte reproduziert habe:

> „die aufklärung im sinne ähm das lernst du auswendig und kannst du einfach immer das gleiche sagen und das ist einfach ich hab das ehrlich am anfang auswendig gelernt und ich hab die einfach so gesagt und mit mit der zeit ist natürlich besser geworden ja und dann konnte ich mich richtig äußern wie ich wollte" (372–377)

In dem wiedergegebenen Ausschnitt beschreibt A102 eine Entwicklung, die er bei sich beobachtet hat: Bei der Risikoaufklärung wie auch bei den Prämedikationsgesprächen insgesamt, hat er sich immer weiter von auswendig Gelerntem entfernt (390). Er erklärt, dass er sich inzwischen auf die Dinge reduziere, die für die Patienten/innen wichtig seien (426–427) und dass er ihnen Nachfragemöglichkeiten biete (448–449). A102 erklärt, dass er derzeit die Gespräche nach seinem „gefühl“ gestalte (456–457). Diese Aussage deckt sich mit dem bereits dargestellten Gesprächsablauf. A102 wiederholt im Interview mehrmals, dass er mit den Prämedikationsgesprächen gut zurechtkommt und keine Probleme hat (357–359, 557, 606–627, 628–663).

6.3 Ergebnisse der Fehleranalyse

In diesem Kapitel (6.3.) werden die sprachlichen Fehler von A102 in den Blick genommen. Diese Analyse wurde ausdrücklich nicht von einem defizitorientierten Standpunkt aus gemacht (siehe Kap. 2.4.). So soll an dieser Stelle festgehalten werden, dass A102 die sprachliche Umsetzung der Prämedikationsgespräche grundsätzlich gelingt. Um allerdings einen möglichen Einfluss sprachlicher Normabweichungen auf die Gespräche zu erkennen und letztlich eine Optimierung der Gespräche zu erreichen, wurden diese Abweichungen systematisch untersucht. Zunächst soll ein gezielter Einblick in das Gespräch gegeben werden, dass A102 mit P106 geführt hat. Dabei soll ein erster Eindruck von den in diesem Gespräch auftretenden sprachlichen Schwierigkeiten vermittelt werden:

[28] Transkript: A102P106pddb

	82 [03:10.1*]	83 [03:12.6]
P106 [v]	das ist also schon °h über vierzig jahre her	sowas ist alles nicht mehr
[pnv]	*P106 schüttel den Kopf und macht mit der linken Hand eine abwertende Geste.*	

[29]

	..	84 [03:15.5]	85 [03:16.2]	86 [03:16.9]	87 [03:17.4]	88 [03:19.6]
A102 [v]		eigentlich	nicht	ist relevant	nur wenn sie	
P106 [v]	relevant ne↑ wenn das schon jahrzehnte her ist		ne:			'hm'hm

[30]

	..	89 [03:20.1]
A102 [v]	eine vollnarkose haben äh gehabt haben und wenn sie das gut vertragen haben	
P106 [v]		
[pnv]		*(-).*

In diesem Ausschnitt, der Teil der Anamnese ist (vgl. Kap. 6.1.2.), treten mehrere sprachliche Schwierigkeiten auf: Zunächst scheint A102 die Frage von P106 nicht verstanden zu haben, da der Arzt eine unpassende Antwort gibt (siehe Kap. 6.4.). Das Nicht-Verstehen kann in sprachlichen Einschränkungen begründet sein, muss es aber nicht. Es folgt die fehlerhafte Stellung der Gradpartikel „nur“ (87), ein Tempusfehler (88) und eine fehlerhafte Selbstkorrektur (88). Die Ergänzung „und wenn sie das gut vertragen haben“ (88–89) irritiert, da das Gegenteil zutreffender erscheint. Auf die in diesem Ausschnitt auftretenden Normabweichungen wird in diesem Kapitel an den entsprechenden Stellen ausführlicher eingegangen.

Im Folgenden werden die sprachlichen Normabweichungen, die A102 im Gespräch mit P106 produziert, systematisch betrachtet. Dabei werden nacheinander die Abweichungen in den folgenden Bereichen in den Blick genommen: „Lexik und Pragmatik“, „Phonetik und Phonologie“, „Morphologie“ und „Syntax“. In diesem Zusammenhang wird gelegentlich auf A102s eigene Einschätzung seiner sprachlichen Kompetenzen hingewiesen. In Kapitel 6.3.5 wird seine Selbsteinschätzung ausführlich dargestellt. Diese Darstellung basiert auf dem mit ihm geführten Interview[157]. Alle Segmentangaben (Zahlen in Klammern), die bei der Darstellung der Ergebnisse der Fehleranalyse (6.3.1. bis 6.3.4.) gemacht werden, beziehen sich auf das Transkript A102P106pddb[158].

6.3.1 Lexik und Pragmatik

Im Interview nennt A102 keine Schwierigkeiten bzw. Herausforderungen im Bereich der Lexik. Allerdings können in dem analysierten Gespräch einige Normabweichungen in diesem Bereich beobachtet werden. Besonders bei Zeitangaben[159] werden sprachliche Schwierigkeiten sichtbar:

157 A102db, Anhang: 268–320.

158 A102P106pddb, Anhang: 48–75.

159 An dieser Stelle werden Zeitangaben mit Bezug zur Lexik betrachtet, weiter unten mit Bezug zur Morphologie.

Äußerungen	Zeitangaben
„mittlerweile in: die letzen jahren wo sie eine narkose entweder eine (.) lokale betäubung oder was anderes haben sie das immer gut vertragen“ (105–110)[160] „sie waren im oktober °h nochmal hier“ (414–415) „haben sie hier geschrieben dass sie eine thrombose (-) öh (-) hatten (-) vorher (.) oder wann haben sie thrombose“ (119–127)	unpassende Temporaladverbien
„das war bei neunzehnhundertneunzig“ (172) „haben sie doch eine operation gehabt in neunzehnhundertsechsundneunzig“ (183)	Präposition + Jahreszahl
„dann diese thrombose hatten sie eigentlich in september zweitausendfünfzehn“ (157)	Monat ohne Artikel

Tab. 40: Lexik und Pragmatik, A102 I

Die ersten drei Äußerungen zeigen Schwierigkeiten bei der Verwendung von Temporaladverbien. Im ersten Fall fehlt ein zu modifizierendes Verb. Darüber hinaus impliziert das Adverb „mittlerweile“ eine Entwicklung, was im Kontext der Frage nach einem oder mehreren Ereignissen unpassend ist. Im zweiten Fall ist die Verwendung von „nochmal“ unpassend, da die Patientin im Oktober zum ersten (und nicht zum wiederholten) Mal in der Klinik war. In der dritten Äußerung verwendet A102 „vorher“. Im Kontext gibt es allerdings keinen möglichen Zeitpunkt bzw. kein Ereignis auf das sich dieses Temporaladverb beziehen könnte. In den folgenden beiden Äußerungen werden Jahreszahlen mit Präpositionen angegeben. Helbig/Buscha (2001: 296) erklären: „Zur Angabe der Jahreszahl – ohne Monat und Tag […] – gebraucht man im Deutschen die Jahreszahl allein oder in der Verbindung mit im Jahr(e) (neuerdings auch in + Jahreszahl)“. Dem entsprechend ist der zweite Fall („in“ + Jahreszahl) zwar nicht die Regel, aber möglich. Der erste Fall („bei“ + Jahreszahl) ist allerdings nicht möglich. Bei der letzten Äußerung handelt es sich um eine nicht-pluralfähige Zeitangabe (Monate wie auch Jahreszeiten, Tageszeiten, Mahlzeiten). Diese müssen im Deutschen mit dem bestimmten Artikel angegeben werden (vgl. ebd.; 332), der hier fehlt.

160 Alle Segmentangaben in 4.3.3.1. bis 4.3.3.4 beziehen sich, soweit nicht anders gekennzeichnet, auf das Transkript A102P106.

Im Bereich der Lexik sind im analysierten Gespräch weitere Normabweichungen zu beobachten. Wie die folgende Tabelle zeigt, verwendet A102 an drei Stellen unpassende Präpositionen:

Äußerungen	Präpositionen
„was sie so als medikamente nehmen" (45)	„als" statt „an"[161]
„xarelto nehmen sie nur für die thrombose" (158–159)	„für" statt „gegen"[162]
„sie kriegen das durch die vene gespritzt" (448)	„durch" statt „in"[163]

Tab. 41: Lexik und Pragmatik, A102 II

Es ist denkbar, dass in Alltagsgesprächen die Präpositionen „als", „für" und „durch" so verwendet werden, wie in den wiedergegebenen Äußerungen. Da es sich aber um Standardäußerungen eines Anästhesisten in einem Prämedikationsgespräch handelt, wäre es angemessener, wenn die Verwendung der Präpositionen der standardsprachlichen Norm entspräche (siehe Fußnoten zu den einzelnen Präpositionen in der Tabelle). Im selben Gespräch wählt A102 allerdings auch mehrmals passende Präpositionen (bspw. 49 u. 148).

Die beiden folgenden Äußerungen scheinen isoliert zunächst nicht auffällig. Bezieht man allerdings den Kontext mit ein, dann wird deutlich, dass die Wortwahl unpassend ist:

Äußerungen	unpassende Adverbien
„soll ich ihnen mehr über die risiken einer narkose erzählen" (494)	„mehr" statt „etwas"
„die daten sind alle schon dabei" (414)	„dabei" statt „da"
„dann diese thrombose hatten sie eigentlich in september zweitausendfünfzehn" (157)	„eigentlich" unpassend

Tab. 42: Lexik und Pragmatik, A102 III

In der ersten Äußerung ist die Wahl des Adverbs „mehr" unpassend, da A102 der Patientin zuvor noch keine Informationen über die Risiken genannt hat. In

161 Vgl. Langenscheidt 2015: 79.

162 Vgl. Langenscheidt 2015: 454.

163 Vgl. Langenscheidt 2015: 1030.

der zweiten Äußerung ist „dabei“ unpassend gewählt: A102 stellt an dieser Stelle fest, dass die Daten „vorhanden“ (Langenscheidt 2015: 259) sind, nicht aber, dass sie „bei der genannten Sache“ (ebd.: 260) sind. In der letzten Äußerung wird durch die Verwendung des Adverbs „eigentlich“ impliziert, dass zuvor ein falsches Datum genannt wurde. Tatsächlich wurde dasselbe Datum, allerdings ohne Jahreszahl bereits genannt.

In der folgenden Tabelle sind Äußerungen aufgeführt, bei denen Normabweichungen auffallen, die eher dem Bereich der Pragmatik[164] zugeordnet werden können:

unangemessene Äußerungen[165]
„fragen sie mal“ (15)
„das ist dann auch o:ke:“ (434–436)
„wir sind hier zusammen wegen narkose“ (445)
„sie kriegen das durch die vene gespritzt“ (455)

Tab. 43: Lexik und Pragmatik, A102 IV

Die ersten beiden Äußerungen wirken im Rahmen eines Prämedikationsgespräches etwas zu informell. Dies könnte besonders bei der ersten Äußerung negativ auffallen, da diese unmittelbar nach der Gesprächseröffnung getätigt wird. Die zweite Äußerung ist nicht nur informell, sondern auch wertend, was in dem gegebenen Kontext ebenfalls unpassend erscheint. Im Gegensatz zu den ersten beiden wirkt die dritte Äußerung eher zu förmlich. Für die Einleitung einer offiziellen Rede wäre sie angemessener als hier. Die letzte Äußerung könnte auf Patienten/innen beunruhigend[166] wirken.

6.3.2 Phonetik und Phonologie

Bei A102 sind Intonation und Artikulation eher unauffällig. Allerding sind die Laute durchgängig weniger gespannt, die Intonation gleichbleibend und Pausen ungewöhnlich platziert. Dies könnte auf Patienten/innen wenig emphatisch und/oder gelangweilt wirken. Zu diesen Beobachtungen passend erklären

164 Zur Verständnis von Pragmatik im Rahmen dieser Dissertation siehe Kapitel 4.3.1.2.

165 In Kapitel 4.1.1. wird die Verwendung und Bedeutung der Bezeichnung „unangemessen/angemessen“ im Rahmen dieser Studie erklärt.

166 In Kapitel 4.1.1. wird die Verwendung und Bedeutung der Bezeichnung „beunruhigend“ im Rahmen dieser Studie erklärt.

Moise/Snagoveanu-Spielberg (2008: 18), dass Deutschlerner/innen mit Rumänisch als L1 Schwierigkeiten mit der Realisierung der höheren Sprechspannung im Deutschen sowie mit der des Kontrastes zwischen betonten und nicht-betonten Silben[167] haben. Sie weisen ebenfalls darauf hin, dass im Rumänischen mehr Pausen gemacht werden und Deutschlerner/innen dazu tendieren, diese „auch zwischen inhaltlich zusammenhängenden Wörtern" (ebd.: 7) zu setzen. Ein Beispiel für A102s abweichende Pausensetzung ist die folgende Äußerung: „wir werden heute zusammen (.) wegen (- -) die: (.) kommende narkose sprechen ja↑" (7–10). Bei der Fehler- und der Konversationsanalyse muss beachtet werden, dass es bei den Pausen kaum möglich ist zu entscheiden, ob es sich an einer bestimmten Stelle um eine Normabweichung bei der Platzierung einer Pause, oder um eine Verzögerung (infolge einer Irritation oder Unsicherheit) handelt.

Von A102s durchgängig weniger gespannten Artikulation sind besonders die Vokale betroffen. Die Abweichungen sind allerdings nicht so groß, dass es dadurch zu Verständigungsschwierigkeiten kommt. In der folgenden Tabelle sind zwei Beispiele für Normabweichungen bei Vokalen gegeben:

Äußerungen[168]	Vokale
„n[ɛ]hmen" (35, 41, 157)	Quantität
„f[Y]rchtbar" (101)	Qualität

Tab. 44: Phonetik und Phonologie, A102 I

Der erste Vokal im Verb „nehmen" wird von A102 durchgängig kurz realisiert. Die Unterscheidung von langen und kurzen Vokalen wird als eine der Hürden für Deutschlerner/innen mit Rumänisch als L1 aufgeführt (Grewendorf/Remberger 2014: 369). Auch bei der Vokalqualität sind durchgängig kleinere Abweichungen wahrzunehmen. Nur an einer Stelle kommt es dazu, dass durch diese Abweichung ein anderer Vokal des deutschen Vokalinventars[169] produziert wird („ü" statt „u"). Es sind allerdings auch einige Stellen zu finden, an denen der

167 Im Gegensatz zum Deutschen ist das Rumänische eine silbenzählende Sprache mit nur schwachem Unterschied zwischen betonten und unbetonten Silben (vgl. Moise/Snagoveanu-Spielberg 2008:8).

168 Die phonetischen Lautzeichen sind in den Äußerungen dieser Tabelle und der folgenden Tabelle zur Veranschaulichung hinzugefügt. Im Transkript wurden diese nicht verwendet.

169 Zum Vokalinventar der deutschen Sprache vgl. Dieling 2008: 11–13.

Laut [y] korrekt verwendet wird (bspw. 46, 52, 154) ebenso wie der Laut [ø] (bspw. 450), obwohl diese beiden Vokale im Rumänischen nicht vorkommen (Moise/Snagoveanu-Spielberg 2008: 3).

Bei den Konsonanten fällt auf, dass A102 dazu tendiert auch stimmlose Konsonanten stimmhaft zu realisieren. Beim Aufeinandertreffen eines Konsonanten am Wortende mit einem Konsonanten am folgenden Wortanfang sind verschiedene Abweichungen zu beobachten:

Äußerungen	Konsonanten
„als kind e ne" (70)	fehlende Auslautverhärtung
„da setzen sie ab" (49)	Auslassung

Tab. 45: Phonetik und Phonologie, A102 II

Im ersten Fall wird die Auslautverhärtung nicht realisiert (kin[d] statt kin[t]) und darüber hinaus ein zusätzlicher Vokal eingefügt. Bei der zweiten Äußerung scheint der [s]-Laut am Ende des Artikels zu fehlen. Es könnte sich allerdings auch um eine Assimilation handeln: „da[s]" wird zu „da[z]". Beim Sprechen verschmelzen die beiden nun aufeinandertreffenden [z]-Laute und erwecken den Anschein, dass „das" zu „da" gekürzt wurde. Bei den beiden Beispielen könnte es sich um den Transfer von koartikulatorischen Erscheinungen aus dem Rumänischen handeln (vgl. Moise/Snagoveanu-Spielberg 2008: 8–10).

6.3.3 Morphologie

Im Interview erklärt A102, dass er tendenziell im Laufe der Zeit zunehmende Schwierigkeiten mit dem Kasus hat:

> „grammatik war damals besser als jetzt viel besser als jetzt weil die grammatik da konnte ich mit alles wusste ich alle regeln und alles was man so äh präpositionen was mit was kommt äh wo kann ich wo muss ich akkusativ dativ und so mittlerweile kenne ich diese sachen wenn ich spreche kann ich nicht diese sachen richtig einordnen" (310–320)

Im analysierten Gespräch treten tatsächlich mehrere Kasusfehler auf. In der folgenden Tabelle werden Kasusfehler nach Präpositionen und im Zusammenhang mit einem Reflexivpronomen aufgeführt:

Äußerungen	Kasus
„mit ein_narkosegerät" (460) „mit die station dann klären" (472–474) „mit ein schluck wasser auf die station" (486) „mit diese polyp äh abtragung" (61) „mit die kollegen gesprochen" (48)	„mit" + Dativ
„in: die letzten jahren" (106–107)	„in" + Dativ
„wegen die: (.) kommende narkose" (8–10)	„wegen" + Genitiv
„lassen sie mir erstmal gucken" (36–39)	Reflexivpronomen im Dativ

Tab. 46: Morphologie, A102 I

In allen oben wiedergegebenen Äußerungen verwendet A102 das korrekten Genus, allerdings nicht den korrekten Kasus. Nach den Präpositionen „mit", „in" und „wegen" verwendet er statt des Dativs bzw. Genitivs durchgängig den Nominativ. Es sind keine Stellen in diesem Gespräch zu finden, an denen er die genannten Präpositionen mit dem korrekten Kasus verwendet. Im letzten Beispiel verwendet A102 das Reflexivpronomen im Akkusativ statt im Dativ. Die folgende Tabelle zeigt, dass A102 zum Teil auch Schwierigkeiten mit der Wahl des korrekten Genus hat:

Äußerungen	Genus
„wo wir eine zugang legen können" (452–453)	indefiniter Artikel
„am ende des operation" (464)	definiter Artikel
„zum aufklärung" (428–429)	indefiniter Artikel

Tab. 47: Morphologie, A102 II

Um einen Genusfehler könnte es sich auch in der folgenden Äußerung handeln: „ne das war nicht die (.) vorherige dame das war eine andere mehrere °h mehrere probleme nicht nur eine" (535–540). Hier wird das Pronomen „eine" statt „eines" verwendet. Da im unmittelbaren Kontext nicht nur das Substantiv „Probleme", sondern auch „Dame" auftaucht, kann dieser Fehler dazu führen, dass Letzteres als Bezugswort verstanden wird. Abgesehen von den beschriebenen Genusfehlern bei Artikeln, gibt es in dem Gespräch, dass A102 mit P106 führt mehrere Stellen, an denen Artikel fehlen:

fehlende Artikel
„in september zweitausendfünfzehn“ (157) „das kommt aber nicht von narkose“ (204) „mit narkose hat das eigentlich nichts zu tun“ (444) „wir sind hier zusammen wegen narkose“ (445) „hier oben wo ist iks äh gemacht ist“ (505)

Tab. 48: Morphologie, A102 III

In der ersten Äußerung fehlt der definite Artikel bei einer Monatsangabe (in + dem: im). In den folgenden drei Äußerungen fehlt der definite Artikel zwischen den Präpositionen „von“, „mit“, „wegen“ und dem Substantiv „narkose“. Im Segment 92 verwendet A102 stattdessen einen überflüssigen Artikel vor demselben Substantiv: „haben sie die narkose bis jetzt (.) gut vertragen↑“. Da es sich um eine generelle Frage zu Narkosen handelt, müsste A102 hier den Plural mit Nullartikel verwenden (vgl. Helbig/Buscha 2001: 339).[170] Auch vor einem anderen Substantiv zeigen sich Schwierigkeiten mit dem Nullartikel: „haben sie auch die xarelto (.) gekriegt“ (151–152). Hier müsste statt des definiten der Nullartikel stehen, da es sich um „die unbestimmte Menge eines Stoffes“ handelt (Helbig/Buscha 2001: 339). In der letzten Äußerung fehlt ebenfalls der Artikel, hier könnte sowohl der definite als auch der indefinite Artikel verwendet werden.

Bevor im Folgenden auf Tempusfehler eingegangen wird, soll festgehalten werden, dass A102 im analysierten Gespräch verschiedene Tempora korrekt verwendet und bildet (Präsens: 439, 483; Perfekt: 107–108, 145, 200; Futur I; 7–10, 452–454, 509). Dennoch treten auch einige Schwierigkeiten auf, wie die folgende Tabelle zeigt:

170 Dieser Fehler könnte auch unter Morphologie aufgeführt werden.

Äußerungen	Verwendung von Perfekt
„operationen bis jetzt (.) haben sie keine operation gehabt↑" (64–66) „ist relevant nur wenn sie eine vollnarkosen haben äh gehabt haben" (86–87) „haben sie alles nicht (-) gehabt" (112–114)	„haben" im Perfekt
„und seitdem haben sie auch die xarelto (.) gekriegt ja↑" (151–152)	Perfekt statt Präsens

Tab. 49: Morphologie, A102 IV

Helbig/Buscha (2001:134) erklären, dass aus „morphosyntaktischen Gründen [...] die Hilfsverben *sein* und *haben* sowie die Modalverben vorzugsweise im Präteritum verwendet" werden (Hervorhebung im Original). Dem entsprechend wäre in den drei ersten Äußerungen die Verwendung des Präteritums angemessener bzw. weniger umständlich. In der zweiten Äußerung kommt es bei der Verwendung des Perfekt zu einer Selbstkorrektur, durch welche die Äußerung allerdings noch umständlicher wirkt. In der dritten Äußerung fällt eine Verzögerung vor der Realisierung des finiten Verbs auf. Eine ähnliche Verzögerung fällt auch in den Segmenten 119–127 auf: „haben sie hier geschrieben dass sie eine thrombose (-) öh: (-) hatten vorher oder wann haben sie thrombose". Auch hier folgt die Realisierung des finiten Verbs erst nach einer Verzögerung und im folgenden Teil der Äußerung wird das finite Verb gar nicht realisiert. In der letzten oben wiedergegebenen Äußerung (147–149) verwendet A102 das Perfekt statt das Präsens.

Die in der Tabelle wiedergegebenen Äußerungen deuten auf Unsicherheit (Selbstkorrektur, Verzögerungen, Fehler) bei der Verwendung des Perfekts hin. Wie unter 6.3.2. bereits dargestellt, könnten die Pausen auch als abweichende Pausensetzung verstanden werden und nicht als Verzögerung. Da in den beschriebenen Beispielen aber darüber hinaus auch Selbstkorrekturen auftreten und A102 das Perfekt in unangemessenen („haben" im Perfekt) und falschen (Perfekt statt Präsens) Zusammenhängen verwendet, kann dennoch von Hinweisen auf Unsicherheit gesprochen werden. Möglicherweise handelt es sich um eine übergeneralisierte Verwendung dieses Tempus.

Verwendung von Konjunktiv
„ich würde nur ihnen (.)sagen dass sie eine vollnakrose kriegen“ (445)

Tab. 50: Morphologie, A102 V

In der wiedergegebenen Äußerung verwendet A102 die würde-Form bei der Einleitung in die Narkoseaufklärung. Diese Verwendung ist irritierend, da sie den Hörer veranlasst, die Aussage als hypothetisch zu verstehen (vgl. Helbig/Buscha 2001: 181). Allerdings gibt es auch eine Stelle im Gespräch, an der A102 den Konjunktiv korrekt verwendet (vgl. 58).

6.3.4 Syntax

Im Interview informiert A102, dass er Syntaxregeln beherrscht und beim Schreiben (nicht aber beim Sprechen) anwendet. Konkret nennt er die Klammerstruktur und die Verbendstellung im Nebensatz:

> „aber wenn ich was schreiben muss kann ich besser kann ich dann das verb oder zweite stelle und der zweite verb am ende des satzes oder wenn ein äh oder wenn ich auf ein ein nebensatz dann weiß ich bescheid äh wenn ich nach dem komma äh weil benutze dass das verb kommt am ende und das wenn ich wenn benutze das äh oder kommt als zweite wieder oder diese regeln weiß ich noch und bei schreiben die natürlich auch applizieren“ (321–333)

Es fällt auf, dass er beim Formulieren der Regel zur Verbendstellung im Nebensatz gegen eben diese Regel verstößt: „wenn ich nach dem komma äh weil benutze dass das verb kommt am ende“ (226–228).

Grewendorf/Remberger (2014: 375) weisen darauf hin, dass bei Deutschlernern/innen mit Rumänisch als L1 besonders Schwierigkeiten im Bereich der Syntax zu erwarten sind. Auch Stănescu (2001: 381) nennt die Unterschiede in der Verwendung bestimmter Satzmuster im Rumänischen und Deutschen als „häufigste Fehlerquelle“. In dem Gespräch, das A102 mit P106 führt, fallen tatsächlich einige Schwierigkeiten in diesem Bereich auf. In der folgenden Tabelle sind Äußerungen wiedergegeben, bei denen jeweils ein Verb fehlt:

fehlendes Verb
„die letzten jahren wo sie eine narkose entweder eine (.) lokale betäubung oder was anderes haben sie das immer gut vertragen“ (107–110)
„haben sie hier geschrieben dass sie eine thrombose (-) öh: (-) hatten vorher oder wann haben sie thrombose“ (119–127)

Tab. 51: Syntax, A102 I

Die erste Äußerung besteht aus zwei syntaktischen Einheiten: „die letzten jahren wo sie eine narkose entweder eine (.) lokale betäubung oder was anderes“ und „haben sie das immer gut vertragen“. Es wird deutlich, dass die Äußerung aus einer vollständigen syntaktischen Einheit („haben sie das immer gut vertragen“) und einen Rest, dem das Prädikat fehlt, besteht. Im zweiten in der Tabelle oben angegebenen Ausschnitt fehlt das finite Verb im letzteren Teil der Äußerung. Auch bei der Verbstellung tauchen Fehler auf, wie die folgende Tabelle zeigt:

Fehler bei der Verbstellung
„haben sie hier geschrieben dass […]“ (119)
„wenn sie schlafen sie werden mit ein_narkosegerät beatmet“ (460)

Tab. 52: Syntax, A102 II

Da es sich bei der ersten Äußerung um eine Aussage und nicht um eine Frage handelt, müsste das Verb an zweiter Stelle stehen. Die zweite Äußerung beginnt mit einem vorangestellten Nebensatz, der als Äquivalent für ein Satzglied fungiert. Dem entsprechend müsste statt des Subjektes unmittelbar das finite Verb folgen.

Im Gespräch mit P106 sind auch Selbstkorrekturen im Bereich der Syntax zu beobachten:

Selbstkorrektur
„hier oben wo ist iks äh gemacht ist“ (505)
„aber das ist auch si sind auch sachen die noch nicht geklärt und die müssen geklärt werden“ (521–527)

Tab. 53: Syntax, A102 III

Bei der ersten Äußerung könnte es sich um eine gelungene Selbstkorrektur handeln: Die Stellung des Verbes „ist" wird erfolgreich korrigiert. Bei der zweiten Äußerung führt A102 zunächst wieder eine gelungene Selbstkorrektur durch, hier allerdings im Bereich der Morphologie: „aber das ist auch si sind auch sachen". Nun schließt sich eine zweite Selbstkorrektur an: „die noch nicht geklärt und die müssen geklärt werden". A102 verwendet das Vorgangspassiv in Futur I. Zunächst versucht er einen Relativsatz zu bilden, bricht diesen allerdings ab. Stattdessen fügt er eine koordinierende Konjunktion an und bildet einen Hauptsatz. Möglicherweise vermeidet A102 hier die Bildung eines Nebensatzes aufgrund der Unsicherheit in Bezug auf die Verbstellung in diesem speziellen Fall.

In den Segmenten 86–88 fällt die fehlerhafte Stellung der Gradpartikel „nur" auf: „ist relevant nur wenn sie eine vollnarkosen haben äh gehabt haben". Die Gradpartikel steht in der Regel direkt vor dem Bezugswort (Helbig/Buscha 2001: 423). In diesem Fall müsste die Gradpartikel direkt vor „relevant" stehen.

6.4 Ergebnisse der Konversationsanalyse

In diesem Kapitel werden die Ergebnisse der Analyse zu dem Gespräch A102P106 präsentiert. Bei der Darstellung der Ergebnisse werden Zusammenhänge zwischen den Ergebnissen der Fehler- und Konversationsanalyse einbezogen. Alle Segmentangaben (Zahlen in Klammern) in diesem Kapitel (6.4.) beziehen sie auf das Transkript A102P106pddb[171].

6.4.1 Störungen durch Anrufe

Unter 6.1.1. wurde bereits festgestellt, dass A102 in dem Gespräch mit P106, das insgesamt 19 Minuten und 20 Sekunden dauert, 8 Minuten und 39 Sekunden telefoniert. Im Folgenden soll A102s Umgang mit den Störungen durch Anrufe im Gespräch mit P106 betrachtet werden. Bei der Befragung der Patientin zu Vorerkrankungen beginnt das Arbeitshandy zu klingeln (212–216). P106 verneint die letzte Arztfrage knapp mit „ne:" (217). Während A102 die Antwort mit „in ordnung" (218) kommentiert, schaut er zunächst auf das Display des Handys (215), dann nimmt er das Gespräch entgegen (216). Nach ca. zwei Minuten Gesprächszeit kündigt A102 an „ich frage mal nach im o:pe:" (254) und beendet dann das Telefonat. A102 setzt seine Ankündigung direkt im Anschluss um und

171 A102P106pddb, Anhang: 48–75.

tippt eine Nummer in das Handy. Gleichzeitig entschuldigt er sich bei P106 mit „entschuldigung ich muss ein ehm telefonat“ (255–257), dabei stellt er keinen Blickkontakt zu der Patientin her. Die Patientin reagiert mit „bitte“ (256), was als höfliche Antwort auf die Entschuldigung und gleichzeitig als Aufforderung bzw. Erlaubnis das Telefonat zu führen verstanden werden kann. A102 führt nun ein Telefongespräch, das 02 Minuten und 15 Sekunden dauert und mit einer weiteren Ankündigung endet „rufe ich XX an o:ke: alles klar tschüss“ (258). Auch diese Ankündigung setzt A102 unmittelbar um und führt ein weiteres Telefongespräch über 04 Minuten und 24 Sekunden. Zwischen dem zweiten und dritten Telefongespräch nimmt A102 in keiner Form (verbal oder nonverbal) Kontakt zu P106 auf. Nach dem dritten Telefonat entschuldigt A102 sich noch einmal bei der Patientin mit „tschuldigung tschuldigung“ (403–404) und scheint durch Kopfschütteln und den Kommentar „echt“ (406) seine Missbilligung dieser Unterbrechung zum Ausdruck zu bringen. Auch an dieser Stelle nimmt A102 keinen Blickkontakt zu P106 auf. P106s leise Antwort wird von A102s zweiter Entschuldigung überlagert und ist nicht zu verstehen.

Wie unter 6.1.3. bereits dargestellt, erklärt A102 im Interview, dass er die Telefongespräche ausnahmsweise zu diesem Zeitpunkt führen musste. Im Prämedikationsgespräch markiert A102 durch das mehrfache Entschuldigen und Kopfschütteln die Telefonate als eine unerwünschte Störung. Während der Telefonate scheint A102 zunehmend unruhig, was in den Segmenten 303–309 darin gipfelt, dass er seine Unzufriedenheit durch Tonfall, Wortwahl und Nonverbales (Schultern zucken, Kuli klicken) deutlich zum Ausdruck bringt:

[115] Transkript: A102P106pddb

	..
A102 [v]	<<all>angerufen weil ich dachte er ist im o:pe: zuständig woher soll ich wis> woher
[pnv]	*A102s Tonfall klingt gereizt.*

[116]

	..	303 [11:55.3]304 [11:58.0]	305 [11:58.6]306 [11:59.0]
A102 [v]	soll ich wissen wer zuständig ist	ja	ja wusste ich
[pnv]		*(- -) A102 zuckt mit den Schultern. (-)*	*A102 klickt mit der*

[117]

	..	307 [12:01.2]	308 [12:02.1]
A102 [v]	nicht ich weiß diese sache nicht		egal egal komm ich (.) ist
[pnv]	*Maus.*	*(-) P106 lacht leise vor sich hin. A102 klopft mehrfach mit dem Kuli auf den*	

[118]

	..	309 [12:06.2]	310 [12:06.9]
A102 [v]	wichtig ich habe ich muss ich muss <<lachend> jetzt mit der>		gut XXX
[pnv]	*Tisch. P106 lächelt.*	*(-)*	*A102 nennt den*

In Segment 307 lacht P106 von A102 unbemerkt. Es scheint sich um eine Reaktion auf A102s zum Ausdruck gebrachte Unzufriedenheit zu handeln. Die Patientin selbst scheint ebenfalls zunehmend ungeduldig zu werden, was durch tiefes Ein- und Ausatmen (298) sowie durch Backen aufblasen (298, 344) deutlich wird.

Unter 6.1.4. wurde bereits dargestellt, dass P106 den Eindruck hatte, dass A102 durch die Telefonate „aus dem Konzept“ (Feldnotizen vom 30.11.2015)[172] gebracht war. Im Folgenden wird A102s interaktives Handeln im Anschluss an das letzte Telefonat betrachtet, um mögliche Gründe für diesen Eindruck der Patientin aufzuzeigen. Es wurde bereits dargestellt, dass A102 sich nach dem dritten Telefongespräch (wie auch nach dem ersten) entschuldigt. Im Anschluss versucht er zunächst sich zu orientieren:

[165] Transkript: A102P106pddb

	..	410 [16:21.0]	411 [16:23.2]	412 [16:23.7]	413 [16:24.5]
A102 [v]		o:ke: wo waren wir habe ich jetzt (schon)	°h gut↓		
[pnv]	*schreibt. A102 hebt beide Arme und legt die Hände aneinander.*		*(-)*		*(-) A102 klatscht leicht in*

[166]

	..	414 [16:25.3]	415 [16:29.4]
A102 [v]		alles gut↓ (.) die daten sind alle schon dabei eh sie waren im oktober °h	
[pnv]	*die Hände. A102 schaut P106 an.*		

172 Feldnotizen vom 30.11.2015, Anhang: 223–226.

Die Äußerung in Segment 410 lässt eine Wiederaufnahme des Gespräches annehmen. Stattdessen folgen nun interaktive Handlungen, die durch den Inhalt, die Intonation (deutlich fallend) und durch das Klatschen einen Abschluss markieren (412–414). Vor dem ersten Telefongespräch hatte A102 die Patientin nach Vorerkrankungen gefragt: „lungenerkrankungen (sowas) auch nicht" (215–216). Die Patientin hatte die Frage beantwortet und A102 die Antwort kommentiert. Nach den Telefonaten fährt A102 nicht mit der Befragung fort, sondern stellt fest „die daten sind alle schon dabei" (414). Es ist möglich, dass A102 die Befragung auch ohne Störung an dieser Stelle beendet hätte. Dennoch könnte P106 eine Fortsetzung der Befragung erwartet haben.

Nun stellt A102 eine Frage, die auf mehreren Ebenen Irritationen auflösen könnte: „sie waren im oktober nochmal hier oder↑" (414–415). A102 stellt diese Frage, obwohl er für das Gespräch den gleichen Aufklärungs- und Anamnesebogen verwendet, der vor einem Monat bereits ausgefüllt wurde: Das Datum ist auf dem Bogen eingetragen und A102 hat diesen bereits mehrfach durchgeblättert. Darüber hinaus haben A102 und P106 zuvor bereits ausführlich über die Zusammenhänge gesprochen, die zu einer Verschiebung der geplanten Operation geführt haben (vgl. 119–178). Dem entsprechend liegt es nahe davon auszugehen, dass A102 die erfragte Information, die eine grundlegende Rahmenbedingung für das gesamte Gespräch ist, bereits kennt.

An dieser Stelle soll darauf hingewiesen werden, dass bei Patienten/innen, die im Rahmen einer fortlaufenden Behandlung über das spezifische Verfahren bereits aufgeklärt wurden, eine wiederholte Aufklärung rechtlich nicht vorgeschrieben bzw. „entbehrlich" ist (vgl. DKG 2015: 63–65).

Bei der Formulierung der genannten Frage (414–415) verwendet A102 ein unpassendes Temporaladverb (vgl. 6.3.1.), was ebenfalls zu Irritation führen kann. Zusätzlich fehlt eine lokale Orientierung über den Gesprächsabschnitt, was nach Nowak (2010: 299)[173] dazu führt, dass Patienten/innen ihre Antworten nicht den Erwartungen der Ärzte/innen entsprechend gestalten können. Tatsächlich zögert P106 zunächst „(-) eh" (416–417) und gibt dann einen ausführlichen Bericht in dem sie ihr wiederholtes Erscheinen erklärt. In diesem Zusammenhang ist zu bedenken, dass eine Information über die Gründe der Inanspruchnahme eines Gespräches vonseiten der Patienten/innen in Prämedikati-

173 Nowak bezieht sich dabei auf Beispiele aus einer Studie von Lalouschek (2004: 250), in der sie ebenfalls das Fehlen von „lokalen Orientierungen" kritisiert.

onsgesprächen nicht üblich ist, da sie vorgeschrieben sind (vgl. Klüber 2015: 209–210). Auf den Bericht der Patientin reagiert A102 mit einer Wertung:

[172] Transkript: A102P106pddb

	..	434 [16:57.4]	435 [16:58.3]	436 [16:59.8]	437 [17:00.7]	438 [17:03.2]
A102 [v]		das ist dann		auch o:ke:→		dass sie nochmal
[pnv]	*tief ein.*	*A102 schreibt.*	*(- -) A102 schreibt*	*A102 schreibt.*	*(- -) A102 schreibt.*	*A102 schreibt. P106 nickt.*

[173]

	..	439 [17:04.5]	440 [17:07.3]	441 [17:08.7*]
A102 [v]	gekommen sind_ne		ist auch schon wichtig dass ne (über) die thrombose zu	
[pnv]		*(- -)*		*A102 nickt und schaut P106 kurz an.*

[174]

	..	442 [17:10.4]
A102 [v]	wissen	°h gut sie haben dafür schon ein medikament das müssen sie jetzt
[pnv]	*P106 nickt mehrmals.*	*P106 nickt mehrmals*

[175]

	..	443 [17:15.8]	444 [17:16.5]
A102 [v]	pausieren wegen de blutungsgefahr		aber (-) mit narkose hat das eigentlich
P106 [v		hm	
[pnv]		*P106 nickt.*	

[176]

	..	445 [17:20.6]
A102 [v]	nichts zu tun_ne	wir sind hier zusammen wegen narkose und °h (.) ich würde nur (.)
[pnv]		*A102 bewegt die rechte Hand in der Luft zwischen P106 und sich hin und her.*

[177]

	.. 446 [17:28.2*] 447 [17:28.7]448 [17:30.1]	
A102 [v]	ihnen (.) sagen dass sie eine vollnarkose kriegen	dass sie: ein schlafmittel
[pnv]	*P106 nickt. (- -).*	

Die Wertung von P102s wiederholtem Erscheinen (434–438) wirkt hier irritierend, da die Patientin lediglich eine Anweisung befolgt hat. Auf die eher informelle Wortwahl an dieser Stelle wurde bereits unter 6.3.1. hingewiesen. Nun fährt A102 fort indem er die Information über P102s vorangegangene Thrombose relevant setzt (440–441) und noch einmal die medikamentöse Behandlung thematisiert (442). Allerdings folgt ein Widerspruch „aber" und die Feststellung „mit narkose hat das eigentlich nichts zu tun_ne" (444). Sprachlich scheint diese Äußerung zunächst korrekt, allerdings kann ausgeschlossen werden, dass ein Anästhesist jegliche Relevanz der Thematisierung vorangegangener Thrombosen im Rahmen eines Prämedikationsgespräches ausschließt. Wahrscheinlich wollte A102 hier zum zweitem Mal in diesem Gespräch (vgl. 204) darauf hinweisen, dass P102s Thrombose keine Nebenwirkung einer Narkose ist. Statt dieser wahrscheinlich beabsichtigten Beruhigung gibt A102 eine irritierende Information.

Im Anschluss folgt eine „globale Orientierung" über das Gespräch (445), die eher in der „Gesprächseröffnung" zu erwarten wäre (vgl. Nowak 2010: 232–235). An dieser Stelle wäre eine „lokale Orientierung" über den nächsten Gesprächsabschnitt (Übergang zur Komponente „Information geben") angemessener (vgl.). Nun informiert A102 darüber welches Anästhesieverfahren bei P106s Operation angewendet werden soll. Unter 6.3.4. wurde bereits darauf hingewiesen, dass A102 an dieser Stelle die Gradpartikel „nur" nicht korrekt platziert. Es wurde ebenfalls dargestellt, dass die Verwendung der würde-Form in diesem Kontext irritierend wirkt (vgl. 6.3.3.).

Die Ausführungen haben gezeigt, dass es verschiedene mögliche Gründe für P106s Wahrnehmung gibt, dass A102 durch die Telefonate „aus dem Konzept" gebracht war. Es konnte gezeigt werden, dass das interaktive Handeln von A102 im Anschluss an diese Telefonate folgende mögliche Irritationen beinhaltet:

- Vermengung von gesprächsabschließenden (412–414), -einleitende (414–415) und -anknüpfenden (410) Handlungen
- Frage, die auf vorangegangenes Nicht-Zuhören bzw. Nicht-Wahrnehmen schließen lassen (414–415)

- sprachliche Fehler (414, 442, 444–445)
- fehlende lokale Orientierung über das Gespräch (414–415)

6.4.2 Patientendaten am Telefon

Abgesehen von Segment 307 (siehe 6.4.1.) gibt es noch eine weitere Stelle an der P106 während eines von A102 geführten Telefongespräches lacht. In diesem Fall lacht P106 allerdings unterdrückt, was dadurch deutlich wird, dass sie grinst und sich auf die Unterlippe beißt:

[149] Transkript: A102P106pddb

	.. 367 [14:46.6]]
A102 [v]	sechsundvierzig geboren ne↑ fast eh_achtzig jahre alt neunundsiebzig °h ja sie hat
[pnv]	*P106 beißt sich auf*

[150]

	.. 368 [14:50.7]
A102 [v]	labor vierundzwanzigster (letzter) gerinnung quick (werte:te:) alles gut
[pnv]	*die Unterlippe und grinst.* (-)

An dieser Stelle nennt A102 am Telefon das Geburtsjahr einer Patientin (nicht P106) und berechnet dann ein falsches Alter. Am Ende des Gespräches, 04 Minuten und 47 Sekunden später, thematisiert P106 den genauen Inhalt des Telefonats zu dem Zeitpunkt, an dem sie ihr Lachen unterdrückt hat:

[206] Transkript: A102P106pddb

	.. 533 [19:37.8*]
P106 [v]	sechsundvierzig dann wäre sie schon bald achtzig dann muss es ja
[pnv]	*P106 zeigt in Richtung*

[207]

	..	534 [19:39.4]	535 [19:40.3]	536 [19:41.7]
A102 [v]				ne das war nicht die (.)
P106 [v]	neunzehnhundertsechsunddreißig gewesen sein		ach so	
[pnv]	*PC und deutet durch Vorbeugen an aufstehen zu wollen.* (-)			*P106 schaut zu A102 und lehnt*

[208]

	.. 537 [19:43.2]538 [19:44.4]539 [19:45.0]540 [19:45.3]
A102 [v]	vorherige dame das war eine andere schon mehrere °h mehrere
P106 [v]	entschuldigung (ha)
[pnv]	*sich wieder zurück. P106 grinst.* (-)

An dieser Stelle wiederholt P106 das Geburtsjahr und das von A102 falsch errechnete Alter. Im Anschluss korrigiert sie den Arzt, indem sie das Geburtsjahr nennt, das zu dem Alter passen würde. Die Tatsache, dass A102 sich um 10 Jahre verrechnet, könnte ein weiteres Indiz für die bereits thematisierte Anspannung sein. A102 geht auf die Korrektur nicht ein, sondern beantwortet die von P106 zuvor gestellte Frage: „die dame eben das war ja ein schwieriger fall ne↑ die die schw die schwarz gekleidete dame vor mir ne↑ war das" (514–517). Nachdem A102 diese Frage in Segment 519 zunächst bejaht hat, scheint er erst an dieser Stelle zu verstehen, dass P106 annimmt, dass die vorangegangene Patientin die Person ist, über die er am Handy gesprochen hat. Möglicherweise wird ihm auch an dieser Stelle erst die rechtliche Relevanz dessen bewusst, dass P106 bei den Telefonaten zugehört hat. A102 widerspricht der Annahme der Patientin und erklärt, dass es sich um eine andere Person handelt, was tatsächlich der Fall ist.

Im Interview erklärt A102, dass er ebenfalls widersprochen hätte, wenn P106 richtiggelegen hätte (A102: 742–749). In Anwesenheit einer anderen Patientin Personalien und Krankendaten zu nennen sei „natürlich […] schlecht" (ebd.: 765) bzw. „nicht in ordnung" (ebd.: 766), aber er habe den Namen zur Identifikation nennen und über bestimmte Inhalte sprechen müssen (ebd.: 756–765). A102 geht davon aus, dass P106 den Inhalten des Gespräches nicht genau folgen konnte: „sie hat auch nich richtig verstanden was ich da gesprochen habe" (ebd.: 750). Allerdings räumt er ein, dass es möglicherweise besser gewesen wäre, den Raum zu verlassen (ebd.: 751–754). A102s Einschätzung, dass P106 den Inhalten nicht genau folgen konnte, widerspricht bereits die oben wiedergegebene Korrektur des Geburtsjahres. Es wäre dem medizinischen Laien ohne Schwierigkeiten möglich gewesen, diesem Telefongespräch zumindest die folgenden Informationen zu entnehmen: Name der Patientin (262, 291, 310, 313), Geburtsjahr der Patientin (366), Erkrankungen (230–232, 266, 287, 369), Untersuchungen (236, 267, 323), Medikamente (363) und Namen von zuständigen Ärzten/innen (268, 276, 294, 296, 321, 325, 339, 354).

Darüber hinaus verwendet A102 wiederholt negativ konnotierte Wörter wie: „hochgradige" (230), „schwierige" (266), „probleme" (270) und „sehr schlecht" (281). Diese Wortwahl muss den Zuhörer zu dem Schluss führen, dass es sich um eine problematische Situation handelt, was P106 auch zum Ausdruck bringt: „das war ja ein schwieriger fall ne↑" (515). Bei dieser Äußerung markiert die Patientin durch „ja" geteiltes Wissen und signalisiert damit, dass sie zumindest einige Inhalte des Gespräches wahrgenommen hat. Durch ihre Nachfragen, speziell zur Identifizierung der Person, überschreitet sie sowohl Gesprächskonventionen als auch Datenschutzgrenzen. Wahrscheinlich ist dieses Verhalten auf A102s Umgang mit vertraulichen Informationen in ihrer Gegenwart zurückzuführen. Dadurch, dass A102 zuerst Grenzen überschritten hat, erscheint es P106 legitim diese Fragen zu stellen. P106s Entschuldigung in Segment 536 könnte vor diesem Hintergrund als Entschuldigung für eine Grenzüberschreitung verstanden werden.

Zuletzt soll darauf hingewiesen werden, dass A102 am Telefon prekäre Informationen über ärztliches Handeln preisgibt. In den Segmenten 276–287 und 345–347 kritisiert A102 die ärztliche Entscheidung einer Kollegin. Er nennt diese Kollegin beim Namen (276) und erklärt zweimal, dass er im Gegensatz zu der Kollegin dringend zu einer Spinalanästhesie rät. Im Gespräch mit P106 wird dies nicht thematisiert, allerdings kann nicht ausgeschlossen werden, dass P106 auch diese Inhalte wahrgenommen hat.

Wie bereits beschrieben, schätzt A102 im Interview seinen Umgang mit den Telefonaten selbst als problematisch ein und nennt das Verlassen des Raumes als einen möglichen Ausweg. In der Situation greift er allerdings trotz der Aufzeichnung des Gespräches nicht auf diese oder eine andere Lösung zurück. Ein naheliegender Grund hierfür sind die zum Teil ungünstigen Rahmenbedingungen (bspw. der Zeitdruck) unter denen ambulante Prämedikationsgespräche stattfinden (vgl. hierzu Kapitel 2.11.). Darüber hinaus scheint A102 zu unterschätzen, wie viel Patienten/innen verstehen können, wenn er am Telefon mit Kollegen/innen spricht.

6.4.3 Angabe von Zeitpunkten und -abfolgen

Sowohl unter 6.3.1. als auch unter 6.3.3. wurden A102s sprachliche Schwierigkeiten bei Zeitangaben dargestellt. An dieser Stelle sollen Auswirkungen dieser Schwierigkeiten auf die Interaktion skizziert werden.

Nachdem A102 die Frage gestellt hat „operationen bis jetzt↑ haben sie keine operationen gehabt↑" (64–66), berichtet P106 ausschließlich von einer Operation in ihrer Kindheit (68–115). Obwohl A102 mehrfach nachfragt und verschiedene Beispiele nennt, um ihre Erinnerung zu unterstützen (73–79, 92–97), berichtet die Patientin von keiner weiteren Operation. Während P106 versucht sich zu erinnern, grenzt sie in den Segmenten 83 bis 84 den Zeitraum ein, auf den sich die Frage und damit auch ihre Antwort bezieht:

[28] Transkript: A102P106pddb

	82 [03:10.1*]	83 [03:12.6]
P106 [v]	das ist also schon °h über vierzig jahre her	sowas ist alles nicht mehr
[pnv]	*P106 schüttel den Kopf und macht mit der linken Hand eine abwertende Geste.*	

[29]

	..	84 [03:15.5]	85 [03:16.2]	86 [03:16.9]	87 [03:17.4]	88 [03:19.6]
A102 [v]		eigentlich	nicht ist	relevant	nur wenn	sie
P106 [v]	relevant ne↑ wenn das schon jahrzehnte her ist		ne:		'hm'hm	

[30]

	..	89 [03:20.1]]
A102 [v]	eine vollnarkose haben äh gehabt haben und wenn sie das gut vertragen haben	
P106 [v]		
[pnv]		*(-)*

[31]

	..	91 [03:21.9]	92 [03:22.3]	93 [03:24.6]	94 [03:25.0]	95 [03:25.1]
A102 [v]			haben sie die narkose bis jetzt (.) gut vertragen↑		egal wo (.)	
P106 [v]	ne:			ja_a		(habe ich)
[pnv]						

A102 bestätigt diese Eingrenzung (84–86) und gibt in den Segmenten 85 bis 89 zwei weitere Eingrenzungen. Bei dieser Äußerung treten sprachliche Fehler und eine Selbstkorrektur auf (vgl. 6.3.3.). Zunächst begrenzt A102 das Anästhesieverfahren auf „eine vollnarkose“ (88), dann grenzt er zusätzlich ein auf „wenn sie das gut vertragen haben“ (88–89). Die zweite Eingrenzung entzieht sich logischer Nachvollziehbarkeit in dem gegebenen Zusammenhang. Wahrscheinlich liegen auch hier sprachliche Schwierigkeiten zugrunde.

Die von A102 wahrscheinlich unbeabsichtigt bestätigte zeitliche Einschränkung (83–86) und die sprachlichen Fehler in der letztlich unverständlichen Äußerung (84–89), könnten dazu geführt haben, dass die Patientin die Frage nicht den Erwartungen des Arztes entsprechend beantwortet. So kommt es dazu, dass sich erst zu einem späteren Zeitpunkt im Gespräch (im Zusammenhang mit einer anderen Frage) herausstellt, dass P106 noch eine weitere Operation hatte:

[61] Transkript: A102P106pddb

	..	181 [05:44.0]	182 [05:46.6]	183 [05:48.0]
A102 [v]				haben sie doch eine operation gehabt
P106 [v]	o:pe:		und bei dieser thrombose haben versucht	
[pnv]		*(- -)*		

[62]

	..	184 [05:49.7]	185 [05:50.0]
A102 [v]	in neunzehnhun		<<f>haben sie doch eine operation gehabt in
P106 [v]		bitte↑	
[pnv]	*P106 schaut A102 an. A102 schaut zu P106*		

[63]

	..	186 [05:53.1]	187 [05:53.6]
A102 [v]	neunzehnhundertsechsundneunzig>		
P106 [v]			ja:
[pnv]		*(-) P106 fasst sich an die Stirn und schaut zur Seite.*	

[64]

	188 [05:54.1]	189 [05:54.6]	190 [05:55.1]	191 [05:55.9]	192 [05:56.8]
A102 [v]		jah°		h° h°	
P106 [v]			och hilfe	ja hehe entschuldigu	
[pnv]	*(-)*	*A102 schreibt. P106 schaut mit von A102 abgewandtem Kopf auf den Boden.*			*A102 schreibt. P106*

[65]

	..	193 [05:58.3]	194 [05:59.0]	195 [06:01.0]
A102 [v]		alles gut		
P106 [v]	hehe ä:h		außenknöchelbruch	
[pnv]	*lacht. P106 lächelt. A102 schreibt. P106 hebt noch einmal kurz das linke Bein. (- -) P106 berührt mit der rechten Hand*			

[66]

	..	196 [06:04.2]	197 [06:05.0]	198 [06:06.6]	199 [06:07.8]	200 [06:08.3]
P106 [v]		ja:		das ist schon so lange her		ja sicher (.) ja hilfe
[pnv]	*zweimal ihre Stirn.*		*(- -)*		*(-)*	

P106 berichtet von zwei vorangegangenen Thrombosen und erwähnt, dass die erste nach einer Operation aufgetreten ist (160–183). An dieser Stelle unterbricht A102 sie und fragt „haben sie doch eine operation gehabt“ (183). Durch die Verwendung von „doch“ markiert A102, dass hier ein Widerspruch zu einer vorangegangenen Information von P106 vorliegt. P106 versteht die Frage zunächst nicht (184), woraufhin A102 diese lauter wiederholt (185). Nun bejaht die Patientin die Frage (187) und informiert darüber, um welchen Eingriff es sich gehandelt hat (194). P106 signalisiert bei der Antwort, dass sie diese Operation vergessen hat, indem sie sich mehrmals an die Stirn greift (186, 195) und mehrfach mit „ja“ (178, 191, 196) und zuletzt mit „ja sicher“ (200) antwortet. Dadurch, dass sie sich entschuldigt (192), gibt sie zu verstehen, dass sie es als einen Fehler ihrerseits betrachtet, diese Information nicht schon früher gegeben zu haben. Zusätzlich kommuniziert sie dadurch, dass sie zweimal „hilfe“ (190, 201) sagt und lacht (191–193), dass ihr dieser Fehler unangenehm bzw. peinlich ist. Als Relativierung bzw. Entschuldigung für diesen Fehler kommentiert sie „das ist schon lange her“ (198). In den Segmenten (208–209) weist sie noch einmal auf den langen Zeitabstand hin: „soweit man das nach neunzehn jahren noch weiß“. Diese Relativierung schließt sich thematisch an die in Segment (83–84) vorgenommene zeitliche Einschränkung an. Es entspricht dieser Einschränkung, nicht über eine Operation zu berichten, die 19 Jahre (also fast zwei Jahrzehnte) zurückliegt.

Auch wenn P106 sich für die lückenhafte Information verantwortlich macht, haben wahrscheinlich die sprachlich-kommunikativen Mängel in den Äußerungen des Arztes zu fehlender Information geführt oder zumindest beigetragen: Einerseits konnte im Rahmen dieser Studie beobachtet werden, dass die Patienten/innen bei Verständigungsschwierigkeiten dazu tendieren die Gründe bei sich zu suchen (vgl. Kap. 8). Andererseits fallen A102s sprachliche Schwierigkeiten im Zusammenhang mit Zeitangaben an mehreren Stellen im Gespräch auf (vgl. 6.3.1. u. 6.3.3.). So kommt es auch in den Segmenten 172 bis 176, dazu dass ein Missverständnis im Zusammenhang mit Zeitangaben interaktiv bearbeitet wird: Die Patientin hat von zwei Beinvenenthrombosen erzählt und A102 versichert sich „das war bei neunzehnhundertneunzig“ (172). P106 widerspricht mit „ne“ (173) und erklärt „das was ich ihnen jetzt erzählt habe das war jetzt gerade“ (175–176). Offenbar hat A102 die von der Patientin gegebene Zeitangabe nicht bzw. falsch verstanden.

6.4.4 Beruhigung und Empathie

In den Gesprächen, die A102 führt, fällt auf, dass alle drei Patientinnen das Aufwachen nach der Operation (implizit oder explizit) thematisieren:

Nachdem die Patientin **P106** die Risikoaufklärung abgelehnt und den Aufklärungs- und Anamnesebogen unterschrieben hat, erzählt sie: „ne n risiko möchte ich nicht ich möchte (nämlich) am neunzehnten dezember meinen geburtstag noch feiern hihihi“ (510–511). A102 reagiert darauf mit der Beruhigung „das werden sie auf jeden fall auch machen“ (512). Die Patientin **P107** kommentiert im Gespräch mit A102 „ich muss mich mit herrn A102 gutstellen <<lachend> dass er mich wieder auf (.) dass ich wieder aufwache>“ (473–475). Auch hier reagiert A102 mit einer Beruhigung: „auf jeden fall“ (479). Im Gespräch mit A102 ergänzt die Patientin **P108** die Information des Arztes zu den Risiken „das ich wieder aufwache ne↑“ (256). A102 antwortet der Patientin „das werden sie auf jeden fall“ (257).

Einerseits fällt auf, dass alle drei Patientinnen gegen Ende des Gespräches dieses Thema selbst initiieren. Möglicherweise haben die Patientinnen das Bedürfnis, noch ein paar beruhigende Worte zu hören. Es fällt andererseits auf, dass A102 jeweils mit einer ähnlichen beruhigenden Floskel antwortet. Scheinbar handelt es sich um eine routinierte Äußerung in einer häufig auftretenden Situation.

Es wurde bereits darauf hingewiesen, dass A102s Intonation und Pausensetzung sowie der fehlende Blickkontakt auffallen. Hierdurch könnte den Patienten/innen der Eindruck von fehlender Empathie oder fehlendem Interesse vermittelt werden. Darüber hinaus verwendet A102 innerhalb der Komponente

„Information geben“ kaum beruhigende Worte. Als Beispiel wird hier die Information über den Ablauf der Narkose im Gespräch mit P106 wiedergegeben:

> „wir sind hier zusammen wegen narkose und °h (.) ich würde nur (.) ihnen (.) sagen dass sie eine vollnarkose kriegen (- -) das sie: ein schlafmittel durch die vene gespritzt kriegen (-) am unterarm handrücken wo wir eine zugang legen können (-) sie kriegen das durch die vene gespritzt und sie werden sofort einschlafen sie werden gar nichts mehr merken gar nichts mehr mitkriegen (-) ja↑ wenn sie schlafen sie werden mit ein_narkosegerät beatmet (- -) und_ehm (- -) und am ende des operation sofort wieder wach (-) aber erstmal in aufwachraum (.) verlegt (-) zur überwachung“ (445–469)

Zusätzlich zu der fehlenden Beruhigung verwendet A102 zum Teil negativ konnotierte Wörter, die eine beunruhigende[174] Wirkung haben können. Im Gespräch mit P107 führt dies zu einer komischen Situation, in welche die unpassende Wortwahl (730) humorvoll zum Thema gemacht wird (733–736):

[256] Transkript: A102P106pddb

	718 [27:09.6]	719 [27:12.9]	720 [27:13.5]
A102 [v]	aber sie wissen doch alles was passiert ich habe ihnen alles erzählt		sie
P106 [v]		hm_hm	

[257]

	..	721 [27:17.5]	722 [27:18.1]
A102 [v]	müssen eigentlich nicht da: runterkommen mit angst oder so		ist natürlich
P106 [v]		hm_hm	

[258]

	..	723 [27:19.2]	724 [27:19.8]	725 [27:21.4]	726 [27:22.6]
A102 [v]	nicht o:k e:		sie kommen da ganz (.) friedlich		und (.) sie vertrauen
[pnv]		*(-)*		*(- -) P107 lächelt.*	

174 In Kapitel 4.1.1. wird die Verwendung und Bedeutung der Bezeichnung „beunruhigend“ im Rahmen dieser Studie erklärt.

[259]

	..	727 [27:25.9]	728 [27:26.3]	729 [27:27.0]	730 [27:28.4]	731 [27:29.1]
A102 [v]	uns und wir machen das und wird alles öh				versucht	
P106 [v]			hm_hm			hm
[pnv]		*(-)*		*(- -)*		

[260]

	732 [27:29.8]	733 [27:30.6]	734 [27:31.3]	735 [27:31.5]	736 [27:32.7]
A102 [v]	gemacht		nicht versucht wird nicht versucht wird alles gut gemacht		
P106 [v]	ha:	<<lachend> versucht>			herr
[pnv]					*A102 rollt mit*

[261]

	..	737 [27:33.5]	738 [27:36.6]
A102 [v]	he	ich habe jetzt gerade alles am ende (habe ich) gedacht alles gut	
P106 [v]	doktor A102	(die/wie)	wir werden äh
[pnv]	*dem Stuhl zurück. A102 räumt die Unterlagen zusammen.*		

Die Beobachtungen legen nahe, dass A102 durch sein interaktives Handeln kaum zur Beruhigung der Patienten/innen beiträgt: Die abweichende Intonation und Pausensetzung, der fehlender Blickkontakt, fehlende beruhigende Äußerungen und die Verwendung von negativ konnotierte Wörter können eine beunruhigende Wirkung haben.

6.4.5 Gesprächsabschluss

Im Gespräch mit P106 versucht A102 mehrmals das Gespräch zu beenden, ohne dass die Patientin dies wahrnimmt:

[198] Transkript: A102P106pddb

	..	507 [18:51.1]	508 [18:51.6]
A102 [v]		o:ke:	
[pnv]	*den Schreibtisch klopft.*		*(10.58) A102 schlägt den Fragebogen um, legt ihn in die Akte. P106 legt ihr Jacke*

[199]

	..	509 [19:02.2]	510 [19:04.2]
A102 [v]		so °h ich bedanke mich	
P106 [v]			ne n risiko
[pnv]	*ordentlich über ihren linken Arm und greift dann nach ihrer Tasche.*		*A102 schlägt eine*

[200]

	..
P106 [v]	möchte ich nicht ich möchte (nämlich) am neunzehnten dezember meinen
[pnv]	*andere Akte auf, nimmt Zettel heraus. P106 schaut nach links oben und lächelt.*

[201]

	..	511 [19:10.3*]	512 [19:11.3]
A102 [v]			das werden sie auf jeden fall auch machen
P106 [v]	geburtstag noch feiern hihihihihi hehehe		
[pnv]		*P106 lacht.*	

[202]

	..	513 [19:13.3]	514 [19:15.3]	515 [19:16.5]	516 [19:18.5]	517 [19:19.1]
A102 [v]	ne		danke das war al			
P106 [v]			die dame eben	das war ja ein schwieriger fall ne↑		die die schw
[pnv]		*(- -)*	*A102 scheibt.*	*A102 scheibt.*	*(-)*	*A102 scheibt. P106*

Das „o:ke:“ in Segment 507 könnte als „pre-closing“[175] Aktivität verstanden werden. Nach einer kurzen Pause schließt A102 einen abschließenden Dank an (509). Statt einer ebenfalls gesprächsabschließenden Äußerung führt P106 nun das vorangegangene Thema „Anästhesierisiken“ weiter (494–499). Sie verbindet dieses Thema mit einer persönlichen Information und begibt sich damit auf die Ebene des Smalltalks. A102 reagiert mit einer Beruhigung (512) und bleibt damit auf der beruflichen Ebene. Nun versucht er wieder das Gespräch zu beenden (514), wird aber von P106 unterbrochen, die ein weiteres Thema ein-

175 Vgl. Gülich/Mondada 2008: 82.

führt. Die Patientin stellt Fragen über eine andere Patientin. Nach einem kurzen Austausch, in dem A102 die Annahmen von P106 relativiert (519) und korrigiert (535), fragt die Patientin ob das Gespräch beendet werden kann (545):

[209] Transkript: A102P106pddb

	.. 541 [19:46.9]	542 [19:48.3]	543 [19:48.8]	544 [19:49.9]
A102 [v]	probleme nicht nur eine <<lachend> h°h°h°h°>			ja
P106 [v]		tja		
[pnv]		*P106 nickt einmal deutlich.*	*(- -)*	

[210]

	545 [19:50.3]	546 [19:52.3]	547 [19:53.3]	548 [19:54.2]
A102 [v]		sie sind fertig		sehr gerne
P106 [v]	ja gut dann bin ich fertig↑		vielen dank	
[pnv]	*P106 schaut A102 an.*	*A102 nickt und schaut weiterhin in die Akte. P102 steht auf.*		*(- -)*

Die Ausschnitte haben gezeigt, dass A102s gesprächsabschließenden Aktivitäten ihr Ziel nicht erreichen. Letztendlich übernimmt die Patientin die Initiative zur Beendigung des Gespräches (545). Es gibt mehrere mögliche Gründe, warum P106 die gesprächsabschließenden Aktivitäten von A102 nicht als solche wahrnimmt:

A102 schaut während der abschließenden Äußerungen in den Segmenten 507 und 509 die Patientin nicht an. Aus diesem Grund könnte es sein, dass P106 die Äußerungen gar nicht wahrgenommen hat. Möglich wäre auch, dass P106 die Äußerungen zwar wahrgenommen hat, diese aber ausschließlich auf ihre direkt zuvor gegebene Unterschrift bezogen hat (506). Da weder die Intonation noch Mimik oder Gestik die Äußerungen als gesprächsabschließend markieren, wäre ein solcher Bezug möglich.

Es fällt auf, dass auch P107 und P108 am Ende der jeweiligen Gespräche mit demselben Arzt ähnliche Frage stellen: P107 fragt „kann ich jetzt gehen↑" (A102P107pddb: 748)[176] und P108 fragt „das war es↑" (A102P108pddb: 287)[177]. Am Ende der Gespräche scheint sich besonders deutlich zu zeigen, dass A102

176 A102P107pddb, Anhang: 76–111.

177 A102P108pddb, Anhang: 111-121.

nicht genügend Orientierung gibt und die Patientinnen dem entsprechend unsicher sind, ob das Gespräch beendet ist. Unter 6.3.2. wurde dargestellt, dass A102s Intonation und Pausensetzung Normabweichungen aufweisen. Diese Abweichungen sowie fehlender Blickkontakt und fehlende Körpersprache (wie etwa Aufstehen, Hand zum Abschied reichen) tragen zusätzlich dazu bei, dass den Patienten/innen die Orientierung über das Gespräch fehlt.

6.5 Zusammenfassung

Zentrale sprachliche Schwierigkeiten und deren Wirkung:

- *Verwendung negativ konnotierter Wörter und Wendungen*
  A102 verwendet zum Teil an ungünstigen Stellen negativ konnotierte Wörter bzw. Wendungen (bspw. „schwierige") und macht kaum beruhigende Äußerungen (Kap. 6.4.2. und 6.4.4.). In Kapitel 5.5. wurde bereits auf die medizinische Relevanz negativ bzw. positiv konnotierter Wörter und Wendungen hingewiesen. Es ist davon auszugehen, dass auch diesem Arzt das nötige Sprachwissen zur differenzierten Einschätzung der Wirkung seiner Wortwahl fehlt.

- *Angabe von Zeitpunkten und -abfolgen*
  Im Gespräch mit P106 fallen mehrere Stellen auf, an denen A102 Schwierigkeiten hat, Zeitangaben zu machen (Kap. 6.4.3.). Darüber hinaus scheint der Arzt zum Teil von der Patientin gegebene Zeitangaben nicht zu verstehen (ebd.). In einer Situation stellt sich nur zufällig heraus, dass A102 eine vorangegangene Zeitangabe nicht verstanden hat (ebd.).

- *Fehlende Orientierung*
  In Kapitel 2.8. wurde erklärt, dass es den Patienten/innen durch lokale und globale Orientierung über das Gespräch ermöglicht wird, ihr „Gesprächsverhalten und ihre Erwartungen an die jeweilige Situation an[zu]passen" (Gstettner/Lalouschek/Menz: 60–61). Besonders beim Gesprächsabschluss zeigt sich, dass A102 der Patientin nicht genügend Orientierung über das Gespräch gibt (6.4.5.). Die Patientin nimmt

seine Versuche, das Gespräch zu beenden, nicht wahr und fragt schließlich, ob das Gespräch beendet ist (ebd.).

- *Irritation durch para- und nonverbalen Kommunikation*
  In dem analysierten Gespräch fällt auf, dass die Intonation und Pausensetzung sowie der fehlende Blickkontakt von A102 Patienten/innen, fehlende Empathie oder fehlendes Interesse kommunizieren könnte (Kap. 6.4.4.).

Ungünstiger Umgang mit Telefongesprächen:

- *Schwierigkeiten angemessen mit der Störung umzugehen*
  In Kapitel 6.4.1. wird beschrieben, dass A102 im Gespräch mit P106 Schwierigkeiten hat, angemessen mit Störungen durch Telefonate umzugehen: Der Arzt bringt in Anwesenheit der Patientin seine Unzufriedenheit mit der Störung durch seine Wortwahl, den Tonfall und Nonverbales (Schultern zucken, Kuli klicken) zum Ausdruck. Dennoch nimmt er nicht nur ein Gespräch an, sondern macht selbst zwei Anrufe, ohne einen entsprechenden Rahmen zu schaffen (bspw. den Raum zu verlassen oder die Patientin über die Situation zu informieren). Im Anschluss an die Telefonate hat A102 Schwierigkeiten, wieder in das Prämedikationsgespräch hineinzufinden. Er vermengt gesprächsabschließende, -einleitende und -anknüpfende Handlungen und gibt keine lokale Orientierung. Durch diese Störung scheinen sich die oben genannten sprachlichen Schwierigkeiten zu verstärken.

- *Preisgabe vertraulicher Daten*
  In Kapitel 6.4.2. wird gezeigt, dass der Arzt in Anwesenheit der Patientin P106 am Telefon vertrauliche Daten einer anderen Patientin (Name, Geburtsjahr, Erkrankung, Medikamente, Namen zuständiger Ärzte/innen) preisgibt. Darüber hinaus kritisiert er das ärztliche Handeln einer Kollegin, wobei er ihren Namen nennt. Im Interview kritisiert er dieses Verhalten selbst und nennt als mögliche Lösung das Verlassen des Raumes. Allerdings relativiert er sein Verhalten durch die Annahme, dass die Patientin dem Telefongespräch nicht folgen konnte. Hier zeigt sich, dass der Arzt unterschätzt, wie viel Patienten/innen verstehen können, wenn er am Telefon mit Kollegen/innen

spricht. Hier scheint sich ein fehlendes Einschätzungsvermögen für die Situation und das am Telefon verwendete sprachliche Register zu zeigen.

Fehlerursachen:
Viele der von A102 produzierten sprachlichen Fehler sind typisch für Deutschlerner/innen mit seiner L1 (bspw. Schwierigkeiten mit der Realisierung der höheren Sprechspannung im Deutschen; siehe Kap. 6.3.2.). Darüber hinaus konnten verschiedene Regelmäßigkeiten bei auftretenden Fehlern sichtbar gemacht werden (bspw. Verwendung des Nominativs nach Präpositionen, die den Dativ fordern; siehe Kap. 6.3.3).

Zufriedenheit mit der Sprachkompetenz des Arztes:

- *Zufriedenheit der Patienten/innen*
  Die Patienten/innen bewerten A102s Sprachkompetenz positiv und sind zufrieden (Kap. 6.1.4.). Die Patientin P106 stellt allerdings fest, dass durch die Telefonate das Gespräch unterbrochen hat und A102 „aus dem Konzept gebracht“ war (ebd.).

- *Zufriedenheit des Arztes*
  A102 ist mit seiner sprachlichen Kompetenz für diesen Arbeitskontext zufrieden (Kap. 6.1.1.). Er weist darauf hin, dass sowohl Patienten/innen als auch Kollegen/innen seine Sprachkompetenz loben (ebd.). Dennoch würde er gerne an seiner Sprache (besonders im Bereich Grammatik) arbeiten (ebd.).

Spracherwerbsmotivation des Arztes:
A102 ist ausschließlich aus beruflichen Gründen nach Deutschland gezogen (Kap. 6.1.1.). Er hat sowohl in seinem Herkunftsland als auch in Deutschland Deutschkurse besucht, um die nötigen sprachlichen Voraussetzungen nachweisen zu können (ebd.). A102 hat es sich ausdrücklich nicht zum Ziel gesetzt fehlerfrei Deutsch zu beherrschen (ebd.).

Strategien des Arztes:

- *Ignorieren von Ausnahmen*
  A102 erzählt, dass er beim Deutschlernen entschieden hat, hilfreiche Regeln zu lernen, aber keine Ausnahmen zu memorieren (Kap. 6.1.1.). Als Beispiel nennt er eine hilfreiche Regel zur Identifikation vieler maskuliner Nomen.

- *Auswendiglernen von Standardelementen*
  Zu Beginn seiner Tätigkeit in Deutschland hat A102 die Standardelemente von Prämedikationsgesprächen auswendig gelernt und in den Gesprächen lediglich reproduziert (Kap. 6.3.5.). Er stellt fest, dass er inzwischen spontan und frei formuliert (ebd.). Tatsächlich orientiert A102 sich deutlich weniger an einem bestimmten Gesprächsmuster und mehr an den Patienten/innen als A101 und A103 (6.1.2.). Dies wird auch im folgenden Punkt deutlich.

- *Patienten/innen Rederaum geben*
  Im Vergleich zu den anderen Ärzten/innen gibt A102 den Patienten/innen relativ viel Rederaum, indem er auf Patienteninitiativen eingeht und in einem Fall sogar offen zum Erzählen auffordert (6.1.2.). In Kapitel 2.8. wurde ausgeführt, dass das Eingehen auf Informationsbedürfnisse von Patienten/innen zur „Verkürzung und Entstörung" der Gespräche führt (Gstettner/Lalouschek/Menz 2008: 153).

7 Gespräch zwischen A103 und P110

In diesem Kapitel wird das Gespräch zwischen A103 und P110 in seiner Gesamtheit und seinem Kontext betrachtet. Zunächst werden die Rahmenbedingungen (7.1.1.), der Gesprächsverlauf (7.1.2.) und die Perspektiven der Gesprächsteilnehmer/innen (7.1.3. und 7.1.4.) dargestellt. Im Anschluss wird die Spracherwerbsbiographie der Ärztin und die Selbsteinschätzung ihrer sprachlichen Kompetenzen betrachtet (7.2.). Die Erwerbsbiographie und die Selbsteinschätzung sind in die Analyse der im Gespräch auftretenden Fehler eingeflossen. Die Ergebnisse der Fehleranalyse werden in Kapitel 7.3. systematisch präsentiert. In Kapitel 7.4 werden schließlich die Ergebnisse der Konversationsanalyse betrachtet und mit den Ergebnissen der Fehleranalyse in Beziehung gesetzt. Es folgt eine Zusammenfassung der Ergebnisse zu dem Gespräch zwischen A103 und P110 (7.5.). Den Betrachtungen in Kapitel 7 liegen folgende Daten zugrunde:

- Gespräch A103P110 (Videoaufnahmen und Transkript A103P110pddb)
- Aufklärungs- und Anamnesebogen von P110
- Anästhesieprotokoll zum Gespräch A103P110
- Einschätzungsbogen zum Gespräch A103P110
- Feldnotizen vom 17.12.2015
- Fragebogen zur Vorentlastung des Interviews mit A103
- Interviews mit A103db und A103py (Audioaufnahmen und Transkripte A103db, A103pydb)

In diesem Kapitel wir zur Ergänzung immer wieder auf die Gespräche A103P111 und A103P112 Bezug genommen. Darüber hinaus werden den Unterlagen zu den Gesprächen mit P111 und P112 sowie den Feldnotizen vom 26.11.2015 einzelnen Informationen entnommen. Das Vorgehen bei der Datenerhebung und -analyse wird in den Kapiteln 3 und 4 ausführlich beschrieben. Zu den jeweils verwendeten Daten werde durchgängig entsprechende Verweise auf den Anhang angegeben.

7.1 Gesprächsbedingungen und -verlauf

Im Folgenden werden die Rahmenbedingungen (7.1.1.) des Gespräches A103P110 und der Gesprächsverlauf (7.1.2.) dargestellt. Im Anschluss wird die Perspektive der Teilnehmer/innen (7.1.3. und 7.1.4.) auf das Gespräch in den Blick genommen.

7.1.1 Rahmenbedingungen

Zwischen den Gesprächen mit P109 und P110 führt A103 ein Gespräch, das nicht aufgezeichnet wird (Feldnotizen vom 16.11.2015[178]). Als ich nach meiner Befragung von P109 das Arztzimmer betrete, ist A103 am Computer beschäftigt. Sie versucht sich mehrfach erfolglos anzumelden und gibt schließlich auf (ebd.). Das Gespräch mit P110 findet ca. zweieinhalb Stunden nach Schichtbeginn statt und dauert mit 6 Minuten und 15 Sekunden etwas länger als die beiden folgenden. In den Anästhesieprotokollen gibt A103 durchgängig eine Dauer von 15 Minuten pro Gespräch an. Damit ist die von ihr angegebene Dauer der Gespräche mehr als doppelt so lang wie die gemessene.

Gespräch:	A103P110	A103P111	A103P112
Dauer gemessen:	06:15min	05:03min	05:53min
Dauer nach eigener Angabe:	15min	15min	15min

Tab. 54: Gesprächsdauer bei Gesprächen mit A103

P110 spricht Deutsch als L1, ist 23 Jahre alt und Werkzeugmechaniker (siehe Aufklärungs- und Anamnesebogen P110)[179]. Der bevorstehende Eingriff ist eine operative Metallentfernung unter Narkose (Allgemeinanästhesie) nach einer Fraktur am linken Fuß (siehe Anästhesieprotokoll P110[180]). P110 wird von A103 in die ASA Risikogruppe I (gesunder Patient) eingestuft (ebd.).

Zum Vergleich werden in der folgenden Tabelle die Patienteninformationen zu den drei Patienten/innen dargestellt. Die Informationen sind den entspre-

178 Feldnotizen vom 16.11.2015, Anhang: 215–218.

179 Aufklärungs- und Anamnesebögen von P110, Anhang: 172–174.

180 Anästhesieprotokoll P110, Anhang: 196.

chenden Anästhesieprotokollen[181] sowie den Aufklärungs- und Anamnesebögen[182] entnommen.

Patient/in	L1	Alter	Beruf	Operation[183]	Anästhesie[184]
P110	Deutsch	23	Werkzeugmechaniker	Operative Metallentfernung	Allgemein Risikogruppe I
P111	Deutsch	43	Tischler	Klavikula Fraktur	Allgemein Risikogruppe I
P112	Deutsch	48	Kunsttherapeut	Fraktur des 5. Mittelfuß-knochens	Allgemein Risikogruppe I

Tab. 55: Angaben zu Patienten/innen von A103

A103 hat ihre Patienten/innen nicht gefragt, ob sie eine Kopie des Aufklärungs- und Anamnesebogens haben möchten. Keiner der Patienten/innen hat von sich aus darum gebeten. Die ärztlichen Anmerkungen auf den Aufklärungs- und Anamnesebögen von A103 sind kaum zu entziffern. Auf den Bögen P110, P111 und P112 scheint es sich jeweils um dieselbe Auflistung von Risiken zu handeln:

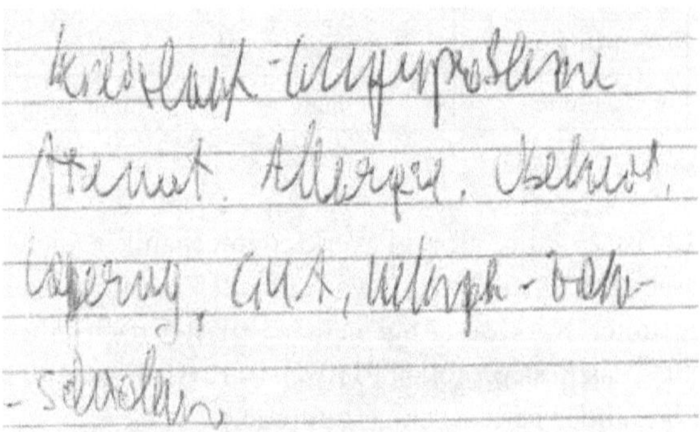

Abb. 49: Ärztliche Anmerkungen von A103

181 Anästhesieprotokoll P110–P112, Anhang: 196–198.

182 Aufklärungs- und Anamnesebögen P110–P112, Anhang: 172–180.

183 Für Informationen zu den Operationen siehe Kapitel 4.1.3.

184 Für Informationen zu den Anästhesieverfahren und Risikogruppen siehe Kapitel 4.1.3.

7.1.2 Gesprächsverlauf

Im Folgenden wird der Gesprächsverlauf des in diesem Kapitel fokussierten Gespräches (A103P110) chronologisch dargestellt und dabei zur Ergänzung immer wieder auf Unterschiede und Gemeinsamkeiten mit den anderen beiden Gesprächen verwiesen. Alle drei Gespräche folgen demselben Ablauf: Gesprächseröffnung – „Information erfragen" (Anamnese) – „Information geben" (Aufklärung) – körperliche Untersuchung – Gesprächsabschluss. Ein Vergleich mit den Gesprächen A103P111 und A103P112 zeigt, dass nicht nur die Komponenten, sondern auch die interaktiven Handlungen und Inhalte der drei Gespräche nahezu identisch sind. Bis hin zum Wortlaut tauchen nicht viele Unterschiede auf.

In der folgenden Darstellung des Gesprächsablaufes wird zunächst die jeweilige Gesprächskomponente benannt und zur Veranschaulichung das Transkript der ersten Sekunden dieser Komponente abgebildet. Es folgt jeweils eine Beschreibung des Ablaufes dieser Komponente und zuletzt ein Vergleich mit dem Ablauf der anderen beiden Gespräche dieser Ärztin. Die am linken Rand eingefügten Zeitangaben beziehen sich auf das Gespräch, das die Ärztin mit P110 führt. (Bevor das Gespräch beginnt waren die Geräte schon 5 Minuten eingeschaltet.) Die meisten Segmentangaben (Zahlen in Klammern) die hier (7.1.2.) verwendet werden beziehen sich auf das Transkript A103P110pddb[185]. Alle Segmentangaben, die sich auf die Transkripte der beiden anderen Gespräche (A103P111pddb[186] und A103P112pddb[187]) beziehen werden entsprechend markiert. Die vollständigen Transkripte aller drei Gespräche sind im Anhang (S. 122–152) zu finden.

Gesprächseröffnung

[1] Transkript: A103P110pddb

	0 [00:00.0]	1 [05:01.4]	2 [05:03.0]	3 [05:03.5]	4 [05:04.5]	5 [05:06.2]	6 [05:07.0]	7 [05:07.5]
A103 [v]		so:↓ ( )		(P110)		herr P110↑		
P110 [v]							<<pp> ja>	
[pnv]	*(5:01.4) Vorbereitung*		*(-)*	*(- -)*				

185 A103P110pddb, Anhang: 122–133.

186 A103P111pddb, Anhang: 133–142.

187 A103P112pddb, Anhang: 142–152.

[2]

	..	8 [05:08.5]	9 [05:16.5] 10 [05:17.1]	11 [05:17.9] 12 [05:18.5] 13 [05:18.9]
A103 [v]	bitteschö:n		so hallo guten tag bitteSCHÖN nehmen sie platz	
P110 [v]			hallo	
[pnv]		*(7.98) A103 wartet auf P110*		*P110 legt*

05:00 – 05:25	**Gespräch mit P110:** Das Gespräch A103P110 beginnt mit einer 25sekündigen Gesprächseröffnung mit Begrüßung, Vorstellung, „Situierung" („nehmen sie platz" (12–13)) und „globalen Orientierung" („ich muss einmal mit ihnen sprechen über die narko:se" (16)).

Vergleich mit anderen Gesprächen:
Bei den Gesprächen mit P111 und P112 läuft die Gesprächseröffnung nahezu identisch ab.

„Information erfragen" (Anamnese)

[4] Transkript: A103P110pddb

	..	17 [05:25.5]	18 [05:26.5]
A103 [v]	ihnen sprechen über die narko:se richtig↑		so was wird bei ihnen
P110 [v]		ja	
[pnv]	*Stuhl*	*A103 greift nach einer Akte. A103 schaut in die Akte und*	

[5]

	..	19 [05:28.5]	20 [05:30.2]
A103 [v]	gemacht und wann		MORgen
P110 [v]		ähm ich habe morgen eine o:pe:	
[pnv]	*blättert darin. P110 hängt seine Jacke über die Stuhllehne. P110 setzt sich.*		

05:26 – 07:53	**Gespräch mit P110:** Die Komponente „Information erfragen" nimmt mit 2 Minuten und 27 Sekunden den größten Teil der Gesprächszeit in Anspruch. Zu-

nächst fragt A103, welcher Eingriff bevorsteht und wann dieser stattfinden soll. In dem Gespräch mit P110 stellt A103 nun nach einer lokalen Orientierung über das Gespräch („wir sehen das einmal zusammen" (45)) chronologisch nahezu alle im Aufklärungsbogen angegebenen Fragen.[188] A103 strukturiert die Befragung an drei Stellen (95, 102, 114) durch die einleitende Benennung des Organes, auf das sich die folgenden elliptischen Fragen beziehen: „mit die lu:ngen asthma chronische bronkitis" (95). Die Frage nach der Medikamenteneinnahme stellt A103 zweimal[189] und P110 antwortet auch zweimal darauf. P110 hat die Fragen bereits schriftlich beantwortet, seine mündlichen Antworten weichen an keiner Stelle von den schriftlichen ab. Er beantwortet alle Fragen (insgesamt 36) mit „nein", außer den Fragen nach dem Alter, nach dem Gewicht, nach vorangegangenen Operationen und nach Allergien. Nach der 18ten Frage kommentiert A103 „super gesund gar nichts" (101), und zum Abschluss der Komponente „Information erfragen" kommentiert sie „null komma null also sie sind jetzt die erste ne" (133–134).

Vergleich mit anderen Gesprächen:
Im Gespräch mit **P111** gibt es ein 30sekündiges Segment, in dem die von A103 gestellten Fragen von der Reihenfolge im Aufklärungsbogen abweichen[190], Inhalt und Wortlaut sind dennoch mit denen im Gespräch A103P110 identisch. Auch im Gespräch mit P111 kommentiert A103 während der Befragung „super gesund" (A103P111:91). Der Kommentar erfolgt in diesem Gespräch sechs Fragen später.

Im Gegensatz zu P110 und P111 reagiert **P112** auf die Einstiegsfrage nach dem bevorstehenden Eingriff mit einer Gegenfrage: „wollen sie das von mir wissen" (A103P112:13).

188 Die Frage nach einer möglichen Schwangerschaft und dem Geschlecht (z. B. von Kleinkindern) stellt sie nur in entsprechenden Situationen. Die Frage nach Alter und Beruf stellt sie in keinem Gespräch.

189 Beim ersten Mal stellt sie die Frage an der Stelle, an der sie im Fragebogen erscheint (65). Beim zweiten Mal stellt A103 sie nach der Frage zu Herzerkrankungen (86).

190 In den Segmenten 79 bis 91 stellt A103 acht Fragen zu Krankheiten, die sie auch in den anderen beiden Gesprächen stellt. Nur in diesem Gespräch weicht sie dabei von der Reihenfolge im Fragebogen ab.

Bei der Befragung von P112 weicht A103 nur einmal von der Chronologie des Fragebogens ab[191].

„Information geben“ (Aufklärung)

[40] Transkript: A103P110pddb

	135 [07:53.9]	136 [07:54.6]	137 [07:57.3]
A103 [v]		gut (dann) ich muss ihnen sagen was sie kriegen am o:pe: tag sie	
P110 [v]	<<p> hehe> °h		

[41]

	..	138 [07:58.5]	139 [07:59.1]	140 [08:00.6]
A103 [v]	kriegen eine vollnarkose		das bedeutet sie müssen schon tief schlafen aber	
P110 [v]		hmhm		

07:54 – 09:09

Gespräch mit P110:

Nun schließt sich im Gespräch A103P110 die Komponente „Information geben“ (ca. 1min) an. Wieder leitet A103 mit einer „lokalen Orientierung“ ein: „dann ich muss ihnen sagen was sie kriegen am o:pe: tag“ (136). Die Information über das Vorgehen und die Risiken wird fast ausschließlich in Form von „Ankündigen zukünftiger Handlungen“ (am Patienten) gegeben, z. B.: „wenn sie schlafen schon tief wir müssen eine künstliche larynxmaske in die kehlkopf schicken“ (154). An zwei Stellen werden kurze Erklärungen gegeben: „das bedeutet sie müssen schon tief schlafen“ (139) und „sodass wir können die beatmung kontrolln“ (154). Dreimal wird eine beruhigende Information eingeschoben: „sie merken überhaupt nichts davon“ (155–156), „aber wir haben immer die medikamente dabei“ (170) und „aber wir machen das jeden tag“ (172). Darüber hinaus leitet die Ärztin P110 an, am Operationstag nüchtern zu erscheinen (140–151) und nach der Operation nicht Auto zu fahren (165–167).

191 Im Gespräch mit P112 erfolgt die Frage nach „Erkrankungen des Verdauungstraktes“ um fünf Fragen nach hinten verschoben.

Vergleich mit anderen Gesprächen:
In **beiden** anderen Gesprächen wird die Anleitung, nüchtern zur Operation zu erscheinen, mit der Erklärung „das ist sehr/ganz wichtig weil was ist in die magen kann in die lungen gehen und entzündung verursachen“ (A103P111: 117 und A103P112: 151) versehen und die Information gegeben, dass die Patienten vor der Operation eine Beruhigungstablette bekommen werden (A103P111: 119 und A103P112: 152).

Körperliche Untersuchung

[61] Transkript: A103P110pddb

	.. 175 [09:07.1] 176 [09:08.3] 177 [09:09.3] 178 [09:10.1] 179 [09:11.6]
A103 [v]	narkose prima blut war schon abgenommen oder↑
P110 [v]	n_nein ja
[pnv]	*A103 schreibt A103 schreibt (-) A103 schreibt*

[62]

	.. 184 [05:49.7] 185 [05:50.0]
A102 [v]	in neunzehnhun <<f>haben sie doch eine operation gehabt in
P106 [v]	bitte↑
[pnv]	*P106 schaut A102 an. A102 schaut zu P106*

09:10 – 09:42

Gespräch mit P110:

Die darauffolgende Komponente „körperliche Untersuchung“ beschränkt sich in **allen drei** Gesprächen auf die Feststellung, dass die Blutabnahme bereits an anderer Stelle erfolgt ist (178–180) und die Durchführung des Mallampati-Tests (184–185).

Gesprächsabschluss

[64]

	.. 186 [09:43.4]
A103 [v]	so dann brauche ich nur eine unterschrift und
[pnv]	*seine Unterlagen/ Medikament, legt den Kuli daneben A103 schreibt*

	.. 187 [09:47.4]	188 [09:50.2]189 [09:50.8]
A103 [v]	wir sind dann fertig ne↑ <<pp> (so dann fünfundzwanzig)>	so einmal bitte
[pnv]	*A103 schaut zur rechten Seite, schreibt dann weiter (-)*	*A103 zeigt auf den*

09:43 – 11:16	**Gespräch mit P110:** Im Anschluss fordert A103 den Patienten auf, den Aufklärungsbogen zu unterschreiben, was dieser auch tut (186–192). A103 leitet dabei den „Gesprächsabschluss“ ein: „so dann brauchen ich nur noch eine unterschrift und wir sind dann fertig ne“ (186). Während A103 das Gespräch mit P110 explizit abschließt „dann haben wir alles“ (194), stellt der Patient eine Nachfrage zur „Orientierung über zukünftige Schritte“: P110 ist sich nicht sicher, ob im Anschluss an das Gespräch noch eine Röntgenaufnahme gemacht werden soll. A103 liegt diese Information nicht vor: „hier sehe ich es nicht“ (200). Dennoch gibt sie P110 eine „Handlungsanleitung“ in Form einer Wegbeschreibung zur Röntgenabteilung (204–207). Es folgt ein weiterer Gesprächsabschluss von A103 „dann sehen wir uns am o:pe:tag“ (213) und eine weitere „Nachfrage zur Orientierung über zukünftige Schritte“ von P110 „sieben uhr soll ich hier sein ne“ (215–216). Nun gibt A103 eine letzte „Handlungsanleitung“ (217–226) und verabschiedet sich (227–241).

Vergleich mit anderen Gesprächen:
Im Gespräch mit **P111** gibt A103 die Aufforderung zur Unterschrift bereits nach der Frage zur Blutabnahme, macht dann den Mallampati-Test und wiederholt die Aufforderung (A103P111:143–156).

Sowohl das Gespräch mit **P111** als auch in dem mit **P112** enden direkt nach der Unterschrift ohne weitere Nachfragen oder „Handlungsanleitungen“.

Die Gesprächsbeiträge von P110 bestehen fast ausschließlich aus Hörersignalen (bspw. 137–141) und knappen Ja/Nein-Antworten (bspw. 57–70). Viermal gibt P110 eine etwas ausführlichere Antwort (19–27, 42–43, 71–72, 83), einmal stellt er eine Nachfrage zu einer erhaltenen Anleitung (142) und zweimal thematisiert er zukünftige Handlungen (194–197 und 215–216). Diese sieben Beiträge beanspruchen weniger als 30 Sekunden Redezeit innerhalb des 6-minütigen Gespräches. In den Gesprächen mit P111 und P112 sind die Beiträge ähnlich verteilt. P111 stellt keine Fragen, gibt allerdings ein paar ausführlichere Antworten (bspw. A103P111:13–16 und 53–63), für die er eine Redezeit von etwas mehr als 30 Sekunden in einem 5:30minütigen Gespräch beansprucht. Die längste Redezeit hat P112 mit knapp 50 Sekunden in einem 6minütigen Gespräch. Abgesehen von den Antworten auf die Fragen von A103 unterscheidet sich der Typ von P112s Gesprächsbeiträgen von denen der beiden anderen Patienten. P112 stellt eine Gegenfrage (A103P112:13) und eine Verständnisfrage (A103P112:27), einmal widerspricht er A103 (A103P112:136), einmal korrigiert er seine eigene Terminangabe (A103P112:85–87) und einmal macht er einen ironischen Kommentar (A103P112:183).

7.1.3 Arztperspektive

Unmittelbar im Anschluss an die Gespräche hat A103 in schriftlicher Form eine Einschätzung zu denselben abgegeben. Ihre Zufriedenheit mit dem Gespräch A103P110 schätzt sie mit 7 von 10 Punkten ein. Als Stichpunkt unter „Womit waren Sie eher nicht zufrieden?" gibt sie an: *Das Gespräch war einfach zu schnell.* Die folgende Tabelle gibt einen Überblick über A103s Einschätzung[192] der Gespräche mit P110, P111 und P112:

Patient/in	Zufriedenheit	Kommentar zu dem Gespräch (Pos./Neg.)[193]
P110	7	Pos.: *Das Gespräch war einfach zu schnell.*
P111	8	–
P112	7	Pos.: *Ich konnte (eine) witze verstehen.* Neg.: *Der Patient hat eine von meine Fragen nicht verstanden.*

Tab. 56: Schriftliche Einschätzung der Gespräche von A103

Im Interview bestätigt A103 mehrfach ihre Einschätzung, dass das Gespräch mit P110 „zu schnell" war (A103db: 99–103+114–115+123+133–135+142)[194]. Sie äußert die Vermutung, dass sie auch für P112 gelegentlich zu schnell gesprochen hat

192 Einschätzungsbögen zu den Gesprächen mit P110, P111 und P112; Anhang: 209–211.

193 A103 konnte Angaben machen, womit sie bei den Gesprächen „eher zufrieden" (Pos.) und womit sie „eher nicht zufrieden" (Neg.) war.

194 Alle in diesem Unterkapitel (3.2.2.) folgenden Segmentangaben beziehen sich auf das Transkript A103db (Anhang: 320–368).

(591). A103 erinnert sich, dass es immer wieder vorkommt, dass Patienten/innen sie bitten, langsamer zu sprechen, besonders ältere Patienten/innen (595–601). Obwohl sie Schnelligkeit grundsätzlich als erstrebenswert darstellt und es positiv wertet, wenn sie wenig Zeit für Gespräche braucht, empfindet sie die Geschwindigkeit im Gespräch mit P110 negativ. Die tatsächliche Gesprächsdauer ist (wie der Tabelle unter Rahmenbedingungen zu entnehmen) nicht kürzer als die der beiden folgenden Gespräche, bei denen sie die Geschwindigkeit nicht negativ empfindet. Im Gegenteil: Ihre Zufriedenheit mit dem kürzesten Gespräch schätzt sie höher ein. Im Interview sucht A103 nach Worten, um das auszudrücken, was ihr an dem Gespräch nicht gefallen bzw. was ihr gefehlt hat. Sie ist unsicher, ob der Patient sich wohlgefühlt hat (139) und äußert die Vermutung, dass die Kameras einen Einfluss auf sein Verhalten gehabt haben könnten (141). Sie spricht evtl. fehlende Körpersprache an (110+119) und stellt fest „wir haben nicht gelacht" (125). Außerdem hat sie den Eindruck, dass P110 sehr knappe Antworten gibt: „da war einfach mal ja nein nein ja nein ja nein haben sie (xx) ja nein nein nein" (111–113). Sie weist auf die Gesprächsrollen hin (121–122+129) und sucht nach Worten für eine Kommunikation, die über diese Rollen hinausgeht (127–129) ein Gespräch bei dem es nicht nur um „die arbeit" geht (150). Sie wiederholt dreimal, dass sie das Fehlen dieses „gewissen Etwas", „einfach nicht mag" (130–132+153). Sie kontrastiert das Gespräch mit dem vorangegangenen (mit P109), bei dem eine „andere atmosphäre" war (143–147). Sie beschreibt die Atmosphäre im Gespräch mit P110 als „grau" und übernimmt das von mir angebotene Wort „steril" (148–154). Die Ärztin scheint hier zu beschreiben, dass in diesem Gespräch kein *Smalltalk* stattfindet. Ein Vergleich mit den beiden anderen Gesprächen dieser Ärztin zeigt, dass auch in diesen Gesprächen kein *Smalltalk* stattfindet. Dasselbe gilt für die Gespräche der anderen beiden Ärzte/innen. Im Gegensatz dazu konnte im Rahmen der teilnehmenden Beobachtung von zwei Ärzten/innen mit Deutsch als L1 *Smalltalk* nachgewiesen werden:

> **A201P202**[195]
> „Gegen Ende des Gesprächs fragte A201 den Patienten: „Sie ham so n bischen norddeutschen Akzent. – Wo kommen Sie her?" P202 erklärte, dass er aus Hamburg kommt und wegen einer Frau nach Bielefeld gezogen ist. Während der Blutabnahme sprach A201 über das Wetter in Ham-

195 Gespräch zwischen A201 und P202: Feldnotizen vom 26.11.2015; Anhang S. 220.

burg und Bielefeld und berichtete dann von dem YouTube-Video „Liebeserklärung an den Norden". Vorher habe sie auch noch nicht gewusst, was Poetry Slam sei. Sie empfahl P202, unbedingt dieses Video anzuschauen. P202 sagte, dass er das tun werde."

A202P210[196]

„Bei der Blutabnahme fragte A202 P210, ob sie als Busfahrerin Schichtdienst hat und ob sie ihre eigene Tochter zur Schule fährt."

Die beiden Ärzte/innen A201 und A202 scheinen *Smalltalk* gezielt zur Ablenkung der Patienten/innen von der Blutabnahme einzusetzen. In der bisherigen Forschung zu Prämedikationsgesprächen wird *Smalltalk* nicht einbezogen. Hier scheint es sich allerdings um ein relevantes Phänomen zu handeln, das weiterer Forschung bedarf. Im Kontext dieser Studie fällt besonders auf, dass Smalltalk von Ärzten/innen mit Deutsch als L1 eingesetzt wird, nicht aber von Ärzten/innen mit Deutsch als L2. Die angemessene Verwendung von *Smalltalk* fordert in besonderer Weise kulturell geteiltes Wissen (Kap. 2.2.). Die Tatsache, dass die Ärzte/innen mit Deutsch als L2 keinen *Smalltalk* initiieren, könnte durch einen Mangel an entsprechendem Wissen oder Unsicherheit begründet sein.

Im Interview beschreibt A103, was ihr bei der Risikoaufklärung in den Gesprächen allgemein besonders wichtig ist. Sie erklärt, dass sie das Vertrauen der Patienten/innen dadurch zu gewinnen versucht, dass sie ihnen „direkt in die augen" (194+196) sieht und „die wahrheit" sagt (193–196). Dasselbe würde sie sich als Patientin auch wünschen (199–202). Es ist ihr ein Anliegen, die Patienten/innen sehr genau zu informieren (199–202), dabei aber auch zu beruhigen (189–192+198). A103 nimmt an, dass sich Angst von Ärzten/innen auf Patienten/innen übertragen kann (225–227+237–238). Als eine mögliche Folge beschreibt sie, dass Patienten/innen sich gegen das vorgeschlagene Narkoseverfahren entscheiden (228–229+239). A103 drückt Verständnis dafür aus, dass Patienten/innen Angst vor einer Narkose haben, wenn der Anästhesist bzw. die Anästhesistin den Eindruck vermittelt, dass er/sie „nicht sicher ist" (277–284). A103 nimmt bei sich in diesem Bereich Fortschritte wahr und begründet dies damit, dass sie jetzt „besser" über die Risiken aufklärt (268) und keine „angst [hat] die risiken zu sagen" (269–271). A103 meint, dass die Gründe für ihre anfänglichen Schwierigkeiten sowohl

196 Gespräch zwischen A202 und P210: Feldnotizen vom 30.11.2015; Anhang S. 224.

in der fehlenden Praxis als Anästhesistin, als auch in der mangelnden Sprachkompetenz lagen (288–290). Um sich zu verbessern, hat A103 die Risiken in Fachbüchern erneut nachgelesen und sich mit dem Aufklärungsbogen der Klinik auseinandergesetzt, dabei hat sie sich damit beschäftigt, wie medizinische Inhalte in der Umgangssprache angemessen vermittelt werden können (291–302).

7.1.4 Patientenperspektive

P110 gibt an maximal zufrieden (10)[197] mit dem Gespräch zu sein. Er beschreibt A103 als „freundlich" und wertet es positiv, dass sie zur Begrüßung die Hand geschüttelt hat. Allerdings erklärt er, dass das Gespräch für seine Einwilligung in die Narkose nicht relevant gewesen sei. Er führt aus, dass er „keine Alternative" (ebd.) hat und vermutet, dass er A103 nur deswegen so gut verstanden hat, weil ihm die Informationen bereits bekannt waren. Er nimmt an, dass ihm das Gespräch „zu schnell" (ebd.) gewesen wäre, wenn es sein erstes Aufklärungsgespräch gewesen wäre.

Auch P111 ist mit seinem Gespräch mit A103 zufrieden (8). P112 schätzt seine allgemeine Zufriedenheit mit 7 ein und gibt (im Gegensatz zu P110 und P111) an, dass die Sprachkompetenz von A103 einen Einfluss auf das Gespräch hatte (7). Dabei schätzt er den Aspekt, wie gut die Ärztin ihn verstehen konnte, mit 10 ein und den Aspekt, wie gut er die Ärztin verstehen konnte, mit 6. P112 erklärt, dass die Sprechgeschwindigkeit von A103 in Kombination mit dem „dialekt" (ebd.) ihm das Verstehen erschwert habe. Auf Nachfrage stimmt er zu, mit „Dialekt" „Akzent" zu meinen. Er habe „manchmal nachdenken" (ebd.) und sich das Gesagte noch einmal „übersetzen" (ebd.) müssen. Manche „begriffe" (ebd.) habe er „erst beim zweiten Mal verstanden" oder „aus dem Zusammenhang erschlossen" (ebd.).

7.2 Spracherwerbsbiographie und Selbsteinschätzung

Die Angaben zur Spracherwerbsbiographie der Ärztin A103 und ihrer Selbsteinschätzung wurden den Interviews[198] mit der Ärztin und dem vorentlastenden

197 Alle Angaben und Zitate in 4.4.2.3. sind den Feldnotizen vom 17.12.2015 entnommen (Anhang: 226–228).

198 Mit A103 wurden zwei Interviews (eines von Parisa Yousefi und eines von mir) durchgeführt (siehe Kap. 3.5.4.).

Fragebogen zum Interview[199] entnommen. Diese Angaben wurden bei der Analyse der sprachlichen Fehler einbezogen.

7.2.1 Spracherwerbsbiographie

A103 hat im nicht-deutschsprachigen Raum Medizin studiert. Sie erinnert sich, dass sie nie die Absicht hatte, Deutsch zu lernen: „ich wollte auch das deutsch auch nie deutsch lernen haha das war eine von die sprachen hab ich immer gedacht das lern ich nie im leben“ (A103pydb 42–48[200]). Da es allerdings in ihrem Herkunftsland nicht genügend Arbeitsplätze gab, ist A103 direkt nach ihrem Studium, aufgrund einer entsprechenden Anzeige, ohne Deutschkenntnisse nach Deutschland gezogen. Innerhalb von zwei Monaten hat sie sich erfolgreich auf die B2-Prüfung vorbereitet. In dieser Zeit hat sie einen Sprachkurs in Lippstadt besucht und berichtet darüber:

> „da war eine lehrerin sie war richtig so keine richtige lehrerin aber sie hat uns bisschen geholfen mit einfach mal die sätze zu sagen wie kann man mit die patienten einfach mal so kommunizieren und wir ham jeden tag quasi nur diese sätze gelernt“ (ebd.: 13–17)

Nach weiteren zwei bis drei Monaten hat sie auch die Sprachkenntnisprüfung in Arnsberg erfolgreich abgelegt. Dennoch beschreibt sie ihre Sprachkompetenz in den darauffolgenden Monaten wie folgt:

> „die erste sechs monate konnte ich gar überhaupt kein wort na gut ich will nich sagen ich konnte nix nix hören also nix sagen verstehen n bischen“ (ebd.: 23)

In dieser Zeit arbeitete A103 in einem anderen Krankenhaus in Deutschland. Da sie allerdings nicht (ausschließlich) auf der Intensivstation arbeiten wollte, suchte sie sich einen neuen Arbeitsplatz. Inzwischen arbeitet sie seit einigen Jahren am Franziskus Hospital in Bielefeld. In den ersten fünf bis sechs Monaten in Bielefeld hat A103 zwei- bis dreimal in der Woche einen 45-minütigen Tandem-Deutschkurs in Bielefeld besucht und an den anderen Tagen zu Hause geübt. Es handelte sich dabei nicht um einen speziellen Sprachkurs für Mediziner. A103

199 Anhang: 232–234.

200 A103py, Anhang: 369–393.

berichtet darüber: „wir ham einfach mal grammatik gemacht wir haben über das leben in deutsch gesprochen also das war interessant" (A103db: 864–865[201]). A103 hat den Kurs nach einigen Wochen abgebrochen, was sie jetzt bedauert. Derzeit besucht A103 keinen Sprachkurs. Eine deutliche Verbesserung ihrer Sprache hat sie gemerkt, nachdem sie sich einen Fernseher gekauft und sich ihr bekannte Filme mehrmals auf Deutsch angeschaut hat (A103pydb: 234–239). Um ihre Sprache weiter zu verbessern, liest sie auf Deutsch Fachbücher, aber auch Romane. A103 berichtet, dass eine deutsche Kollegin sie zu Beginn und auch jetzt immer wieder korrigiert (A103db: 368–381). Diese Kollegin hat auf eigene Initiative (ebd.: 381) korrigiert und gefragt, ob das „stört" (ebd.: 377). A103 hat ihr versichert, dass die Korrekturen erwünscht sind (ebd.: 378–380+382–383). Konkret nennt sie Korrekturen und Erklärungen im Bereich Grammatik (ebd.: 373–374) und Lexik (ebd.: 391–410).

7.2.2 Selbsteinschätzung

Wie A101 und A102 hat auch A103 eine Selbsteinschätzung in den vier Kompetenzbereichen vorgenommen. Ihr Fragebogen unterschied sich allerdings, wie im Folgenden beschrieben wird, von dem der beiden anderen Ärzte/innen (siehe Anhang: 232–234). Die Gründe für diese unterschiedlichen Fragebögen sind in Kapitel 3.5.4. beschrieben. In dem Fragebogen von A103 ist zur Einschätzung der sprachlichen Kompetenzen eine Skala von 1 (sehr gut) bis 5 (schlecht) vorgegeben. Aus dem Fragebogen geht hervor, dass A103 ihre Kompetenzen im Bereich Schreiben mit einer 5 bewertet. Die übrigen Kompetenzen bewertet sie deutlich besser: Im Bereich Sprechen bewertet sie sich mit 2,1 und im Bereich Hören mit 1,8. Die Bestnote gibt sie sich für den Bereich Lesen (1). Demnach bewertet sie genau wie A101 und A102 ihre rezeptiven Kompetenzen besser als ihre produktiven. Alle drei Ärzte/innen geben sich im Bereich Lesen die bestmögliche Wertung. Ebenfalls bei allen drei Ärzten/innen folgt an zweiter Stelle das Hören. Im Gegensatz zu A101 und A102 bewertet A103 sich im Bereich Schreiben (5) allerdings schlechter als im Bereich Sprechen. Es fällt auf, dass A103 die gesamte Skala (von 1 bis 5) bei der Bewertung verwendet. Im Folgenden werden die einzelnen Kompetenzbereiche genauer betrachtet:

201 A103db, Anhang: 320–368.

Schätzen Sie Ihre sprachlichen Kompetenzen ein, wenn Sie bei der Arbeit lesen. [1]

Abb. 50: Selbsteinschätzung von A103 zum Bereich „Lesen“

Ein Vergleich mit der Schreibweise der anderen Zahlen macht deutlich, dass es sich bei der im Bereich Lesen eingetragenen Zahl um eine 1 handelt. Im Interview erklärt A103, dass ihr Lesen besonders leichtfällt (A103py: 241–243[202]).

Schätzen Sie Ihre sprachlichen Kompetenzen ein, wenn andere sprechen.

(Skala von 1-5: 1- sehr gut, 2- gut, 3- mittel, 4- ausreichend, 5- schlecht)

Gespräche mit	Wortschatz	Satzbau	Sprechtempo	Aussprache	Bedeutung
Vorgesetzten	1	1	1	2	1
Einem Kollegen	2	2	1	1	1
Mehreren Kollegen	1	2	2	1	1
Patienten	3	2	2	4	2
Angehörigen	3	1	2	4	2

Abb. 51: Selbsteinschätzung von A103 zum Bereich „Hören“

A103 bewertet ihre Kompetenzen im Bereich „Hören“ durchschnittlich mit 1,8. Am besten bewertet sie sich im Teilbereich „Bedeutung“ (1,4). Fast ebenso gut beurteilt sie ihre Hörkompetenz in den Teilbereichen „Sprechtempo“ und „Satzbau“ (je 1,6). Wenig schlechter bewertet sie sich in den Teilbereichen „Wortschatz“ (2) und „Aussprache“ (2,4). In Gesprächen mit Vorgesetzten (1,2) sowie in Gesprächen mit einem und mehreren Kollegen/innen (je 1,4) bewertet sie ihre Hörkompetenz besonders gut. Etwas schlechter bewertet sie ihre Hörkompetenz in Gesprächen mit Angehörigen (2,4) und Patienten/innen (2,6).

Im Interview beschreibt A103, dass sie die Patienten/innen in den Gesprächen gut verstehen kann. In den seltenen Fällen in denen sie Patienten/innen nicht versteht, fragt sie nach. A103 erinnert sich an eine Situation, die zwei Tage vor dem Interview stattgefunden hat:

> „ich habe gedacht die ope: war schon vor paar tagen aber das war schon vor zwanzig jahren (-) das hab ich nicht verstanden aber er so hab ich doch gesagt und ich so ne schuldigung können sie noch mal wieder wie-

202 A103py, Anhang: 369–393.

derholen und dann hat er nochmal wieder ä::h gesagt das" (A103pydb: 281–283)

Darüber hinaus erinnert sich A103: „manchmal (.) jemand sagt was (-) und ich verstehe einfach was anderes" (A103pydb: 203). Sie nennt als Beispiel eine Situation, die vor ca. einem Monat stattgefunden hat. Die „o:pe: schwester" (ebd.: 207) hatte die Frage gestellt „hat sie uns lieb" (ebd.: 209), und A103 hatte „hat sie slip" verstanden (ebd.).

Schätzen Sie Ihre sprachlichen Kompetenzen ein, wenn Sie bei der Arbeit schreiben. 5

Abb. 52: Selbsteinschätzung von A103 zum Bereich „Schreiben"

Im Bereich „Schreiben" gibt A103 sich die schlechtmöglichste Note. Im Interview stellt sie in Bezug auf ihre schriftlich produktive Kompetenz fest: „aber bei schreiben hab ich richtig probleme schreiben bei bis jetzt ein großes problem" (A103pydb: 249). Als Beispiel für einen Text, der ihr zu verfassen schwerfällt, nennt sie die Epikrise (ebd.: 251). Sie nimmt kaum Fortschritte bei sich in diesem Bereich wahr und leidet darunter, dass sie deutlich langsamer schreibt als ihre Kollegen/innen (A103db: 957–963). Außerdem beschreibt sie ihre Frustration darüber, dass Kollegen/innen viele Grammatikfehler, speziell Kasusfehler in ihren Texten beanstanden (A103pydb: 255–258) und kommentiert: „grammatik ist meine große (.) eine große schwarz (-) black hole sozusagen" (ebd.: 269–273).

Schätzen Sie Ihre sprachlichen Kompetenzen ein, wenn Sie sprechen.

(Skala von 1-5: 1- sehr gut, 2- gut, 3- mittel, 4- ausreichend, 5- schlecht)

Gespräche mit	Wortschatz	Satzbau	Sprechtempo	Aussprache	Bedeutung
Vorgesetzten	3	3	4	2	3
Einem Kollegen	1	2	2	2	3
Mehreren Kollegen	1	2	2	3	1
Patienten	1	2	3	3	1
Angehörigen	1	2	2	2	2

Abb. 53: Selbsteinschätzung von A103 zum Bereich „Sprechen"

Ihre mündlich produktive Kompetenz bewertet sie im Durchschnitt mit 2,1. Am besten bewertet sie sich im Teilbereich „Wortschatz“ (1,4). Etwas schlechter bewertet sie sich in den Teilbereichen „Bedeutung“ (2), „Satzbau“ (2,2) und „Aussprache“ (2,4). Am schlechtesten bewertet sie sich im Teilbereich „Sprechtempo“ (2,6). In Gesprächen mit mehreren Kollegen und Angehörigen bewertet sie ihre Hörkompetenz besonders gut (1,8). Etwas weniger gut bewertet sie ihre Hörkompetenz im Gespräch mit einem Kollegen bzw. einer Kollegin und Patienten/innen (je 2). Am schlechtesten bewertet sie sich bei Gesprächen mit Vorgesetzten (3).

Im Interview erzählt A103, dass sie in Prämedikationsgesprächen gelegentlich den Eindruck hat, dass Patienten/innen ihre sprachlichen Fehler wahrnehmen (A103db: 761–765). Sie kommentiert dies mit: „ich mag das nich“ (ebd.: 761). Auch das Sprechen vor Kollegen/innen, beispielsweise im Rahmen einer bevorstehenden fachlichen Fortbildung, fällt ihr nicht immer leicht: „ich hasse das vor die leute zu sprechen aber haha muss ich ja“ (A103db: 988–990).

An mehreren Stellen im Interview begründet A103 ihre sprachlichen Schwierigkeiten mit: „das is einfach mal anders als bei uns“ (A103pydb: 119). Es ist nicht an jeder Stelle eindeutig festzustellen, auf welche Sprachgemeinschaft sie sich damit bezieht, allerdings nennt sie an einer Stelle (A103pydb: 183) konkret negativen Transfer aus dem Italienischen. Tatsächlich lassen sich viele sprachliche Schwierigkeiten, die im Gespräch mit P110 sichtbar werden, mit der L1 Italienisch erklären.

7.3 Ergebnisse der Fehleranalyse

In diesem Kapitel (7.3.) werden die sprachlichen Fehler von A103 in den Blick genommen. Diese Analyse wurde ausdrücklich nicht von einem defizitorientierten Standpunkt aus gemacht (siehe Kap. 2.4.). So soll an dieser Stelle festgehalten werden, dass A103 die sprachliche Umsetzung der Prämedikationsgespräche grundsätzlich gelingt. Um allerdings einen möglichen Einfluss sprachlicher Normabweichungen auf die Gespräche zu erkennen und letztlich eine sprachliche Optimierung der Gespräche zu erreichen, wurden diese Abweichungen systematisch untersucht. Beim Vergleich der sprachlichen Fehler in den drei Gesprächen dieser Ärztin ist besonders aufgefallen, dass sie in allen Gesprächen dieselben Formulierungen fließend mit identischen sprachlichen Fehlern produziert. A103s Ausführungen des folgenden Ausschnitts aus dem

Gespräch mit P110[203] treten in den beiden anderen Gesprächen in dem exakt gleichen Wortlaut mit den identischen sprachlichen Fehlern auf (siehe A103P111pddb: 120–126 und A103P112pddb: 154–159):

[45] Transkript: A103P110pddb

	..	149 [08:13.2]	150 [08:13.9]	151 [08:14.4]	152 [08:15.3]
A103 [v]	schluck wasser trinken und dann danach niks mehr ne↑				sie kommen dann
P110 [v]		'hm'hm		ja ist o:ke: ja	
[pnv]					*P110s Augen wandern mit*

[46]

	..
A103 [v]	morgen in den ope: raum dahin wir müssen e:ka:ge: elektrode stellen
[pnv]	*aphatischem Blick zum Fenster und dann durch den Raum.*

[47]

	..	153 [08:20.9]	154 [08:21.4]
A103 [v]	blutdruckmanschette sauerstoffmessung auch		und wenn sie schlafen schon
P110 [v]		hmhm	
[pnv]			*P wirkt abwesend.*

[48]

	..
A103 [v]	tief wir müssen eine künstliche larynxmaske in den kehlkopf schicken sodass wir
[pnv]	

[49]

	..	155 [08:26.8]	156 [08:27.6]	157 [08:28.2]
A103 [v]	können die beatmung kontrollieren sie merken überhaupt nichts davon ne↑			
P110 [v]		hmhm		o:ke_i
[pnv]				*P110 lächelt und lehnt sich*

203 A103P110pddb, Anhang: 122–133.

Diese Beobachtung legt nahe, dass die Fehler sich bereits eingeschliffen haben. Die täglich mehrfache Wiederholung derselben fehlerhaften Formulierungen und das fehlende Feedback begünstigen Fossilisierung (siehe Kap. 2.4.).

7.3.1 Lexik und Pragmatik

Im Bereich der Lexik nennt A103 Zahlen als Herausforderung. Sie habe noch Schwierigkeiten mit vierstelligen Zahlen, da sie das „anders" kenne (A103pydb: 119). Der Unterschied, auf den A103 hier hinweist, ist wahrscheinlich, dass im Deutschen die Einereinheiten vor die Zehnereinheiten treten. Im Gespräch mit P110 sind weitere Fehler im Bereich der Lexik zu beobachten, die von A103 im Interview nicht genannt werden. Es handelt sich um unpassende Nomen-Verb-Verbindungen und um unpassend gewählte Wörter oder Wendungen. In einigen Fällen führt dies zu unverständlichen Äußerungen. In den beiden folgenden Äußerungen sind die Nomen-Verb-Verbindungen unpassend:

Äußerungen mit unpassender Nomen-Verb-Verbindung
„wir müssen eine künstliche larynxmaske in die kehlkopf schicken" (154)[204]
„sie kommen dann morgen in ne ope: raum dahin wir müssen e:ka:ge: elektrode stellen blutdurckmanschette sauerstoffmessung auch" (152)

Tab. 57: Lexik und Pragmatik, A103 I

In Segment 154 sollte statt des Verbes „schicken" (vgl. Langenscheidts Großwörterbuch DaF 2015: 946) beispielsweise das Verb „einführen" (vgl. ebd.: 324) verwendet werden. In Segment 152 fällt besonders auf, dass in Verbindung mit drei unterschiedlichen Nomen (zwei Gegenstände und ein Vorgang) dasselbe Verb verwendet wird, welches zu keinem der Nomen passt. Aufgrund der starken Verkürzung der Äußerung ist der Inhalt nicht eindeutig. Aus diesem Grund ist es nicht möglich zu entscheiden, welche Verben den Inhalt der Aussage angemessen vermitteln könnten.

204 Die Segmentangaben der Fehleranalyse beziehen sich auf das Transkript A103P110pddb.

In den Segmenten 131 und 146 verwendet A103 [ʃɔn]:

Unklare Verwendung von [ʃɔn]
„das bedeutet sie müssen [ʃɔn] tief schlafen" (139)
„und wenn sie schlafen [ʃɔn] tief" (154)

Tab. 58: Lexik und Pragmatik, A103 II

Möglicherweise handelt es sich in beiden Segmenten um einen Fehler im Bereich der Phonetik, worauf weiter unten eingegangen wird. An dieser Stelle soll zunächst nur darauf hingewiesen werden, dass die Verwendung von [ʃɔn] unklar ist: Es könnte als verstärkende Partikel, Temporaladverb, Einschränkung oder als das fehlerhaft ausgesprochenes Adjektiv „schön" interpretiert werden (vgl. Langenscheidts Großwörterbuch DaF 2015: 968). A103 verwendet „schon" auch in den Segmenten 41, 68, 178 und zweimal im Segment 202. An jeder dieser Stellen verwendet sie „schon" als Temporaladverb, spricht aber fälschlich [ʃɔn]aus (ebd.). Es gibt keine Stelle an der sie [ʃo:n] verwendet, wohl aber zwei an denen sie [ʃø:n] benutzt (11, 229). Vor diesem Hintergrund könnte angenommen werden, dass A103 nur die Verwendung von „schon" als Temporaladverb bekannt ist.

Auch bei der Verwendung des Wortes „ab" sind Schwierigkeiten zu beobachten. In der Anleitung zum Verhalten vor der Operation verwendet A103 mehrmals diese Präposition:

Fehlerhafte Verwendung von „ab"
„ab null uhr heute nacht nichts mehr essen und trinken ne ↑ mh sagen wir mal so ab fünf uhr (.) können sie vielleicht ein klein schluck wasser trinken und dann danach nichts mehr ne ↑" (144–151)

Tab. 59: Lexik und Pragmatik, A103 III

Die erste Verwendung in diesem Ausschnitt ist korrekt, die zweite allerdings nicht (vgl. Langenscheidts Großwörterbuch DaF 2015: 37). Die Unklarheit in der Handlungsanleitung könnte durch ein einfaches Ersetzen der Präposition („gegen" statt „ab") behoben werden.

In dem Segment 202 verwendet A103 die Wendung „von mir aus" in einem unpassenden Kontext:

Fehlerhafte Verwendung von „von mir aus"
„also von mir aus hier steht nichts" (202)

Tab. 60: Lexik und Pragmatik, A103 IV

Sie macht die Feststellung, dass in ihren Unterlagen kein Hinweis auf eine noch ausstehende Röntgenaufnahme zu finden ist. A103 äußert hier nicht ihr Einverständnis, wie die Wendung annehmen lässt (vgl. Langenscheidts Großwörterbuch DaF 2015: 1220), sondern sie gibt P110 eine Information.

Eher dem Bereich der Pragmatik zuzuordnen ist die irritierende Verwendung des Modalverbs „müssen":

Irritierende Verwendung von „müssen"
„ich muss ihn sagen was sie kriegen am o:pe: tag" (136)
„aber wir machen das wirklich jeden tag ich muss nur das sagen dass sie wissen von die folgen von vollnarkose" (172)
„dahin wir müssen e:ka:ge: elektrode stellen" (152)
„und dort müssen wir ihn ein bisschen beobachten" (161)

Tab. 61: Lexik und Pragmatik, A103 V

In den Segmenten 136 und 172 wirkt die Verwendung von „müssen" irritierend. Sie könnte als Entschuldigung, als Kundtun von Nicht-Wollen oder als nüchterne Feststellung der Pflicht verstanden werden (vgl. Langenscheidts Großwörterbuch DaF 2015: 773). Auch in den Segmenten 152 und 161 könnte die Verwendung von „müssen" als Kundtun von Nicht-Wollen oder Feststellung einer Pflicht verstanden werden. Keine dieser Optionen entspricht den kommunikativen Anforderungen an ein patientenorientiertes Aufklärungsgespräch. Das Segment 139 ist der Komponente „Information geben" zuzurechnen und taucht in allen drei Gesprächen an derselben Stelle im selben Wortlaut auf. Unmittelbar vor dem Segment sagt A103 „sie kriegen eine vollnarkose". Dem entsprechend leitet „das bedeutet" eine Erklärung des genannten Narkoseverfahrens ein. Allerdings folgt nun statt einer Erklärung die Aufforderung „sie müssen [ʃɔn] tief schlafen", was insbesondere im Kontext der Narkoseaufklärung irritierend wirkt. Ähnlich verhält es sich mit einer anderen Äußerung, die kein „müssen" enthält. Im Segment 204 wird ebenfalls eine Erklärung eingeleitet, dann aber eine elliptische Wegbeschreibung gegeben:

Erklärungseinleitung + Wegbeschreibung
„das bedeutet einfach mal erdgeschoss dann links da ist die röntgenabteilung“ (204)

Tab. 62: Lexik und Pragmatik, A103 VI

In drei weiteren Segmenten sind ebenfalls Normabweichungen festzustellen, die dem Bereich der Pragmatik zugeordnet werden können:

Äußerung	Normabweichung
„was kann passieren mit solchen narkosen danach sie können vielleicht etwas übelkeit haben“ (169)	Frage als Einleitung
„mit die leber gelbsucht_epatitis“ (102)	Organbenennung als Strukturierung
„wenn sie die die erste sind dann sieben uhr dreißig muss man schon im o:pe: sein das ist darum wir sagen so sieben uhr zehn vor sieben oder so wäre besser“ (219–224)	flexible Zeitangabe

Tab. 63: Lexik und Pragmatik, A103 Lexik und Pragmatik, A103 VII

Im Segment 169 verwendet A103 eine Frage als Einleitung in die Risikoaufklärung. Unter Syntax wird diskutiert, dass es sich hier möglicherweise um eine Vermeidungsstrategie handelt. An dieser Stelle soll zunächst festgehalten werden, dass es ungewöhnlich ist, eine Aufklärung mit einer Frage einzuleiten. Die Strukturierung von Fragen anhand der Organe, auf die sie sich beziehen (102), ist medizinisch nachvollziehbar. Allerdings ist die Nennung dieser Organe im Gespräch für den Patienten bzw. die Patientin nicht hilfreich. Ungewöhnlich ist auch die eher flexible „sieben uhr zehn vor sieben“ und etwas vage „wenn sie die die erste sind“ Zeitangabe für das Erscheinen am Operationstag (219–224).

7.3.2 Phonetik und Phonologie

In Bezug auf ihre Sprechgeschwindigkeit nennt A103 konkret den Transfer aus dem Italienischen: „also so richtig langsam kann ich nich sprechen ich denke mal das kommt einfach mal von die italienische (.) dings“ (A103pydb: 183). Tatsächlich wird A103s Sprechgeschwindigkeit auch von den Patienten/innen als sehr hoch und verständniserschwerend wahrgenommen (vgl. 4.4.2.3.). Studien zur Sprechgeschwindigkeit in der L2 haben ergeben, dass L2-Sprecher eine Sprache durchschnittlich langsamer sprechen als deren L1-Sprecher (vgl. Richter 2008: 130–134). Vor diesem Hintergrund fällt die hohe Sprechgeschwindigkeit von A103 noch stärker auf. Eine verhältnismäßig hohe Sprechgeschwindigkeit muss nicht zwingend einen negativen Effekt auf die Verständlichkeit haben (vgl. ebd.). Bei A103 scheint allerdings die Kombination von hoher Sprechgeschwindigkeit und Normabweichungen in mehreren Bereichen die Verständlichkeit negativ zu beeinflussen. Zum negativen Transfer im Bereich der Sprechgeschwindigkeit sind keine Studien bekannt. Obwohl sie ihre Sprechgeschwindigkeit bereits als hoch einschätzt, wünscht A103 sich:

> „erstmal will ich gerne so schneller haha sprechen ha will ich gerne und deutlicher also manchmal die [ø:] die [ɛ:] (.) kommen nich oder diese [ha:] (.) hm: diese [R]“ (A103pydb: 333–337)

A103 erzählt, dass Kollegen/innen sie korrigieren, wenn sie den alveolaren Trill [r] verwendet. Sie erinnert sich an eine Situation, in der sie auf diese Korrektur mit „leute ich komme aus [r:om]“ (A103pydb:339) reagiert hat. Im Folgenden werden zunächst die Ausspracheschwierigkeiten betrachtet, die A103 selbst im Interview anspricht und im Anschluss weitere, die im Gespräch beobachtet wurden. Es handelt sich um folgende Ausspracheschwierigkeiten:

Ausspracheschwierigkeiten	
Im Interview genannt:	[R], [ɛ], [ø], [ha]
Im Gespräch beobachtet:	[R], [ø], [o]/[ɔ], [ç], [x], [ʃt]

Tab. 64: Phonetik und Phonologie, A103 I

Das „r“ realisiert sie fast ausschließlich wie im Italienischen (vgl. Auer 2001:369) als [r]. Dies ist zwar eine Abweichung von der deutschen Standardsprache, aber eine mögliche Varietät und führt nicht zur Einschränkung der Verständlichkeit. Eine Korrektur dieser Abweichung ist demnach nicht nötig. Das „ä“ spricht A103 im analysierten Gespräch durchgängig korrekt aus (z. B. 59, 61, 94), wie auch das „ü“ (z. B. 152, 156, 169). Nur an einer Stelle macht sie eindeutig den Fehler ein „ö“ als [o] auszusprechen: „horgeräte“ (59). Allerdings gibt es mehrere Stellen an denen sie auch diesen gerundeten Vordervokal korrekt ausspricht (z. B. 100, 148, 206). In den oben bereits zitierten Segmenten 139 und 154 verwendet A103 [ʃɔn]. Möglicherweise handelt es sich in beiden Fällen um ein fehlerhaft ausgesprochenes „schön“. Möglich wäre auch, dass sie statt eines [o:]

fälschlich den reduzierten Vokal [ɔ] verwendet. Wie bereits erwähnt, könnte es sich auch um einen Fehler im Bereich der Lexik oder Pragmatik handeln. Diese von A103 im Interview angesprochenen Herausforderungen bei der Aussprache treten im analysierten Gespräch allerdings weniger häufig auf, als die im Folgenden dargestellten, die von A103 nicht genannt werden. Im Gespräch mit P110 spricht A103 [ç] mehrmals als [k] oder als [ʃ] aus: „rekts" (28), „niks" (140), „bronkitis" (95), „manschmal" (106), „gischt" (110). Auch [x] spricht sie einmal als [k] aus: „aufwakraum" (159). Allerdings gibt es auch Stellen, an denen sie das [ç] korrekt ausspricht (136, 161, 148) sowie das [x] (102, 128, 131). Auer (2001:369) stellt fest, dass [ç] und [x] im Italienischen nicht vorhanden sind. Die Verwendung von [k] anstellt von [ç] führt De Rosa (2013: 224–225) als eine typische Abweichung von der Norm bei Deutschlernenden mit Italienisch als L1 auf. „St" am Wort- bzw. Silbenanfang wird von A103 als [st] und nicht als [ʃt] ausgesprochen: „[st]ation" (163) und „[st]eht" (202). Wie aus dem oben genannten Beispiel hervorgeht, hat A103 nicht nur Schwierigkeiten mit der Aussprache einzelner Laute, sondern auch mit dem Hörverstehen. A103 hatte im Interview berichtet, dass sie statt „hat sie uns lieb" „hat sie slip" (A103pydb: 209) verstanden hat. In diesem Beispiel könnte die differenzierte Wahrnehmung von Vokalqualität und -quantität ([i:] vs. [I]), die Unterscheidung von stimmhaften und stimmlosen Konsonanten ([b] vs. [p]) und die Lokalisierung von Wortgrenzen (un**s** **l**ieb vs. **sl**ip) zu den Hörverstehensproblemen beigetragen haben. Schwierigkeiten mit der Lokalisierung von Wortgrenzen könnten damit zu tun haben, dass das Deutsche eine akzentzählende wortbezogene Sprache ist, das Italienische dagegen eine silbenzählende, silbenbezogene Sprache (vgl. Auer 2001: 367–368). Auch beim Sprechen kommt es zu Auffälligkeiten in Bezug auf Wortgrenzen. An einigen Stellen treten Verschmelzung von zwei oder mehr Worten auf.

Die folgenden Beispiele machen deutlich, wie hierdurch das Verstehen erschwert werden kann:

Wortgrenzen
„mit die leber gelbsucht_epatitis" (102)
„medikamente pflasta_oda_jod" (117–118)

Tab. 65: Phonetik und Phonologie, A103 II

Im Bereich der Phonetik/Phonologie treten außerdem bei der Wortbetonung Fehler auf. Wie die folgende Tabelle veranschaulicht, werden im analysierten Gespräch hauptsächlich Internationalismen fehlerhaft betont:

Betonung von A103	Italienisch[205]	Englisch[206]
„bluttransfusION" (82)	**transfusIONe di sangue**	blood transFUsion
„EMbolien" (93)	emboLIa	**EMbolism**
„KONtaktlinsen" (59)	lente a conTAtto	**CONtact lenses**
„ALlergien" (170)	allerGIa	**ALlergies**

Tab. 66: Phonetik und Phonologie, A103 III

Bei der Betonung von Internationalismen scheint ein negativer Transfer aus dem Englischen zu überwiegen. Das Wort „bluttransfusION" tritt dadurch aus der Reihe, dass es scheinbar wie im Italienischen betont wird. Allerdings könnte der Fehler damit zu tun haben, dass das Wort ein Kompositum ist. Möglicherweise hat sie die Betonung von „transfusION" bereits erworben und lediglich bei dem Kompositum die Betonung nicht auf das vorangestellte Wort „blut" verlagert (vgl. Becker 2012: 84).

7.3.3 Morphologie

Im Interview erklärt A103:

> „weil kann ich einfach mal jede wort perfekt sagen mit nominativ akkusativ in die richtige das find ich toll (xx) ja das will ich wirklich haben" (A103db: 748–751)

Vor dem Hintergrund ihrer Sprachlernbiographie ist es nachvollziehbar, dass A103 im Interview insbesondere Schwierigkeiten mit dem Kasus anspricht. Im Italienischen werden nicht wie im Deutschen, verschiedenen Fälle durch Kasusendungen und unterschiedliche Artikel markiert. De Rosa (2013:214) erklärt, dass stattdessen deutlich mehr verschiedene Präpositionen verwendet werden.

205 Aussprache nach Pons 2014 Italienisch-Deutsch.

206 Aussprache nach Pons 2014 Englisch-Deutsch.

Auch ihre Igbo- und Englischkompetenzen sind ihr keine Hilfe beim Erwerb der deutschen Kasus. Uzuegbu (2003:179) erklärt:

> „Igbo hat keinen Kasus, während englische Nomen zwei Kasusformen haben: den unmarkierten *common case* und den markierten *genitive*. Diese Ausprägungen der Kasus stellen aufgrund ihrer Übersichtlichkeit keine Probleme für Igbo MuttersprachlerInnen dar. Im Gegensatz dazu empfinden Igbo Deutschlernende die vier deutschen Kasus als ziemlich kompliziert, verwirrend und weitgehend unlogisch." (Hervorhebung im Original)

In dem analysierten Gespräch fallen hauptsächlich Kasusfehler nach den Präpositionen „mit" und „in" auf:

Äußerung	Fehler
„probleme gehabt mit die narkosen" (78)	mit + die
„was kann passieren mit solche narkosen" (169)	mit statt bei + solche

Tab. 67: Morphologie, A103 I

Es gibt keine Stelle im analysierten Gespräch, an der sie nach der Präposition „mit" keinen Kasusfehler macht. Wie im Segment 78 verwendet A103 im Gespräch mit P110 auch in den Segmenten 95 und 102 nach der Präposition „mit" den Artikel „die". Im Segment 169 folgt der Präposition ein Demonstrativpronomen mit Kasusfehler. Darüber hinaus wird in diesem Segment die falsche Präposition („mit" statt „bei") gewählt. Die Schwierigkeiten mit der Wahl des passenden Pronomens sind vor dem Hintergrund einer sprachkontrastiven Analyse bei Italienisch Erstsprachlern zu erwarten, wie De Rosa beschreibt (2013: 221–222). Bei den ersten beiden Verwendungen von „mit" „ich muss einmal mit ihn sprechen über die narkose" (16) und „was wird bei ihn gemacht" (18) kann keine Aussage über die korrekte Verwendung des Kasus gemacht werden. Das Fehlen der Endung „-en" bei den Personalpronomen entspricht der Norm der gesprochenen Sprache. Das Realisieren der Silbe wäre an dieser Stelle eine übertrieben deutliche Artikulation. Nach der Präposition „in" treten ebenfalls an mehreren Stellen Fehler auf:

Äußerung	Fehler
„etwas genetisch in die familie“ (100) „muskelschwäche in die familie“ (124)	in + die
„stents in herz“ (63) „schon einmal operiert in leben“ (68)	in + ø

Tab. 68: Morphologie, A103 II

In den Segmenten 100 und 124, wird wie nach „in“ der Artikel „die“ verwendet. In den Segmenten 63 und 68 fehlt der Artikel bzw. es müsste „im“ verwendet werden. Es sind Stellen im Gespräch zu finden, an denen auch nach den Präpositionen „von“ (172) und „vor“ (140) der Artikel „die“ verwendet wird. Es sind allerdings auch einige Stellen zu finden, an denen der Artikel nach „in“ korrekt verwendet (152, 154, 159) ebenso auch an einer Stelle nach der Präposition „an“ (213). Grewendorf/Remberger (2014: 357) stellen fest, dass Deutschlerner/ innen mit Italienisch als L1 häufig ihre Schwierigkeiten mit dem korrekten Kasus, Genus und Numerus dadurch umgehen, dass sie durchgängig „die“ verwenden. Dass dies auf A103 zutrifft, zeigen die bereits aufgeführten Beispiele ebenso wie die folgenden:

Äußerung	Fehler
„haben sie schon die fragenbogen bekommen“(41) „die kreislauf kann ein bischen hoch [ ] sein“(170) „sie sind jetzt die erste“(134) „wenn sie die erste sind“(219)	def. Artikel: feminin singular statt maskulin singular

Tab. 69: Morphologie, A103 III

Besonders deutlich wird die beschriebene Vermeidungsstrategie in den Segmenten 34 und 219, in denen A103 mit Bezug auf den männlichen Patienten P110 den femininen Artikel verwendet. Bei dem analysierten Gespräch treten im Bereich der Morphologie außerdem wiederholt Fehler bei Komposita auf:

Äußerung	Fehler
„schilddrüseunterfunktion"(112) „wirbelsäuleschäden" (122) „wirbelsäuleprobleme"(122)	fehlendes „n"
„fragenbogen" (41)	überflüssiges „n"
„grünstar" (112)	Kompositum: grün+ star

Tab. 70: Morphologie, A103 IV

In den Segmenten 112 und 122 fehlt das Fugenelement. Im Segment 41 dagegen wird ein überflüssiges „n", wahrscheinlich als Pluralendung, verwendet. Bei der Bildung im Segment 112 könnte es sich um eine Übergeneralisierung handeln, allerdings wird im selben Segment „grauer star" nicht zu einem Wort zusammengefügt. Schwierigkeiten mit der Bildung von Komposita sind nicht nur bei Italienisch Erstsprachler/innen zu erwarten. Truckenbrodt (2014: 53) spricht in diesem Zusammenhang vom „Hang zur Kompositabildung" des Deutschen. An zwei Stellen fallen Fehler bei der Adjektivdeklination auf:

Äußerung	Fehler
„hohen blutdruck oder niedriger" (90)	Positiv + Komparativ; Akkusativ + Nominativ
„die kreislauf kann ein bisschen hoch oder niedriger sein" (170)	Positiv + Komparativ

Tab. 71: Morphologie, A103 V

Das Segment 90 ist eine elliptische Frage zu möglichen Vorerkrankungen. Das erste Adjektiv „hohen" ist ein Positiv im Akkusativ, was die Frage zu einer elliptischen Form von „Haben sie hohen Blutdruck oder niedrigen?" macht. Das zweite Adjektiv allerdings ist ein Komparativ im Nominativ, was die Frage zu einer elliptischen Form von „Ist ihr Blutdruck höher oder niedriger (als normal)?" macht. Die Verwendung von elliptischen Fragen entspricht der Norm in Prämedikationsgesprächen und somit ist das Fehlen von Verben in diesem Zusammenhang nicht als Fehler zu werten. Die Vermengung von unterschiedlichen Komparationsformen und Kasus ist allerdings eine deutliche Normabweichung. Das Segment 170 ist eine Information zur Risikoaufklärung. Auch hier ist das erste Adjektiv „hoch" ein Positiv und das zweite „niedriger" ein Komparativ. Es handelt sich wieder um einen Verstoß gegen die Norm, darüber hinaus tritt in diesem Segment ein Fehler beim Artikel auf.

7.3.4 Syntax

Als besonders relevant hebt sie den Satzbau hervor, speziell die Verbletztstellung im Deutschen, und erklärt „bei uns is anders“ (A103pydb: 115). Tatsächlich ist in dem Gespräch mit P110 in allen von A103 produzierten Nebensätzen (NS) die Verbstellung nicht korrekt. Darüber hinaus führt die Topikalisierung mit einem Nebensatz (NS-HS) im Vorfeld immer und mit einem Adverb (A-HS) im Vorfeld mehrfach zu fehlerhafter Verbstellung. Allerdings produziert A103 auch einige korrekte invertierte Hauptsätze, bei denen das Vorfeld durch ein Adverb belegt ist. Die folgende Tabelle gibt einen Überblick:

Äußerung	fehlerhafte* Verbstellung
„und wenn sie schlafen schon tief wir müssen eine künstliche larynxmaske in die kehlkopf schicken sodass wir können die beatmung konrolln“ (154)	NS*-HS*-NS*
„wenn die operation ist vorbei die schlauch kommt raus“ (158–159)	NS*-HS*
„ich muss nur das sagen dass sie wissen von die folgen von vollnarkose“ (172)	HS-NS*
„dann ich muss ihnen sagen was sie kriegen am o:pe: tag“ (136)	A-HS*-NS*
„dahin wir müssen e:ka:ge: elektrode stellen“ (152)	A-HS*
„und dort müssen wir ihn ein bisschen beobachten“ (161)	A-HS
„dann kommen sie wieder auf die normale station“ (163)	A-HS
„danach können sie nach hause“ (165)	A-HS

Tab. 72: Syntax, A103 I

Im Gespräch mit P110 und im Interview sind Äußerungen von A103 zu finden, die auf die Vermeidung von komplexen Satzstrukturen hindeuten. Dabei kommen verschiedene Strategien zum Einsatz, wie die folgende Tabelle zeigt:

Äußerung	Vermeidungsstrategie
„was kann passieren mit solche narkosen danach sie können vielleicht etwas übelkeit haben“ (169)	Frage als Einleitung
„das bedeutet einfach mal erdgeschoss dann links“ (204)	Ellipse
„aber er so hab ich doch gesagt und ich so ne schuldigung“ (A103pydb: 283)	Dialogischer Stil

Tab. 73: Syntax, A103 II

Auer (2001: 373) beschreibt, dass die Topikalisierung im Italienischen eher unüblich ist und für Nebensätze die SVO-Struktur gilt. A103s Schwierigkeiten können also mit der L1 Italienisch zusammenhängen. Das Italienische kennt auch keine Satzklammer (ebd.), diese wird von A103 allerdings beherrscht (bspw. 136, 139, 148).

7.4 Ergebnisse der Konversationsanalyse

In diesem Kapitel werden die Ergebnisse der Analyse zu dem Gespräch A103P110 präsentiert. Bei der Darstellung der Ergebnisse werden Zusammenhänge zwischen den Ergebnissen der Fehler- und Konversationsanalyse einbezogen. Die Segmentangaben (Zahlen in Klammern) in diesem Kapitel (7.4.) beziehen sie auf das Transkript A103P110pddb[207].

7.4.1 Nicht-Zuhören der Ärztin

Der folgende Ausschnitt ist dem Anfang des Gespräches A103P110 entnommen. Er folgt direkt nach der Gesprächseröffnung und bildet den Einstieg in die Komponente „Information erfragen“:

[4] Transkript: A103P110pddb

	..	17 [05:25.5]	18 [05:26.5]
A103 [v]	ihnen sprechen über die narko:se richtig↑		so was wird bei ihnen
P110 [v]		ja	
[pnv]	*Stuhl*	*A103 greift nach einer Akte.*	*A103 schaut in die Akte und*

207 A103P110pddb, Anhang: 122–133.

[5]

	..	19 [05:28.5]	20 [05:30.2]
A103 [v]	gemacht und wann		MORgen
P110 [v]		ähm ich habe morgen eine o:pe:	
[pnv]	*blättert darin. P110 hängt seine Jacke über die Stuhllehne. P110 setzt sich.*		

[6]

	..	21 [05:30.8]	22 [05:31.4]
A103 [v]	ist das		
P110 [v]		ja	also nur ambulant da wird hier diese schiene rausgenommen und sieben
[pnv]			*P110 schieb das Hosenbein hoch und zeigt auf seinen linken Knöchel. A103 wirft einen kurzen Blick auf das*

[7]

	..	23 [05:34.6]	24 [05:35.6]
A103 [v]		o:ke_i	
P110 [v]	schrauben		oder sechs schrauben (.) weiß ich nicht genau
[pnv]	*Bein.*	*A103 blättert wieder in der Akte. P110 schiebt das Hosenbein herunter.*	

[8]

	25 [05:37.3]	26 [05:38.2]	27 [05:39.1]
A103 [v]	mhm		
P110 [v]			und→
[pnv]	*A103 blättert in der Akte. A103 zieht einen Kuli aus der Brusttasche ihres Kittels. A103 nimmt den Kuli in die rechte Hand*		

[9]

	..	28 [05:39.7]	29 [05:42.7]
A103 [v]		o:ke_i das ist rekts oder links→	
P110 [v]			
[pnv]	*und schaut in die Akte. P110 grinst in die Kamera (K3B) und schaut dann zu A103. A103 schreibt.*		(- -)

[10]

	..	31 [05:45.5]	32 [05:46.2]	33 [05:46.8]	34 [05:47.3]
A103 [v]	<<p>(xx)>			links	
P110 [v]		links			jo/jap
[pnv]		*P110 streckt das linke Bein aus. A103 schaut kurz auf das Bein und schreibt dann wieder.*			

[11]

	35 [05:47.9]	36 [05:48.6]	37 [05:52.9]	38 [05:54.0]	39 [05:55.3]	40 [05:56.2]	41 [06:01.1]
A103 [v]	<<p> gut>		das ist morgen		so:		haben
[pnv]		*(4.34) A103 schreibt.*		*(- -) A103 schreibt.*		*(4.99) A103 schreibt*	

Wie unter 7.1.2. bereits beschrieben, beginnt A103 die Befragung mit der Frage nach Art und Zeitpunkt des Eingriffs. P110 beantwortet zuerst die Frage nach dem Zeitpunkt, welcher im Anschluss von A103 wiederholt wird. P110 reagiert mit einer Ratifizierung und ergänzt „also nur ambulant". Durch das „nur" nimmt P110 eine Abschwächung vor, die sich sowohl auf die (kurze) Dauer des Aufenthaltes im Krankenhaus als auch auf den (verhältnismäßig kleinen) Eingriff beziehen kann. Nun beschreibt P110 die Art des Eingriffs und gibt durch eine entsprechende Geste zusätzlich die Information, welches Bein betroffen ist. A103 signalisiert durch einen kurzen Blick auf das Bein und „o:ke_i" Verstehen. Im Anschluss bringt P110 seine Unsicherheit über die Anzahl der Schrauben zum Ausdruck. Hierauf reagiert A103 ausschließlich mit „mhm". P110 fährt mit „und->" fort, spricht allerdings nicht weiter, sondern grinst in die Kamera[208]. A103 beginnt ihre nächste Äußerung mit „o:ke_i", was an dieser Stelle ein strukturierendes Element sein könnte. Nun folgt die Äußerung „das ist rechts oder links->", wobei weder die Verbstellung noch die Intonation die Äußerung als Frage markieren. Nach einer auffälligen Verzögerung antwortet der Patient. A103 wiederholt die Antwort, welche im Anschluss von P110 ratifiziert wird. A103 schließt mit „gut" das Erfragen der Information zur Art des Eingriffs ab und wiederholt noch einmal den Zeitpunkt des Eingriffs. In dem gesamten Ausschnitt nimmt A103 keinen Blickkontakt mit P110 auf.

208 Es handelt sich um die Kamera K3B mit Perspektive auf beide Gesprächsteilnehmer/innen.

In diesem Ausschnitt sind mehrere Hinweise auf ein mögliches Nicht-Zuhören von A103 zu finden: Zunächst signalisiert P110 durch die Betonung von „und→“ in Segment 27, dass er das Rederecht[209] noch beansprucht. Allerdings spricht P110 nicht weiter, sondern wendet sich von A103 ab und grinst in die Kamera. Wie unter 7.1.3. bereits dargestellt, nimmt A103 an, dass die Kameras möglicherweise einen Einfluss auf das Verhalten von P110 hatten. Inwiefern die Kameras das Verhalten des Patienten tatsächlich beeinflusst haben, entzieht sich der Analyse. Beobachtet werden kann allerdings, dass P110 zumindest eine der Kameras wahrnimmt und in gewisser Weise in Kommunikation mit ihr tritt. Auffällig ist, an welcher Stelle im Gespräch dieses Verhalten von P110 auftritt: Nachdem der Patient die Frage von A103 beantwortet und dabei seine Unsicherheit in Bezug auf die Anzahl der Schrauben ausgedrückt hat, signalisiert A103 „Nicht-Zuhören“: Sie geht auf P110s Unsicherheit nicht ein, stellt keinen Blickkontakt her, blättert in der Akte und schreibt schließlich. Es ist anzunehmen, dass P110 den Eindruck hat, dass die Ärztin ihm nicht zuhört. Möglicherweise tritt er aus diesem Grund in Kommunikation mit der Kamera. A103s nun folgende Äußerung „das ist rechts oder links→“ verdeutlicht, dass A103 bereits im Segment 22 die Informationen des Patienten zumindest nur selektiv wahrgenommen hat. P110 reagiert mit auffälliger Verzögerung. Ein naheliegender Grund für diese Verzögerung ist, dass P110 die Äußerung nicht als an ihn gerichtet wahrnimmt (fehlender Blickkontakt). Darüber hinaus könnten die Verbstellung, die Intonation und nicht zuletzt die bereits gegebene Information (Deuten auf das linke Bein) dazu geführt haben, dass P110 die Äußerung zunächst nicht als Frage versteht.

Im Verlauf des Gespräches erfragt A103 weitere Informationen, die P110 zuvor bereits gegeben hat: Wie oben dargestellt, informiert P110 in Segment 19 darüber, dass die Operation am folgenden Tag stattfinden wird. A103 wiederholt diese Information in den Segmenten 20 und 37. Während des Gesprächsabschlusses wiederholt A103 diese Information noch einmal im selben Wortlaut „das ist morgen“. An dieser Stelle fügt sie allerdings die Partikel „ne↑“ mit Frageintonation hinzu:

209 Gülich/Mondada (2008: 39–41) beschreiben, wie Redebeiträge konstruiert werden.

[75] Transkript: A103P110pddb

	..	214 [10:38.7]	215 [10:40.1*]	216 [10:40.7]
A103 [v]	o:pe:tag das ist morgen ne↑ prima			
P110 [v]			ja morgen (.) sieben uhr soll ich hier sein ne↑	sieben
[pnv]		*A103 schließt die Akte.*		

P110 behandelt diese Äußerung als Frage, indem er mit „ja“ und „morgen“ antwortet. Der Patient geht über ein einfaches Signalisieren von Verstehen hinaus, im Gegensatz zu beispielsweise dem Segment 167, wo er auf die „tag question“[210] „ne↑“ nur mit einem „ja“ reagiert. P110 scheint von der Möglichkeit auszugehen, dass die Ärztin zuvor nicht aufmerksam war und sie dementsprechend nicht weiß, dass P110 die erfragte Information bereits gegeben hat. Auch im Segment 68 stellt A103 eine redundante Frage. Die von P110 bereits zu Beginn des Gespräches in Reaktion auf A103s Frage mitgeteilte Information, dass der bevorstehende Eingriff eine operative Metallentfernung (Platte und Schrauben am linken Knöchel) ist impliziert, dass P110 zuvor bereits eine Operation hatte:

[19] Transkript: A103P110pddb

	..	67 [06:34.0]	68 [06:34.5]	69 [06:36.5]	70 [06:37.2]
A103 [v]	medikamente↑		mhm schon einmal operiert in leben↑		was für eine↑
P110 [v]		nein		ja	

[20]

	71 [06:38.1]	72 [06:38.9*]	73 [06:39.6]	74 [06:40.6]	75 [06:40.9]
A103 [v]			mhm das war die einzige o:pe:		
P110 [v]	vor einem jahr hier am fuß halt			ja	
[pnv]		*P110 deutet auf seinen linken Fuß.*			

P110 antwortet zunächst knapp mit „ja“ und gibt erst auf eine weitere Nachfrage die Information zum Zeitpunkt und zur Art des Eingriffs. Mit der Äußerung „hier am fuß“, der Geste und der Partikel „halt“ nimmt er Bezug auf vorangegangene Inhalte des Gesprächs, ohne diese noch einmal zu explizieren. Deppermann/Schmitt (2008:237) sprechen in diesem Zusammenhang von retrospekti-

210 Vgl. Gülich/Mondada 2008: 41.

ver Verstehensdokumentation. Mit seiner Äußerung markiert P110 seine Antwort auf die von A103 gestellten Fragen als bereits geteiltes Wissen.

Ein weiterer Hinweis auf das Nicht-Zuhören von A103 findet sich in dem folgenden Ausschnitt aus der Komponente „Information (über den Ablauf nach der Operation) geben“:

[52] Transkript: A103P110pddb

	163 [08:35.6]	164 [08:38.1]
A103 [v]	stunde ungefähr (.) dann kommen sie wieder auf die normale station °h	sie sind ein
[pnv]		*A103 deutet mit dem*

[53]

	..	165 [08:40.9]
A103 [v]	ambulanter patient das habe ich jetzt gesehen	°h ich
[pnv]	*linken Zeigefinger auf die Unterlagen und folgt mit dem Blick der Geste. Dann schaut sie P110 wieder an.*	

[54]

	..	166 [08:42.9]	167 [08:43.5]
A103 [v]	denke mal danach können sie nach hause	aber	jemand muss dabei sein und kein auto
[pnv]		<<p>mhm>	

Bereits im Segment 22 hatte P110 darüber informiert, dass er ein ambulanter Patient ist. A103 stellt im Segment 164 fest, dass sie diese Information erst zum Zeitpunkt dieser Äußerung „jetzt“ den ihr vorliegenden Unterlagen entnimmt. Aus dieser „neuen“ Information leitet sie die anschließende Information (P110 kann nach der Operation nach Hause gehen) und Anleitung (P110 sollte unmittelbar nach der Operation nicht Auto fahren) ab. Es scheint die Routine von A103 zu sein, an dieser Stelle im Gespräch den Unterlagen zu entnehmen, ob Patienten/innen stationär oder ambulant sind. Bei ambulanten Patienten/innen fährt sie mit der entsprechenden Information und Anleitung fort: Im Gespräch mit P112 macht sie an derselben Stelle im Gesprächsverlauf dieselbe Feststellung und gibt im Anschluss die gleiche Information und Anleitung. P111 ist ein stationärer Patient und erhält dem entsprechend keine Anleitung. P110 führt das Thema schon zu Beginn des Gespräches ein, findet aber zu diesem Zeitpunkt bei A103 kein Gehör.

A103 scheint sich bei der Gesprächsführung so stark an dem Aufklärungs- und Anamnesebogen sowie an ihren gewohnten Routinen zu orientieren, dass sie Äußerungen von Patienten/inne nicht angemessen wahrnimmt. Menz (2015) erklärt, dass der angemessene Umgang mit eigenen oder fremden Gesprächsplänen und Patienteninitiativen besonders unerfahrenen Ärzten/innen schwerfallen kann. Bei A103 kommen erschwerend sprachliche Herausforderungen hinzu, die sie durch das Festhalten an bestimmten Formulierungen und Routinen zu bewältigen versucht.

Die Analyse hat gezeigt, dass es verschiedenen Hinweise dafür gibt, dass A103 an mehreren Stellen nicht zuhört bzw. nicht aufmerksam ist. Das gemeinsame Auftreten mehrerer Hinweise verstärkt diese Beobachtung:

- A103 erfragt Informationen, die P110 bereits gegeben hat.
- P110 markiert einige Antworten als bereits geteiltes Wissen.
- Zum Teil liest und schreibt A103 während P110 spricht und nimmt keinen Blickkontakt mit P110 auf.

7.4.2 Elliptische Fragen

P110 antwortet in der Regel schnell und knapp auf die Fragen der Ärztin. Umso stärker fällt es auf, dass er an einigen Stellen erst mit deutlicher Verzögerung antwortet, wie die folgenden vier Ausschnitte (durch *** voneinander getrennt) zeigen:

[17] Transkript: A103P110pddb

	..	62 [06:29.2] 63 [06:29.5]
A103 [v]	zähne alle fest bei ihnen	herzschrittmacher prothesen oder stents in herz
P110 [v]	ja	
[pnv]		*P110 schaut auf die Unterlagen.*

[18]

	64 [06:31.8]	65 [06:32.4*]	66 [06:32.6]
A103 [v]			nehmen sie regelmäßig
P110 [v]	(-) hm:	nein	
[pnv]	*P110s Augen wandern von den Unterlagen nach links oben. P110 schaut A103 an.*		

***

[27] Transkript: A103P110pddb

	..	96 [07:07.9]	97 [07:08.4*]	98 [07:08.7]	99 [07:09.6]
A103 [v]	bronkitis			bluterkrankungen	
P110 [v]		(-)	nein		auch
[pnv]		*P110s Augen wandern einmal durch den Raum.*	*P110 schaut A103 an.*		*P110 grinst*

***

[31]

	105 [07:19.5]	106 [07:20.1]	107 [07:22.6]
A103 [v]	stein	haben sie manschmal so:dbrennen oder refluxkrankheiten	
P110 [v]	nein		(.)
[pnv]			*P110 schaut nach links*

[32]

	..	108 [07:22.8*]	109 [07:23.0*]	110 [07:23.2]
A103 [v]				hmhm diabetes oder
P110 [v]			m:: m_nein	
[pnv]	*oben. Er formt die Lippen zur Schnute und*	*schüttelt zögerlich den Kopf.*		

***

[37] Transkript: A103P110pddb

	..	123 [07:42.5]	124 [07:43.2]
A103 [v]	wirbeilsäuleprobleme		muskelschwäche in die familie wie em es oder
P110 [v]		auch nichts	
[pnv]			

[38]

	..	125 [07:45.5]	126 [07:45.8*]	127 [07:46.9]	128 [07:47.9]	129 [07:48.3]	130 [07:48.6]
A103 [v]	so↑			alles nein rauchen sie↑			
P110 [v]		(-)	auch nicht bekannt				nein
[pnv]		*P110 schaut nach links oben. P110 schaut A103*	*an und lächelt.*				

Den Verzögerungen in den Segmenten 64, 96, 107 und 124 gehen elliptische Fragen mit sprachlichen Fehlern voraus. Lalouschek (2004: 149) stellt fest, dass die Verwendung verkürzter Routinefragen die API eher verkompliziert, als dass sie die gewünschte zeitökonomische Wirkung zeigt. Bei A103 wird die Kommunikation zusätzlich durch die hohe Sprechgeschwindigkeit und die sprachlichen Fehler verkompliziert: Wie bereits dargestellt, enthalten A103s Fragen Fehler im Bereich der Morphologie (siehe Kap. 7.3.4.) und der Aussprache (siehe Kap. 7.3.3.). Darüber hinaus verwendet A103 auch Wortschatz, der P110 möglicherweise nicht geläufig ist („refluxkrankheit", „em es"). Die Annahme liegt nahe, dass das Aufeinandertreffen dieser erschwerenden Bedingungen zu P110s Zögern führt. Dieses wiederholte Zögern führt nicht dazu, dass A103 langsamer spricht oder ihre Fragen anders formuliert.

Wie in den vorangegangenen Beispielen, stellt A103 auch im Segment 90 eine elliptische Frage und macht dabei sprachliche Fehler:

[24] Transkript: A103P110pddb

	..	87 [06:57.4] 88 [06:58.0]	89 [06:59.5]
A103 [v]	herzprobleme herzkrankhei ten	nehmen sie regelmäßig medikamente	
P110 [v]		nein	nein

[25]

	90 [07:00.0]	91 [07:02.2*]
A103 [v]	null °h äh hohen blutdruck niedriger (-)	
[pnv]	*P110 schaut A103 an.*	*P110 schaut nach oben rechts. Seine Mundwinkel zucken. P110*

[26]

	.	93 [07:04.1] 94 [07:04.7] 95 [07:05.1]
A103 [v]	schlaganfall gehabt thrombose embolien	mit die lu:ngen asthma chronische
P110 [v]		nein
[pnv]	*schaut A103 an.*	

P110 antwortet nicht innerhalb der von A103 vorgesehenen Zeit. Das Zucken der Mundwinkel (91) deutet darauf hin, dass der Patient antworten will, allerdings fährt A103 früher mit der Befragung fort. Es nicht erstaunlich, dass der

Patient etwas Zeit braucht, diese Frage zu verarbeiten. P112 scheint genau diesen Prozess bei der Befragung in Worte zu fassen: P112 erklärt, dass er „manchmal nachdenken“ und sich das Gesagte noch einmal „übersetzen“ musste (siehe Kap. 7.1.4.)

Die Pause in Segment 91 verdeutlicht, dass A103 eine Antwort von P110 erwartet, allerdings scheint ihr die Antwort nicht so relevant zu sein, dass die Ärztin zusätzlich Zeit und/oder interaktiven Aufwand einsetzt. Im folgenden Kapitel (7.4.3.) wird darauf eingegangen, dass P110 wahrzunehmen scheint, dass seine Antworten für A103 keine besonders hohe Relevanz haben.

7.4.3 Befragung mit monologischem Charakter

Die beiden folgenden Ausschnitte (durch gestrichelte Linie voneinander getrennt) zeigen, dass P110 von der Befragung durch A103 belustigt zu sein scheint:

[28] Transkript: A103P110pddb

	.. 100 [07:10.4]
A103 [v]	geringungsstörungen neigung zu bluten etwas genetisches in die familie wie
P110 [v]	nicht
[pnv]	*und schüttelt den Kopf. P110 grinst und schaut auf den Boden. Er hebt den rechten Arm mit der nach oben geöffneten*

[29]

	..	101 [07:13.8]
A103 [v]	(hämophilie) oder so	super gesund gar nichts
P110 [v]		( ) hehe ja
[pnv]	*Handfläche kurz hoch und lässt ihn dann wieder fallen. P110 nickt. Er führt die Bewegung nicht nur mit dem Kopf, sonder*	

[30]

	..	102 [07:15.7]	103 [07:17.5]	104 [07:18.5]
A103 [v]		mit die leber gelbsucht hepatitis		nierenstein blasen
P110 [v]		hehe	alles top	
[pnv]	*mit dem gesamten Oberkörper aus.*			

***

[34] Transkript: A103P110pddb

	..	113 [07:30.6]	114 [07:31.3]	115 [07:33.5]
A103 [v]	grauer star oder grünstar		mit die nerven epilepsie kopfschmerzen de pression	
P110 [v]		'hm'hm		(auch
[pnv]			*P110 schüttelt den Kopf und grinst.*	

[35]

	..	116 [07:34.0]	117 [07:35.0]	118 [07:35.9]	119 [07:36.9]
A103 [v]		allergien	(gegen) medikamente pflasta_oda_ jod		
P110 [v]	nicht) <<hehe> auch nicht>			hm:	auch nicht nein.

Es fällt auf, dass A103 nicht mitlacht oder ebenfalls lächelt. Stattdessen stellt sie im Interview in Bezug auf das Gespräch fest „wir haben nicht gelacht" (A103db: 125). Es ist anzunehmen, dass P110s Lachen eine Reaktion auf den Verlauf der Befragung ist: P110 hat die erfragten Informationen bereits im Aufklärungs- und Anamnesebogen angegeben. Klüber (2015: 212) stellt in Bezug auf Prämedikationsgespräche fest:

> „Wenig Ärzte klären über das doppelte Abfragen auf und beugen damit Irritationen auf Patientenseite vor. Ein unkommentiertes doppeltes Abfragen signalisiert mangelnde Vorbereitung des Arztes, Ignoranz und Misstrauen in die Angaben des Patienten."

Darüber hinaus stellt A103 die Fragen sehr schnell und scheint nicht immer eine Antwort zu erwarten. P110 antwortet fast ausschließlich mit einem knappen „nein". Durch das Verwenden von „auch nicht" markiert P110 mehrfach die verneinenden Antworten als Reihung. In Segment 103 antwortet er pauschal „alles top". Dabei scheint er die Fragen nicht mehr im Einzelnen wahrzunehmen. So kommt es dazu, dass er im Segment 116 zunächst verneint, Allergien zu haben. Anhand des ausgefüllten Fragebogens stellt A103 allerdings fest, dass P110 auf Katzenhaare und Hausstaub allergisch reagiert. Die Belustigung des Patienten könnte darin gründen, dass er die beschriebene Situation in gewisser Weise als absurd wahrnimmt.

In Kapitel 2.5. wurde die Unterscheidung von *oratem* und *literatem* Sprachgebrach dargestellt und darauf hingewiesen, dass sich die Anästhesisten/innen in dieser Studie zum Teil stark an den Aufklärungs- und Anamnesebögen und weniger an den Patienten/innen orientieren. An hier (7.4.1., 7.4.2. und 7.4.3.) widergegebenen Stellen im Gespräch mit P110 tritt dieser Orientierung besonders stark hervor. Ohm (2014: 12) erklärt, dass die Verwendung von *literaten* Strukturen in der gesprochenen Sprache einem eher monologischen Sprachgebrauch entsprechen. Obwohl A103 in dieser Gesprächskomponente Informationen vom Patienten erfragt, grenzt sie seinen Rederaum auf ein Minimum ein und erwartet zum Teil gar keine Antwort. Ihre Fragen sind eine stichpunktartige Widergabe aller im Aufklärungs- und Anamnesebogen aufgeführter Fragen in der dort vorgegebenen Reihenfolge.

7.4.4 Fehlende Reaktion des Patienten

Über das gesamte Gespräch hinweg gibt es immer wieder Phasen in denen P110 abwesend bzw. apathisch wirkt. Besonders auffällig ist P110s Wechsel von Aufmerksamkeit und Abwesenheit in der Komponente „Information geben“:

[45] Transkript: A103P110pddb

	.. 149 [08:13.2]	150 [08:13.9]	151 [08:14.4]	152 [08:15.3]
A103 [v]	schluck wasser trinken und dann danach niks	mehr ne↑		sie kommen dann
P110 [v]	'hm'hm		ja ist o:ke: ja	
[pnv]				*P110s Augen wandern mit*

[46]

	..
A103 [v]	morgen in den ope: raum dahin wir müssen e:ka:ge: elektrode stellen
[pnv]	*apathischem Blick zum Fenster und dann durch den Raum.*

[47]

	..	153 [08:20.9]	154 [08:21.4]
A103 [v]	blutdruckmanschette sauerstoffmessung auch		und wenn sie schlafen schon
P110 [v]		hmhm	
[pnv]			*P wirkt abwesend.*

[48]

	..
A103 [v]	tief wir müssen eine künstliche larynxmaske in den kehlkopf schicken sodass wir
[pnv]	

[49]

	..	155 [08:26.8]	156 [08:27.6]	157 [08:28.2]
A103 [v]	können die beatmung kontrollieren	sie merken	überhaupt niks davon	ne↑
P110 [v]		hmhm		o:ke_i
[pnv]				*P110 lächelt und lehnt sich*

[50]

	..	158 [08:28.9]	159 [08:29.9]
A103 [v]		wenn die operation ist vorbei	die schlauch kommt raus und sie kommen
P110 [v]		°h ha °h	
[pnv]	*zurück.*		

Während P110 im Segment 151 noch aufmerksam zuzuhören scheint und mit „ja ist o:ke: ja" Verstehen signalisiert, wirkt er von Segment 152 bis 156 auffällig abwesend. Offensichtlich ist P110 aufmerksam, als die Ärztin ihm die Anleitung gibt, zur Operation nüchtern zu erscheinen. Bei der folgenden Information über den Ablauf der Narkose wirkt der Patient abwesend. Bei der beruhigenden Äußerung „sie merken überhaupt niks davon" (155–157) scheint P110 wieder aufmerksam zu sein und darüber hinaus erleichtert: Er lehnt sich zurück und lacht.

P110s zeitweise apathischer Blick und die Erleichterung in Segment 157 lassen darauf schließen, dass er die für Patienten/innen übliche Angst vor einer Narkose und Operation hat (Fischbeck u.a. 2012: 42–46). Durch das Prämedikationsgespräch kann und sollte diese Angst reduziert werden (ebd. 106–111). A103s Beruhigung in den Segmenten 155–156 scheint diese Funktion zu erfüllen. Die vorangegangene Information über den Ablauf der Narkose (152–154) scheint für den Patienten allerdings nicht hilfreich zu sein. Der naheliegende Grund hierfür ist die Tatsache, dass A103 bei der Formulierung so viele sprachliche Fehler macht und dabei so schnell spricht, dass der Inhalt (zumindest für den medizinischen

Laien) nicht mehr verständlich ist.[211] In den Gesprächen mit P111 und P112 gibt A103 dieselbe Information im selben Wortlaut und mit denselben sprachlichen Fehlern (A103P111pd: 144–149, A103P112pd: 154–159). Es scheint sich hier um Fehler zu handeln, die sich bereits über einen längeren Zeitraum eingeschliffen haben. Es fällt auf, dass keiner der Patienten/innen das Nicht-Verstehen im Gespräch relevant setzt. Aufgrund der Rollen in diesem Gesprächskontext ist das Verhalten der Patienten/innen nicht verwunderlich. Schön (2010) beobachtet auch bei Schauspielpatienten/innen in Kommunikationstrainings mit ausländischen Ärzten/innen eine hohe Kooperationsbereitschaft.

Die Beobachtung, dass A103 besonders beim „Information geben" so viele sprachliche Fehler macht, dass die Inhalte nicht mehr nachvollziehbar sind, steht im Gegensatz zu ihrem Wunsch, Patienten/innen sehr genau zu informieren und so ihr Vertrauen zu gewinnen (A103 194–202). An einer Stelle im Gespräch scheint A103 wahrzunehmen, dass die Unaufmerksamkeit des Patienten P110 einen Zusammenhang mit ihrer Äußerung hat:

[71] Transkript: A103P110pddb

	..	203 [10:25.2]	204 [10:25.6]
A103 [v]	ehm vielleicht im computer eingegeben		das bedeutet einfach mal
P110 [v]		ja	
[pnv]			*A103 schaut P110 an.*

[72]

	..	205 [10:28.3]	206 [10:29.2*]
A103 [v]	erdgeschoss dann links		da ist die röntgenabteilung
P110 [v]		(-)	
[pnv]		*P110 schaut an A103 vorbei aus dem Fenster.*	

Unter 7.4.1. wurde bereits darauf hingewiesen, dass A103 im Segment 204 eine Erklärung einleitet, dann aber eine elliptische Wegbeschreibung gibt. A103 schaut P110 bei der Äußerung an und scheint eine Reaktion zu erwarten. P110 reagiert nicht, sondern schaut aus dem Fenster. Nun ergänzt A103 die Erläuterung „da ist

211 Mehrere Erstsprachler denen diese Stelle vorgespielt wurde erklären, dass der Inhalt für sie größteils nicht verständlich ist. Auch Pirko Dresing die das Grobtranskript angefertigt hat, bestätigt diese Wahrnehmung.

die röntgenabteilung“ (206). A103 scheint hier wahrzunehmen, dass ihre vorangegangene Äußerung für P110 unklar ist und weiterer Erläuterung bedarf.

7.4.5 Unsicherheit der Ärztin

Im Gespräch mit P110 gibt es mehrere Stellen, an denen A103 Unsicherheit vermittelt. Der Ausschnitt 66 bis 74 zeigt die Reaktion der Ärztin auf die Annahme von P110, dass er im Anschluss an das Gespräch noch geröntgt werden muss. In diesem Ausschnitt sind mehrere Hinweise auf Unsicherheit zu finden:

[66] Transkript: A103P110pddb

	..	192 [09:54.6]	193 [10:01.7]	194 [10:02.2]
A103 [v]	unterschreiben		perfekt dann haben wir alles	
P110 [v]				ich (soll hier) gleich noch ein
[pnv]		*(7.06) P110 unterschreibt, A103 schreibt*		

[67]

	..	196 [10:05.0]	197 [10:05.8]
A103 [v]		heute↑	
P110 [v]	röntgenbild machen heute noch ( )		ja:: wurde mir gesagt nach (.) dem gespräch
[pnv]			*A103 schaut in die Akte*

[68]

	198 [10:08.8]	199 [10:09.6]	200 [10:11.4]
A103 [v]	oh		mhm hier sehe ich es nicht wahrscheinlich hat dich frau
[pnv]		*(- -) A103 schaut in die Akte*	*A103 schaut in die Akte*

[69]

	..	201 [10:16.9]	202 [10:17.5]
A103 [v]	X haben sie haben die frau X gesprochen ne↑		wahrscheinlich hat sie das schon
P110 [v]		mhm	
[pnv]			*A103 blättert in den Akten.*

[70]

	..
A103 [v]	mal eh also von mir aus hier steht nichts aber wahrscheinlich sie hat das schon mal
P110 [v]	
[pnv]	

[71]

	..	203 [10:25.2]	204 [10:25.6]
A103 [v]	ehm vielleicht im computer eingegeben		das bedeutet einfach mal
P110 [v]		ja	
[pnv]			*A103 schaut P110 an.*

[72]

	..	205 [10:28.3]	206 [10:29.2*]
A103 [v]	erdgeschoss dann links		da ist die röntgenabteilung
P110 [v]		(-)	
[pnv]		*P110 schaut an A103 vorbei aus dem Fenster.*	

[73]

	207 [10:29.2*]	208 [10:30.0]	209 [10:31.5*]
A103 [v]		dann kriegen sie einfach mal die (.)	wahrscheinlich da unten
P110 [v]	o:ke_i		
[pnv]	*P110 schaut A103 an.*		*A103 zeigt auf den linken Knöchel von P110.*

[74]

		210 [10:32.7]	211 [10:34.1]	212 [10:36.1]	213 [10:36.7]
A103 [v]	müssen ja dann		dann schon o:ke_i prima		dann wir sehen uns am
P110 [v]		ja genau am fuß ja		o:ke_i	
[pnv]					

Auf die Annahme von P110 (194–195) reagiert A103 zunächst mit Erstaunen und/oder Irritation „heute↑ oh" (196 und 198). Sie stellt fest, dass ihr keine entsprechende Information vorliegt „hier sehe ich es nicht" (200). Bereits das Erstaunen und der festgestellte Widerspruch könnten Unsicherheit kommunizieren.

Darüber hinaus markiert A103 das vermutete Handeln von Frau X dreimal mit „wahrscheinlich“ und einmal mit „vielleicht“ als unsichere Information (200–202). Bei der Formulierung der Vermutung „aber wahrscheinlich sie hat das schonmal ehm vielleicht im computer eingegeben“ unterbricht A103 sich zweimal. Erst unterbricht sie sich mit der Nachfrage „haben sie haben die frau X gesprochen ne↑“, dann mit der Feststellung „also von mir aus hier steht nichts“. Bei der Nachfrage korrigiert sie sich darüber hinaus selbst. Auch die Unterbrechungen und die Selbstkorrektur können Unsicherheit vermitteln. Nachdem A103 dem Patienten den Weg zur Röntgenabteilung beschrieben hat, beginnt sie scheinbar mit „dann kriegen sie einfach mal die“, eine Information zu einer bevorstehenden Handlung zu geben. Sie bricht diese Ausführung ab und beendet sie auch im Folgenden nicht mehr. Stattdessen äußert sie eine weitere Vermutung: „wahrscheinlich da unten müssen ja dann“. P110 interpretiert (wahrscheinlich aufgrund der Geste in Segment 209) „da unten“ nicht als Bezugnahme auf das Erdgeschoss, sondern als Bezugnahme auf seinen Knöchel und stimmt A103 mit „ja genau am fuß ja“ (210) zu. P110 fasst demnach die Äußerung der Ärztin als Vermutung, dass sein Fuß geröntgt werden soll, auf. Allerdings lässt A103s folgende Äußerung annehmen, dass P110 die Ärztin an dieser Stelle falsch verstanden hat. Statt P110s Äußerung zu ratifizieren macht sie die scheinbar zusammenhanglose Feststellung „dann schon“ (211). Auch inhaltlich scheint das Aufstellen der genannten Vermutung unwahrscheinlich, da es (vor dem Hintergrund der über P110 vorliegenden Informationen) offensichtlich keinen Grund gibt, irgendeinen anderen Körperteil von P110 zu röntgen. Es ist ausgeschlossen, dass A103 nicht wahrgenommen hat, welche Operation P110 bevorsteht, dass er, abgesehen von der ersten Operation am Knöchel, niemals zuvor operiert wurde und dass keine anderen Erkrankungen vorliegen, die das Röntgen nötig machen würden. Naheliegend ist allerdings, dass A103 Schwierigkeiten hat, sprachlich umzusetzen, was sie sagen möchte und dadurch verunsichert ist. A103 versucht nicht diese Unklarheit zu beseitigen, sondern geht zum „Gesprächsabschluss“ über.

Es wurde ausgeführt, auf welche Weise A103 im Ausschnitt 66 bis 74 Unsicherheit vermittelt. Es fällt auf, an welcher Stelle diese Häufung von Hinweisen auf Unsicherheit auftritt: A103 hat mit „so dann brauche ich nur eine unterschrift und wir sind dann fertig ne↑ […] perfekt dann haben wir alles↓“ (186–194) bereits den Gesprächsabschluss eingeleitet. An dieser Stelle führt P110 selbstinitiativ ein neues Thema ein, dass für ihn relevant ist. Unter 7.4.1. wurde bereits dargestellt, dass A103 sich aufgrund ihrer sprachlichen Mängel stark an ihrer Routine und an dem Fragebogen orientiert. Dieser Orientierung stehen selbstinitiative Einführungen von Themen durch Patienten/innen entgegen. Die Folge ist Unsicherheit aufseiten der Ärztin. Darüber hinaus könnte Unsicherheit eine Folge davon sein, dass A103 vor P110 eingestehen muss, dass ihr eine Information fehlt.

Es stellt sich die Frage, warum A103 die fehlende Information nicht am Computer sucht. Die Antwort ergibt sich aus den Feldnotizen. Unter 7.1.1. wurde beschrieben, was vor dem Gespräch im Arztzimmer beobachtet wurde: A103s Versuche, sich am Computer anzumelden schlagen fehl. A103 entscheidet sich dafür, die folgenden Gespräche zu führen, ohne dieses Problem zu beheben. Vor dem Gespräch mit P110 äußert sie, dass sie keine Einführung in das Computerprogramm erhalten hat (vgl. Feldnotizen vom 17.12.2015[212]). Auch andere Ärzte/innen haben Schwierigkeiten mit dem Computerprogramm. Die Feldnotizen, die am 26.11.2015[213] bei A201 (Ärztin mit Deutsch als L1 und langjähriger Berufserfahrung) gemacht wurden, geben einen Einblick:

> „Von der Intensivstation sind wir zurück in den Besprechungsraum gegangen. Dort hat A201 sich an den Computer gesetzt und den Prämedikationsplan aufgerufen. Das Computerprogramm hierfür verwende die Klinik seit ca. 3 Jahren. Es habe eine kurze Einführung gegeben, aber vor allem am Anfang, aber auch jetzt gäbe es immer wieder noch Schwierigkeiten. Das Programm habe eine andere Logik als man denke (also das Gehirn). Es gäbe eine Spezialistin, die man bei Schwierigkeiten ansprechen könne. Tatsächlich hatte A201 auch Schwierigkeiten, den Prämedikationsplan des Folgetages aufzurufen, schaffte es dann aber nach einigem Hin und Her."

Am selben Tag konnte auch bei A201 beobachtet werden, dass ihre Versuche, sich an dem Computer im Arztzimmer anzumelden, ohne Erfolg blieben. A201 entscheidet sich wie A103 die Gespräche zu führen, ohne dieses Problem behoben zu haben. Auch bei ihr kommt es dazu, dass sie einem Patienten aus diesem Grund die gewünschte Information nicht geben kann: P204 fragt nach seinem Operationstermin und A201 kann diese Frage nicht beantworten. Bei A201

212 Feldnotizen vom 17.12.2015, Anhang: 226–228.

213 Feldnotizen vom 26.11.2015, Anhang: 218–222.

führt dies allerdings nicht wie bei A103 zu Unsicherheit. Stattdessen informiert A201 den Patienten über den Grund, warum sie ihm diese Information nicht geben kann.

Der Beobachtung, dass A103 im Gespräch mehrmals Unsicherheit vermittelt, steht ihr Wunsch entgegen sicher zu wirken, da Unsicherheit und Angst sich auf Patienten/innen übertragen können (A103: 225–227+237–238).

7.5 Zusammenfassung

Zentrale sprachliche Schwierigkeiten und deren Wirkung:

- *Eingeschliffene Fehler*
  In den Gesprächen, die A103 führt, fällt besonders auf, dass sie zu großen Teilen die exakt selben Formulierungen mit identischen sprachlichen Fehlern in allen drei Gesprächen produziert (siehe Einstieg zu 7.3.). Dabei spricht sie auffallend schnell (siehe Kap. 7.3.3.). Es scheint sich hier um Fehler zu handeln, die sich bereits über einen längeren Zeitraum eingeschliffen haben bzw. fossilisiert sind. Aufgrund der Kombination von hoher Sprechgeschwindigkeit und vielen Fehlen kommt es (vor allem bei der Komponente „Information geben") zu unverständlichen Passagen (7.4.4.). Dennoch bringen die Patienten/innen im Gespräch kein Nicht-Verstehen zum Ausdruck (ebd.).

- *Elliptische Fragen*
  Lalouschek (2004: 149) stellt fest, dass die Verwendung verkürzter Routinefragen die API eher verkompliziert, als dass sie die gewünschte zeitökonomische Wirkung zeigt (7.4.2.). Bei A103 wird die Kommunikation zusätzlich durch die hohe Sprechgeschwindigkeit und die sprachlichen Fehler verkompliziert (ebd.). Das Aufeinandertreffen dieser erschwerenden Bedingungen führt in dem Gespräch mit P110 dazu, dass der Patient zum Teil verzögert oder gar nicht antwortet (ebd.).

- *Starke Orientierung an Bogen und gewohnten Routinen*
  A103 orientiert sich bei der Gesprächsführung so stark an dem Aufklärungs- und Anamnesebogen sowie an ihren gewohnten Routinen, dass sie Äußerungen von Patienten/innen zum Teil nicht angemessen wahr-

nimmt (7.4.1.). Sogar bei der Befragung, hat das Gespräch mit P110 einen eher monologischen Charakter: A103 grenzt den Rederaum des Patienten auf ein Minimum ein und erwartet zum Teil gar keine Antwort 7.4.3.). Ihre Fragen sind eine stichpunktartige Widergabe aller im Aufklärungs- und Anamnesebogen aufgeführter Fragen in der dort vorgegebenen Reihenfolge (ebd.). Menz (2015) erklärt, dass der angemessene Umgang mit eigenen oder fremden Gesprächsplänen und Patienteninitiativen besonders unerfahrenen Ärzten/innen schwerfallen kann (7.4.1.). Bei A103 kommen erschwerend sprachliche Herausforderungen hinzu, die sie durch das Festhalten an bestimmten Formulierungen und Routinen zu bewältigen versucht (ebd.).

Fehlerursachen:
Viele der von A101 produzierten sprachlichen Fehler sind typisch für Deutschlerner/innen mit ihrer, L1 bspw. die Verwendung von [k] anstelle von [ç] (siehe Kap. 7.3.3.). Darüber hinaus konnten verschiedene Regelmäßigkeiten bei auftretenden Fehlern sichtbar gemacht werden, bspw. Verbzweitstellung bei Nebensätzen im Vorfeld (siehe Kap. 7.3.4.).

Zufriedenheit mit der Sprachkompetenz der Ärztin:

- *Zufriedenheit der Patienten/innen*
  Alle drei Patienten/innen sind grundsätzlich mit A103s Sprachkompetenz zufrieden (7.1.4.). P110 merkt allerdings an, dass die Ärztin auffällig schnell gesprochen hat (ebd.). P112 gibt als einziger an, dass die Sprachkompetenz der Ärztin einen Einfluss auf das Gespräch hatte. Er erklärt, dass die Sprechgeschwindigkeit von A103 in Kombination mit dem „dialekt“[214] ihm das Verstehen erschwert hat (ebd.). Er habe „manchmal nachdenken“ und sich das Gesagte noch einmal „übersetzen“ müssen. Manche „begriffe“ habe er „erst beim zweiten Mal verstanden“ oder „aus dem Zusammenhang erschlossen“ (ebd.).

- *Zufriedenheit der Ärztin*
  Die Ärztin ist mit dem Gespräch mit P110 nicht sehr zufrieden. Sie beschreibt die Atmosphäre als „grau“ und erklärt, dass sie nicht gelacht

214 Auch Nachfrage stimmt er zu, mit „Dialekt“ „Akzent“ zu meinen.

haben und P110 sehr knappe Antworten gegeben hat (7.1.3.). Im Interview wird deutlich, dass A103 eine positive Atmosphäre in den Prämedikationsgesprächen wichtig ist (ebd.). Sie wünscht sich, dass in den Gesprächen gelacht wird und Raum für *Smalltalk* ist (ebd.). Besonders wichtig ist ihr, die Patienten/innen bei der Aufklärung umfassend zu informieren und sie zu beruhigen (ebd.).

Spracherwerbsmotivation der Ärztin:
A103 hat allein aus beruflichen Gründen begonnen Deutsch zu lernen (7.1.1.). Sie stellt fest, dass sie ansonsten ausdrücklich kein Interesse an dieser Sprache gehabt hätte (ebd.). Wie A101 und A102 möchte auch A103 ihre Deutschkompetenzen gerne verbessern (ebd.).

Strategien der Ärztin:

- *Medien nutzen*
  A103 berichtet, dass sie versucht ihre Deutschkompetenzen durch Fernsehen und Lesen zu verbessern: Sie schaut sich ihr bekannte Filme mehrmals auf Deutsch an, außerdem liest sie sowohl Romane als auch Fachliteratur auf Deutsch (7.1.1.).

- *Feedback geben lassen*
  A103 berichtet von einer Kollegin, die sie immer wieder auf sprachliche Fehler aufmerksam macht (7.1.1.). A103 nimmt dieser Korrekturen dankbar an (ebd.).

- *Positive Atmosphäre schaffen*
  Im Interview berichtet die Ärztin, dass sie versucht, in den Prämedikationsgesprächen durch Lachen und *Smalltalk* eine positive Atmosphäre zu schaffen (7.1.3.).

- *Vertrauen gewinnen*
  A103 erklärt, dass sie sich Mühe gibt, das Vertrauen der Patienten/innen zu gewinnen (7.1.3.). Sie geht davon aus, dass direkter Blickkontakt und eine ausführliche Information bzw. die „wahrheit“ sagen hierfür nützlich ist (ebd.).

- *Sicher auftreten*
  In Interview unterstreicht A103 die Relevanz eines sicheren Auftretens, da sich Unsicherheit und Angst auf die Patienten/innen übertragen kann (7.1.3.). Aus diesem Grund ist es ihr wichtig, fachlich und sprachlich kompetent zu sein (ebd.). Um dies zu erreichen, hat A103 sich anhand der Fachliteratur gezielt mit Anästhesierisiken auseinandergesetzt, die Aufklärungs- und Anamnesebögen der Klinik studiert und sich über umgangssprachliche Ausdrucksformen für die medizinischen Inhalte informiert (ebd.).

7.6 Überleitung in das Analysekapitel 8

In den vorangegangenen drei Kapiteln wurden einzelne Gespräche in ihrer Gesamtheit mit den verschiedenen auftretenden Phänomenen betrachtet. Es wurde sprachlichen Fehlern und deren Wirkung nachgegangen, Phänomene wie „fehlende Orientierung", „Empathie" oder „Nicht-Zuhören" wurden betrachtet und Strategien herausgearbeitet, die von den Ärzten/innen eingesetzt werden.

Bei der Analyse dieser drei Gespräche ist das Phänomen „Verstehenssicherung" bereits mehrfach zutage getreten (siehe bspw. Kap. 5.4.1., 5.4.3. oder 6.4.4.). Im folgenden Kapitel wird dieses zentrale Phänomen exemplarisch herausgegriffen und genauer betrachtet. Es wurde eine Kollektion aller Vorkommen dieses Phänomens in den 9 analysierten Gesprächen erstellt. Anhand dieser Sammlung konnte die Beschreibung des Phänomens verfeinert und vertieft werden (vgl. Gülich/Mondada 2008: 18). Die Entscheidung für dieses spezielle Phänomen wurde aufgrund seiner Bedeutung für Prämedikationsgespräche getroffen: Die Verstehenssicherung ist wesentlicher Bestandteil und nicht nur medizinisch, sondern auch rechtlich von zentraler Relevanz (vgl. Klüber 2015: 215).

8 Verstehenssicherung

Die besondere rechtliche und medizinische Relevanz von Verstehenssicherung in Prämedikationsgesprächen wurde bereits in Kapitel 2.11.4. dargestellt. Im Folgenden werden Vorkommen von Verfahren der Verstehenssicherung in jeweils drei Gesprächen der drei Ärzte/innen – also in neun Gesprächen – betrachtet. Dabei werden sowohl die Handlungen der Ärzte/innen als auch die der Patienten/innen in den Blick genommen. Zuletzt werden die Gesprächsausschnitte betrachtet, in denen offensichtlich kein Verstehen hergestellt wird. Das Vorgehen bei der Analyse wurde in Kapitel 4.1.2.2. offengelegt.

8.1 Handlungen der Ärzte/innen

Klüber/Motsch/Spranz-Fogasy (2012) beobachten bei Prämedikationsgesprächen mit Ärzten/innen, die Deutsch als L1 sprechen, dass diese abschließende Nachfragemöglichkeiten und *tag questions* zur Verstehenssicherung einsetzten. Diese Beobachtung deckt sich mit den neun im Rahmen dieser Studie analysierten Gesprächen mit Ärzten/innen, die Deutsch als L2 sprechen.

8.1.1 Abschließende Nachfragemöglichkeit

In allen neun analysierten Gesprächen geben die Ärzte/innen ausschließlich beim Gesprächsabschluss eine explizite Nachfragemöglichkeit. In allen Gesprächen sind die abschließenden Nachfragemöglichkeiten als Entscheidungsfragen formuliert. Diese Beobachtung deckt sich mit den Ergebnissen von Klüber/Motsch/Spranz-Fogasy (2012), die in Kapitel 2.11.3. zusammengefasst wurden. Die folgende Tabelle gibt einen Überblick über die in der vorliegenden Studie auftretenden Frageformulierungen:

A101		A102	
P102	„noch fragen dazu frau P102“ (421)	P102	„noch fragen dazu frau P102“ (421)
P103	„noch fragen dazu herr P103“ (267)	P103	„noch fragen dazu herr P103“ (267)
P104	„noch fragen dazu↑“ (219)	P104	„noch fragen dazu↑“ (219)

Tab. 74: Frageformulierungen A101 und A102

A103	
P110	„haben sie fragen dazu über die narkose“ (174)
P111	„haben sie fragen dazu über die narkose“ (141–142)
P112	„haben sie fragen dazu“ (174)

Tab. 75: Frageformulierungen A101

Fünf der neun Fragen haben eine Verberststellung. Bei den übrigen Fragen handelt es sich um in der mündlichen Kommunikation gängige elliptische Fragen (vgl. Schwitalla 2012: 107). Im Gegensatz zu den von Klüber/Motsch/Spranz-Fogasy (2012) analysierten Prämedikationsgesprächen formulieren A101, A102 und A103 keine Konditionalsätze als abschließende Nachfragemöglichkeit (vgl. Kap. 2.11.3.). Ein naheliegender Grund hierfür ist die Komplexität dieses Satztyps, die für Ärzte/innen mit Deutsch als L2 eine Herausforderung darstellen würde.

Die Ärztinnen A101 und A103 fügen das Adverb „dazu“ in die Frage. A103 konkretisiert darüber hinaus „über die narkose“. Hierdurch schränken die Ärztinnen die Antwortmöglichkeiten der Patienten/innen ein (vgl. Klüber 2014: 216). Die Antwortmöglichkeiten werden zusätzlich durch die Platzierung der Frage ausschließlich im Gesprächsabschluss eingeschränkt. Klüber/Motsch/Spranz-Fogasy (2012) stellen fest, dass diese Platzierung eine deutliche Präferenz für die Antwort „nein“ zum Ausdruck bringt.

Bei den Gesprächen die A102 führt, fällt in diesem Zusammenhang auf, dass A102 erst nach der abschließenden Nachfragemöglichkeit fragt, ob die Patienten/innen die Risiken hören möchten. In diesen Gesprächen sind sowohl die abschließende Nachfragemöglichkeit als auch die Frage nach dem Wunsch einer Risikoaufklärung Teil des Gesprächsabschlusses. Beide Fragen werden mit einer deutlichen Präferenz für die Antwort „nein“ vorgebracht. Der folgende Ausschnitt aus dem Gespräch, das A102 mit P106 führt, veranschaulicht dies:

[193] Transkript: A102P106pddb[215]

	491 [18:24.7]	492 [18:25.6]	493 [18:25.9]	494 [18:26.3]
A102 [v]	weitere fragen↑			soll ich ihnen mehr über die risiken
P106 [v]			ne:↓	
[pnv]		*(-)*	*P106 schüttelt kurz den Kopf. A102 nimmt den Fragebogen, dreht ihn zu P106 und hält*	

[194]

	..	495 [18:29.2]	496 [18:30.4]	497 [18:30.9]	498 [18:31.3]	499 [18:31.9]
A102 [v]	einer narkose erzählen↑		oder lieber nicht			
P106 [v]			pf:			ne: lieber nicht hehe
[pnv]	*ihr den Kuli entgegen.*	*(- -)*			*(-)*	

[195]

	500 [18:33.8]	501 [18:35.9]	502 [18:36.6]
A102 [v]	o:ke: dann bitte einmal hier unterschreiben→	dass sie einverstanden mit d_narkose	
P106 [v]		(jaha)	
[pnv]	*A102 deutet mit dem Kuli auf den Bogen. P106 nimmt die Jacke in die andere Hand. A012 reicht P106 den*		

[196]

	..	503 [18:37.9]	504 [18:38.6]	505 [18:39.4]	506 [18:41.8]
A102 [v]	sind			<<p> hier oben wo ist iks äh gemacht ist ne↑>	
P106 [v]		jaha			
[pnv]	*Kuli.*		*(-)*	*A102 zeigt auf den Bogen.*	*(9.26) P106*

[197]

	..
[pnv]	*unterschreibt und legt den Kuli dann auf den Tisch. A102 nimmt den Kuli und schließt ihn, indem er schwungvoll damit auf*

Besonders bei der Frage nach dem Wunsch einer Risikoaufklärung kommt die Präferenz für „nein“ zum Ausdruck: Während A101 die Frage stellt, legt er P106 bereits den Fragebogen zur Unterschrift vor und hält ihr einen Kuli entgegen.

215 Transkript: A102P106pddb, Anhang: 48–75.

Darüber hinaus drückt auch die Verwendung des Pronomens „mehr“ in der Frageformulierung diese Präferenz aus (vgl. Heritage 2007).

In den neun analysierten Gesprächen verneinen acht Patienten/innen der Erwartung entsprechend die abschließende Nachfragemöglichkeit. Diese Verneinungen können vor dem dargestellten Hintergrund nicht als Hinweis darauf gewertet werden, dass die Patienten/innen alle relevanten Informationen verstanden haben. Die Patienten/innen antworten lediglich der im Gespräch zum Ausdruck gebrachten Präferenz entsprechend. Dennoch vermitteln eine Verneinung bzw. keine Fragen den Ärzten/innen, dass die Patienten/innen alle Informationen verstanden haben (vgl. Klüber 2014: 215). Besonders eindrücklich kommt die Wahrnehmung der Ärzte/innen in einer der schriftlichen Einschätzung zum Ausdruck. Nach ihrem Gespräch mit P101[216] notiert A101 als Stichpunkt, womit sie eher zufrieden ist: *Die Pat hatte ø weitere fragen, das heißt, dass sie alles verstanden hat.*

An den erhobenen Daten kann gezeigt werden, dass Patienten/innen auch dann keine Rückfragen stellen, wenn sie nicht alles verstanden haben. Beispielsweise verneint P112 im Prämedikationsgespräch die abschließende Nachfragemöglichkeit, berichtet allerdings in der anschließenden Befragung, dass er nicht alles verstanden hat. Er erklärt, dass die Sprechgeschwindigkeit der Ärztin in Kombination mit ihrem Akzent ihm das Verstehen erschwert habe (vgl. Kap. 7.1.4.). Auch in anderen Zusammenhängen wird deutlich, dass Patienten/innen Nicht-Verstehen in der Regel nicht zum Ausdruck bringen (siehe Kap. 7.4.5.).

Ausschließlich der Patient P104 bringt sein Nicht-Verstehen bei der abschließenden Nachfragemöglichkeit im Prämedikationsgespräch zum Ausdruck:

[70] Transkript: A101P104pddb[217]

	..	214 [05:30.7]	215 [05:31.1]	216 [05:32.0]	217 [05:33.9]
A101 [v]	und noch was äh im o:pe: zusätzlich				
P104 [v]			ah o:ke: gut		also bin
[pnv]		*(-) A101 schreibt*		*(- -) A101 schreibt*	*A101 schreibt*

216 Wie in Kapitel 4.3. beschrieben wird, ist dieses Gespräch nicht in die Analyse eingeflossen. Die schriftliche Einschätzung kommt an dieser Stelle ausnahmsweise zum Einsatz.

217 Transkript: A101P104pddb, Anhang: 36–48.

[71]

	..	218 [05:35.9]	219 [05:45.3]
A101 [v]			noch fragen dazu↑
P104 [v]	ich jetzt nicht hellwach die ganze zeit		
[pnv]		*(9.42) P104 schnieft, A101 schreibt*	

[72]

	220 [05:46.6]	221 [05:47.2]	222 [05:48.4]	223 [05:49.3]	224 [05:50.3]	225 [05:51.1]
P104 [v]		h°		weiß ich nicht		öh ist irgendwie: sollte ich irgendwas
[pnv]	*(-)*		*(-)*		*(-)*	*A101 schreibt*

[73]

	..	226 [05:55.0]
P104 [v]	besonderes bedenken oder öh so wie ich das jetzt verstanden habe kriege ich ne ne	
[pnv]		

[74]

	..	227 [05:59.4]	228 [05:59.9]	229 [06:00.4]
A101 [v]		genau↑	dann	
P104 [v]	ne beruhigungsmittel vor der op		dann kriege ich hier einen tropf mit weiß	

Im Anschluss an die abschließende Nachfragemöglichkeit zögert P104 zunächst und kommuniziert dann Unsicherheit: „weiß ich nicht". Nach weiterem Zögern fasst der Patient die vorangegangenen Informationen zusammen. Hierbei handelt es sich um eine Form der Verstehenssicherung, die in Kapitel 8.2.3. genauer betrachtet wird. An dieser Stelle soll zunächst nur hervorgehoben werden, dass P104 hier die Notwendigkeit, sieht Verstehen zu sichern.

In dem Gespräch, das A101 mit P103 führt, fällt auf, dass die Ärztin den Patienten zweimal nach seinem Kenntnisstand fragt. In der ersten Situation fragt sie den Patienten, ob er Kenntnis über sein hohes Intubationsrisiko hat:

[15] Transkript: A101P103pddb[218]

	..	56 [03:55.6]	57 [03:56.4]	58 [03:56.7]	59 [03:58.9]	60 [03:59.6]
A101 [v]		genau				°h bei ihnen ist es
P103 [v]	erwünscht aber			aber (.) weiß nicht ob ich es		
[pnv]	*(-)*				*(-)*	

[16]

	..	61 [04:02.6]	62 [04:03.6]	63 [04:05.2]
A101 [v]	schwieirg vollnarkose durchzuführen		wissen sie das herr P103↑	
[pnv]		*(-)*		*(-)*

[17]

	64 [04:06.1]	65 [04:07.4]	66 [04:11.5]
A101 [v]		ja also: °h ehm ich habe durchgeguckt in ihrer akte	
P103 [v]	ich vermute das		jah°
[pnv]	*P103 lächelt.*		

[18]

	67 [04:12.0]
A101 [v]	bei ihnen ist es unmöglich oder ist ganz ganz schwierig (.) so einen ehm d tubus
[pnv]	*bei dem Wort Tubus zeigt A101 auf ihren Hals.*

[19]

	..	68 [04:18.1]	69 [04:18.4]	70 [04:18.8]	71 [04:21.0]
A101 [v]	äh einzulegen			deswegen (de/der) sichere weg bei ihnen ehm	
P103 [v]			jah°		
[pnv]		*(-)*			*(-)*

In der zweiten Situation fragt sie den Patienten nach seinem Kenntnisstand über den Ablauf am Operationstag:

218 Transkript: A101P103pddb, Anhang: 23–36.

[47] Transkript: A101P103pddb[219]

	159 [06:48.5]	160 [06:49.4]	161 [07:03.7]	162 [07:04.4]	163 [07:05.4]
A101 [v]			o:ke:		ich erzähle
P103 [v]	habe ich nicht				
[pnv]	*P103 schüttelt den Kopf (14.35) A101 schreibt,*	*P103 steckt den Zettel in die Tasche*		*(- -)*	*A101 blättert in*

[48]

	..	164 [07:09.4]	165 [07:11.5]
A101 [v]	ihnen (.) jetzt wie das abläuft oder kennen sie das gut aus		
P103 [v]		(das)	habe ich ja
[pnv]	*einem Bogen, legt P103 eine Seite des Bogens vor*	*P103 winkt ab*	

[49]

	..	166 [07:13.3]	167 [07:16.3]	168 [07:16.9]
A101 [v]		haben sie haben sie zweimal (gekriegt) o:ke:		sie
P103 [v]	jetzt schon zweimal (oder dreimal) mitgemacht jah°		jah°	

Möglicherweise stellt A101 diese Fragen in diesem speziellen Gespräch aufgrund der folgenden Situation aus dem Gesprächsabschluss des unmittelbar vorangegangenen Gespräches:

[132] Transkript: A101P102pddb[220]

	..	432 [15:23.3]	433 [15:24.0]	434 [15:27.0]
A101 [v]		alles klar		
P102 [v]	ist schon gut so			ich war ja auch mal krankenschwester und dann (.)
[pnv]			*(- -)*	*P102 beugt sich vor und greift nach ihrer Tasche.*

219 Transkript: A101P103pddb, Anhang: 23–36.

220 Transkript: A101P102pddb, Anhang: 2–23.

[133]

	.. 435 [15:30.2]
A101 [v]	ach dann kennen sie gut ALLES da (.) hätte ich gar nicht
P102 [v]	weiß ich ein bisschen bescheid hahahaha
[pnv]	*A101 schaut kurz zu P102 und dann wieder auf die Unterlagen. A101 räumt den Stauschlauch beiseite.*

[134]

	436 [15:32.8]	437 [15:33.9]	438 [15:34.7]	439 [15:35.3
A101 [v]	viel geredet		oder↑	
P102 [v]		( )		°h hehe
[pnv]			*A101 schreibt.*	*P102 richtet sich wieder auf und hält die Tasche in der rechten Hand.*

In diesem Gespräch stellt sich erst zum Abschluss heraus, dass die Patientin aufgrund ihres früheren Berufes medizinische Kenntnisse hat. A101 nimmt vor diesem Hintergrund an, dass ihre Erklärungen überflüssig waren. An dieser Stelle wird besonders deutlich, dass der Kenntnisstand und die Erfahrung der Patienten/innen Einfluss auf den Inhalt der Gespräche haben. Dennoch wird ausschließlich in den drei hier dargestellten Gesprächsausschnitten der Kenntnisstand der Patienten/innen thematisiert.

8.1.2 *Tag questions*

Klüber/Motsch/Spranz-Fogasy (2012) kommen zu dem Ergebnis, dass Ärzte/innen in Prämedikationsgesprächen besonders häufig nach Handlungsanweisungen – vor allem nach der Anweisung zur Nüchternheit – durch *tag questions* Verstehen sichern. Auch in den hier analysierten Gesprächen verwenden alle drei Ärzte/innen häufig nach Handlungsanleitungen *tag questions*. Bei allen Ärzten/innen treten nach der Anleitung, am Operationstag nüchtern zu erscheinen, *tag questions* auf:

> „sie kommen auch nüchtern (.) das ist klar ja↑" (A101P103: 168–170)

> „für die narkose nüchtern kommen (.) ab mitternacht vor der operation nichts mehr essen nichts mehr trinken kennen sie die ganze geschichte ja↑" (A102P108: 171–172)

„ab null uhr heute nacht nichts mehr essen und trinken ne↑ mh sagen wir mal so ab fünf uhr (.) können sie vielleicht ein klein schluck wasser trinken und dann danach niks mehr ne↑" (**A103**P110: 144–151)

Darüber hinaus werden *tag questions* von den Ärzten/innen auch nach anderen Handlungsanleitungen verwendet:

„ich denke mal danach können sie nach hause aber jemand muss dabei sein und kein auto fahren ne↑" (A103P110: 165–167)

Das folgende Beispiel zeigt, wie die Patientin P108 die *tag question* von A102 nach einer Handlungsanweisung versteht:

[77] Transkript: A102P108pddb[221]

	277 [07:39.1]	278 [07:42.8]
A102 [v]	°h dann bekommen sie (.) gleich die (.) unterlagen wieder mit	
P108 [v]		hmhm
[pnv]		*A102 nimmt die Akte (- -)*

[78]

	280 [07:45.7]	281 [07:47.4]	282 [07:47.9]	283 [07:49.2]
A102 [v]	dürfen sie auf station wieder abgeben	ja↑		
P108 [v]		ja	mach ich	
[pnv]			*(- -) A102 legt die Unterlagen in die*	

Die Patientin versichert mit „mach ich", dass sie die Anweisung nicht nur verstanden hat, sondern auch befolgen wird. An dieser Stelle wird besonders deutlich, dass *tag questions* häufig dann zum Einsatz kommen, wenn die Umsetzung der Anleitung im Verantwortungsbereich der Patienten/innen liegt (vgl. Klüber 2014: 219).

Im Rahmen der Aufklärung über die Anästhesie und mögliche damit verbundene Risiken verwenden die drei beobachteten Ärzte/innen relativ wenige *tag questions*. Zur Veranschaulichung werden hier zwei Beispiele aufgeführt:

221 Transkript: A102P108pddb, Anhang: 111–121.

„und wenn sie schlafen schon tief wir müssen eine künstliche larynxmaske in die kehlkopf schicken sodass wir können die beatmung kontrolln sie merken überhaupt nix davon ne↑" (A103P110: 154–157)

„öhm (.) bei zähne stimmbänderlippen oder so bissSCHAden sind auch sind auch möglich (.) durch diese: (.) schlauch entweder kehlkopfmaske oder tubus bei der intubation solche sache sind (.) trotzdem möglich ja↑ mit heiser am ende" (A102P108: 236–245)

Die folgende Tabelle gibt einen Überblick über die Vorkommen (Segmentangaben) der *tag questions* in den einzelnen Gesprächen:

A101		A102		A103	
P102	230	P106	459	P110	157
P103	75	P107	69, 232, 252, 359, 678, 691, 704...	P111	–
P104	129, 154, 178	P108	230, 243	P112	–

Tab. 76: Tag questions

Die Ärzte/innen verwenden in ihren Gesprächen zwischen null und drei *tag questions*. Eine Ausnahme bildet das Gespräch, das A102 mit P107 führt. In den Kapiteln 6.1.1. und 6.1.2. wird dargestellt, dass dieses Gespräch in verschiedener Hinsicht eine Ausnahme bildet. An dieser Stelle soll noch einmal darauf hingewiesen werden, dass das Gespräch mit 27 Minuten und 53 Sekunden deutlich über der durchschnittlichen Gesprächslänge von 11 Minuten und 25 Sekunden liegt.

Die vielen *tag questions* in diesem Gespräch könnten auch als Hinweis auf sprachliche Unsicherheit interpretiert werden. Da dieses Gespräch von der üblichen Routine abweicht, steht A102 vor größeren sprachlichen Herausforderungen. Im folgenden Ausschnitt des Gespräches erklärt A102 in Antwort auf eine Frage von P107, wie in schwierigen Fällen eine Intubation mithilfe eines Videolaryngoskops durchgeführt wird:

[18] Transkript: A102P107pddb[222]

	..	56 [02:49.4]
A102 [v]		ja der kehlko der kehlkopfdeckel ne↑
P107 [v]	einsehen und das müssen sie einsehen↑	

[19]

	..	57 [02:53.4]	58 [02:55.6]]
A102 [v]	dieser deckel soll von uns eigentlich		mit diese (.) kleines gerät mit diese
[pnv]		*(- -)*	

[20]

	..	59 [02:59.0]	60 [02:59.5]	61 [03:02.1]	62 [03:02.8]
A102 [v]	laryngoskop ne		das ist ein (.) kehlkopfsehendes gerät	ja↑	
P107 [v]		mhm		ja_a	
[pnv]			*A102 schaut auf den Tisch. A102 nickt im Sprechrhythmus. (-)*		

[21]

	63 [03:03.2]	64 [03:05.2]	65 [03:06.1]
A102 [v]	aus metall °h mit		die spitze von diese kleines gerät müssen wir diese
[pnv]	*A102 gestikuliert. (-)*		*A102 führt den Zeigefinger der rechten Hand über den Handrücken der linken.*

[22]

	..	66 [03:10.8]	67 [03:11.5]
A102 [v]	kehlkopfdeckel mitnehmen so nach oben		°h um diese beatmungsschlauch in
P107 [v]		mhm	
[pnv]		*A102 hebt die Hand nach oben.*	*A102 führt beide Hände an seinen Hals.*

[23]

	..	68 [03:14.1]	69 [03:14.9]	70 [03:15.3]	71 [03:16.2]
A102 [v]	die luftrohre reinzuschieben		ja↑		das ist natürlich (.) manchmal (.)
P107 [v]		mhm			
[pnv]				*(-)*	

222 Transkript: A102P107pddb, Anhang: 76–111.

Bei dieser Erklärung von A102 tauchen mehrere Hinweise auf Herausforderungen bei der sprachlichen Umsetzung auf: In den Segmenten 57 und 64 treten auffällig lange Pausen an Stellen auf, an denen A102 offensichtlich seinen *turn* noch nicht beendet hat. In den Segmenten 58, 60 und 71 treten Minipausen auf, wodurch die Sprache abgehackt wirkt. Bei den verschiedenen Pausen könnte es sich um Pausen handeln, in denen A102 nach Worten sucht, die Äußerung plant oder besonders konzentriert artikuliert (siehe auch das rhythmische Kopfnicken in Segment 60). Weitere Hinweise auf sprachliche Herausforderungen könnten der Abbruch in Segment 56 und die Reformulierungen „kleines gerät“ (58), „laryngoskop“, (58) und „kehlkopfsehendes gerät“ (60) sein. Auch an anderen Stellen in diesem Gespräch werden sprachliche Schwierigkeiten sichtbar: In den Segmenten 246 bis 248 (siehe Anhang: 76–111) scheint A102 nach dem richtigen Wort zu suchen und produziert dann stockend ein nicht existentes Kompositum: „wach (-) heit (.) intubation“. Die fehlerhafte Produktion dieses speziellen Fachwortes entspricht der Darstellung von Ohm (2014: 9). Er weist darauf hin, dass nicht das „Aneignen neuer, fachsprachlicher Wörter (z. B. der griechischen oder lateinischen Begriffe in medizinischen Berufen)“, sondern „das Erlernen neuer, fachlich motivierter Bedeutungen für Wörter, die von der Form her bereits aus der Alltagssprache bekannt sind“, eine besondere Herausforderung darstellt. Aufgrund des Auftretens mehrerer sprachlicher Schwierigkeiten könnten die vielen *tag questions* in diesem Gespräch als Versicherung speziell sprachlichen – und nicht inhaltlichen – Verstehens gewertet werden.

Wie in der Tabelle oben veranschaulicht, verwenden die Ärzte/innen in den übrigen Gesprächen auffällig wenige *tag questions*. Die angegebenen *tag questions* in den Gesprächen, die A101 mit P102 und P103 verwendet, können darüber hinaus auch anders verstanden werden: Möglicherweise handelt es nicht um Verstehenssicherung bzw. um einen Appell zur vertieften kognitiven Verarbeitung des Gehörten (vgl. Deppermann/Schmitt 2008). Die Patientin P102 behandelt die *tag question* der Ärztin als Versicherung ihrer Einwilligung in die Anwendung eines Schmerzkatheters und nicht als Verstehenssicherung:

[71] Transkript: A101P102pddb[223]

	..	227 [10:17.2]
A101 [v]	<fedötherabie<all> durchführen °h äh aber	der katheter wird erstmal eingelegt und
[pnv]		*A101 nickt.*

[72]

	228 [10:20.2*]	229 [10:22.6]	230 [10:23.0]	231 [10:23.4]
A101 [v]	sie sind immer noch wach und ansprechbar		ja↑	
P102 [v]			°h	also das wär (.) wäre
[pnv]	*P102 nickt.*	*(-)*		*P102 nickt.*

[73]

	..	232 [10:26.3]	233 [10:26.7]	234 [10:27.3]
A101 [v]		o:ke:		machen wir
P102 [v]	ich f dankbar für		aber ich kann mit dem katheter (halt) auch aufstehen oder	
[pnv]		*A101 nickt*		*P102 gestikuliert*

Bei P103 verwendet A101 ebenfalls eine *tag question* als Versicherung der Einwilligung. Allerdings versteht der Patient die *tag question* als Verständnissicherung und seine Antwort dementsprechend als Signalisieren von Verstehen, nicht aber als Einwilligung:

[19] Transkript: A101P103pddb[224]

	..	68 [04:18.1]	69 [04:18.4]	70 [04:18.8]	71 [04:21.0]
A101 [v]	äh einzulegen			deswegen (de/der) sichere weg bei ihnen ehm	
P103 [v]			jah°		
[pnv]		*(-)*			*(-)*

[20]

	72 [04:21.8]	73 [04:23.8]	74 [04:25.9]
A101 [v]	äh spinale durchzuführen	als äh anästhesieverfahren	
[pnv]		*P103 legt einen Brief auf den Tisch, den er vorher in der Hand hielt*	*(- -)*

223 Transkript: A101P102pddb, Anhang: 2–23.

224 Transkript: A101P103pddb, Anhang: 23–36.

[21]

	75 [04:26.9] 76 [04:27.5] 77 [04:28.0]		78 [04:30.3] 79 [04:31.1]
A101 [v]	ja↑	sie haben auch ausweis das weiß ich	genau zeigen sie es
P103 [v]	jah°	ach so	
[pnv]	*(-)*	*P103 greift nach einem Gegenstand in der Hosentasche*	*P103 sucht in der Hosentasche*

Im weiteren Verlauf des Gespräches wird deutlich, dass A101 die Antwort von P103 in Segment 75 als Einverständnis gewertet hat, der Patient allerdings nicht:

[25] Transkript: A101P103pddb[225]

	..	89 [04:53.6]	90 [04:54.8] 91 [04:55.4]
A101 [v]		gut °h	also wir machen auch
[pnv]	*ihn auf, liest und deutet mit dem Kuli auf etwas*	*A101 faltet den Ausweis (-)*	*A101 gibt den Ausweis zurüc*

[26]

	..	92 [04:58.8] 93 [05:00.6]
A101 [v]	diesmal ein äh spinal rückenmarknarkose	
P103 [v]		wollte ich eigentlich nicht
[pnv]	*(- -)*	

[27]

	..	95 [05:03.1] 96 [05:03.7] 97 [05:03.7]	98 [05:04.3]
A101 [v]	wollen sie nicht↑	ja aber die gefahr bei vollnarkose ist noch höher	
P103 [v]		nein	
[pnv]	*(-)*		

Es kann festgehalten werden, dass die Ärzte/innen den Patienten/innen weder durch explizite Nachfragemöglichkeiten noch durch *tag questions* viele Angebote zum Nachfragen machen. Besonders bei der Anästhesieaufklärung wäre die Sicherung von Verstehen durch die Ärzte/innen angebracht. Die Patienten/innen bekommen hierbei eine Vielzahl medizinisch und rechtlich relevanter Informationen in sehr kurzer Zeit vermittelt (vgl. Kap. 2.11.). Tatsächlich

225 Transkript: A101P103pddb, Anhang: 23–36.

machen die Ärzte/innen gerade in diesem Teil der Gespräche wenig Angebote zum Nachfragen. So bleibt den Patienten/innen hauptsächlich die Möglichkeit, Redepausen der Ärzte/innen zu nutzen, um selbstinitiativ Fragen zu stellen. Unter 8.2.2. wird dargestellt, dass die Patienten/innen bei den Gesprächen mit A101 und A102 tatsächlich verhältnismäßig viele *eigeninitiative Fragen* stellen. Bei A103 bleiben den Patienten/innen aufgrund der auffällig hohen Sprechgeschwindigkeit (vgl. Kap. 7.3.3.) auch hierfür kaum Möglichkeiten.

8.2 Handlungen der Patienten/innen

Im Folgenden werden die von den Patienten/innen eingesetzten Verfahren der Verstehenssicherung betrachtet. Dabei werden zunächst die Reaktionen der Patienten/innen auf die Nachfrageangebote der Ärzte/innen in den Blick genommen. Bei der anschließenden Darstellung der *eigeninitiativen* Fragen werden auffällige Unterschiede zu den Ergebnissen von Klüber/Motsch/Spranz-Fogasy (2012) sichtbar. Zuletzt werden Sequenzen, in denen Patienten/innen sich Verstehen regelrecht erringen, betrachtet. Derartige Sequenzen treten in den von Klüber/Motsch/Spranz-Fogasy (2012) dokumentierten Gesprächen nicht auf.

8.2.1 Reaktionen auf Angebote der Ärzte/innen

Auf die abschließende Nachfragemöglichkeit antworten acht der neun Patienten/innen (P102, P103, P106, P107, P108, P110, P111 und P112) der Erwartung entsprechend mit einer Verneinung (vgl. Kap. 8.1.1.):

Patient/in	Antwort	Segmentangabe
P102	°h nein eigentlich nicht	422
P103	nein	269
P104	(-) °h (-) weiß ich nicht	220–224
P106	ne:	493
P107	ne:	634
P108	nö:	195
P110	n:ein	175
P111	nein eigentlich nicht	142
P112	ne:	175

Tab. 77: Verneinung der abschließenden Nachfragemöglichkeit

Sechs Patienten/innen (P103, P106, P107, P108, P110 und P112) antworten lediglich mit einem Wort (nein/ne/nö). Zwei Patienten/innen (P102 und P111) relativieren ihre Antwort durch „eigentlich nicht". In den von Klüber/Motsch/Spranz-Fogasy (2012: 260) dokumentierten Prämedikationsgesprächen verwenden die Patienten/innen häufiger – d. h. meistens – in diesem Kontext Relativierungen. Wie in den von Klüber/Motsch/Spranz-Fogasy (ebd.) dokumentierten Gesprächen fahren auch in diesen neun Gesprächen die Ärzte/innen sowohl nach einfachen Verneinungen als auch nach relativierenden Verneinungen mit dem Gesprächsabschluss fort. Die Relativierungen haben demnach keine Auswirkung auf den weiteren Gesprächsverlauf. Eine Ausnahme bildet die Antwort von P104. Auf diese Antwort wird unter 8.2.3. ausführlich eingegangen.

Da die Ärzte/innen wie unter 8.1. bereits dargestellt kaum weitere Angebote zum Nachfragen machen, können keine allgemeinen Schlüsse über die Reaktionen der Patienten/innen auf diese Angebote gezogen werden.

8.2.2 Eigeninitiative Fragen

Klüber/Motsch/Spranz-Fogasy (2012: 262-264) kommen zu dem Ergebnis, dass Patienten/innen im Schnitt 2,4 Fragen in einem Prämedikationsgespräch stellen, wovon 73,5 Prozent *eigeninitiative Fragen* sind. Das Frageverhalten der Patienten/innen in den neun im Rahmen dieser Studie analysierten Gesprächen unterscheidet sich auffällig von dieser Beobachtung. Die folgende Tabelle gibt einen Überblick über die Anzahl der in den einzelnen Gesprächen von den Patienten/innen gestellten Fragen:

Patienten/innen	Anzahl *eigeninitiativer* Fragen	Anzahl weiterer Fragen
P102	7	2
P103	0	3
P104	11	0
P106	4	2
P107	10	7
P108	1	1
P110	1	0
P111	0	0
P112	2	0

Tab. 78: Fragen der Patienten/innen

Obwohl in den Gesprächen, die A103 geführt hat (P110, P111 und P112), kaum Fragen auftauchen, liegt die durchschnittliche Anzahl an Fragen pro Gespräch bei 5,6. Bereits diese Zahl liegt deutlich über der von Klüber/Motsch/Spranz-Fogasy ermittelten. Wenn zusätzlich in Betracht gezogen wird, dass sich die Anzahl der Fragen bei Klüber/Motsch/Spranz-Fogasy auf eine durchschnittliche Gesprächsdauer von 18 Minuten bezieht, wird der Unterschied noch deutlicher. Die durchschnittliche Gesprächsdauer bei der vorliegenden Studie liegt bei 11 Minuten und 25 Sekunden. Dementsprechend ist die Anzahl an Fragen pro Minute in dieser Studie 0,49 und bei Klüber/Motsch/Spranz-Fogasy lediglich 0,13. Es fällt auf, dass die Anzahl an Fragen bei A101 (insgesamt 19 Fragen in den 3 Gesprächen) und A102 (insgesamt 25 Fragen in den 3 Gesprächen) deutlich höher ist als bei A103 (insgesamt 3 Fragen in den 3 Gesprächen). Dies kann mit A103s auffällig hoher Sprechgeschwindigkeit begründet werden, die Patienten/innen keinen Rederaum lässt (siehe Kap. 7.3.3.). Besonders hoch ist die Anzahl an Fragen, die P102 (9 Fragen), P104 (11 Fragen) und P107 (16 Fragen) stellen. Der Anteil *eigeninitiativer* Fragen liegt mit 75 Prozent in einem mit den Ergebnissen von Klüber/Motsch/Spranz-Fogasy vergleichbaren Bereich. Im Folgenden werden die Fragen der Patienten/innen systematisch dargestellt:

Fragen zur Anästhesie:
Der großer Anteil der von Patienten/innen gestellten Fragen (über 40 Prozent) bezieht sich auf prä-, inter- und postoperative Abläufe und Zusammenhänge. So stellt P102 folgende Frage zur Medikamenteneinnahme vor der Operation: „und a:eses habe ich dann schon zehn tage vorher abgesetzt ne↑" (A101P102: 113–114). P110 fragt in Bezug auf den Operationstag: „sieben uhr soll ich hier sein ne↑" (A103P110: 215–216). P107 möchte verstehen, welche Schwierigkeiten bei ihrer letzten Intubation aufgetreten sind: „sagen sie mal was ist das denn irgendwas mit dem kehlkopfdeckel und das kann man nicht einsehen und das müssen sie einsehen↑" (A102P107: 55). Darüber hinaus möchte sie verstehen, warum sie am Operationstag keine Beruhigungstablette bekommen soll: „warum nicht" (A102P107: 674), und in welchem Zustand sie sich während der Operation befindet: „und dann bin ich nachher doch weggetreten oder wie oder erlebe ich die o:pe:" (A101P107: 263–264). P104 fragt in Bezug auf die geplante Plexusanästhesie: „ist das denn sehr schmerzhaft diese spritze hier↑ in den nerv↑" (A101P104: 168–169). P108 ergänzt A102s Aufzählung der Risiken durch die Frage: „dass ich wieder aufwache ne↑" (A102P108: 256). P102 möchte über die Auswirkungen eines Schmerzkatheters auf ihre Mobilität nach der Operation informiert werden: „aber ich kann mit dem katheter (halt) auch aufstehen oder so zur toilette gehen" (A101P102: 233–236). Auf die Frage, welche Anästhesieform P104 vorzieht, fragt dieser die Ärztin: „was empfehlen sie" (A101P104: 69). Bei diesen Fragen verwenden die Patienten/innen verschiedene Fragetypen wie Deklarativsatzfragen, Fragen mit Fragewort oder Fragen mit Verberststellung.

Nachfragen/Rückfragen bei Nicht-Verstehen einer konkreten Äußerung:
An mehreren Stellen haben die Patienten/innen eine Frage oder Information der Ärzte/innen nicht verstanden und fragen nach. An fünf Stellen (A101P103: 52 + 273; A102P106: 184; A102P107: 556; A103P110: 27) verwenden die Patienten/innen lediglich das Wort „bitte↑" mit Frageintonation. Darüber hinaus stellen die Patienten/innen Rückfragen zu Fragen der Ärzte/innen wie „was ist bekannt↑" (A101P102: 178) oder „womit" (A101P107: 559). An einer Stelle nennt ein Patient zwei mögliche Varianten, die A101 gemeint haben könnte: „anderthalb↑ oder eine halbe stunde" (A101P104: 140–141). Eine andere Patientin stellt eine Rückfrage, um zu klären, worauf sich die vorangegangene Frage der Ärztin bezieht: „bei f nur durch die narkose meinen sie" (A101P102: 282–283). Es fällt auf, dass die hier beschriebenen Nachfragen/Rückfragen fast ausschließlich in den Gesprächen vorkommen, die A101 geführt hat. Dies könnte

mit speziellen sprachlichen Fehlern zusammenhängen, die das Verstehen besonders beeinträchtigen (siehe hierzu Kap. 5.3.).

Fragen zur Orientierung über das Gespräch:
Eine Patientin fragt zu Beginn ihres Gespräches mit A102: „darf ich fragen bevor sie anfangen↑" (A102P106: 14–16). Auf diese Weise möchte sie wahrscheinlich sicherstellen, dass ihr Anliegen (Informationen über die Medikamenteneinnahme vor der Operation zu bekommen) thematisiert wird. Die Annahme liegt nahe, dass dieses Vorgehen weniger mit dem aktuellen Gespräch, sondern vielmehr mit vorangegangenen Erfahrungen zusammenhängt.

Vier Patienten/innen fragen am Ende ihrer Gespräche, ob das Gespräch beendet ist:

„bin ich entlassen↑" (A101P103: 302)
„ja gut dann bin ich fertig↑" (A102P106: 545)
„kann ich jetzt gehen↑" (A102P107: 748)
„das war es↑" (A102P108: 287)

Es fällt auf, dass diese Frage in allen drei bei A102 dokumentierten Gesprächen auftaucht. Bei A101 taucht sie einmal und bei A103 gar nicht auf. Eine mögliche Erklärung ist, dass A102 keine klare Orientierung über den Gesprächsabschluss gibt (siehe hierzu Kap. 6.4.3.).

Weitere Fragen:
Abgesehen von den bereits dargestellten Fragen gibt es einzelne Fragen, die nicht anhand von gemeinsamen Merkmalen gebündelt werden können. Diese werden im Folgenden dargestellt:

In Bezug auf die anzunehmenden Schwierigkeiten bei ihrer Intubation stellt P107 die scherzhafte Frage: „was nun (-) holzhammer oder (-) <<lachend> blasen wir alles ab>" (A102P107: 33–35 siehe auch 204–207). Gegen Ende des Gespräches möchte sie wissen, ob derart schwierige Intubationen häufig vorkommen: „kommt das oft vor so ein fall wie ich ne: ne↑" (A102P107: 442). Darüber hinaus möchte sie wissen, wie viele Anästhesisten/innen an der Klinik arbeiten, und fragt: „haben sie mehrere kollegen hier" (A102P107: 535). Auf die Antwort von A102 reagiert sie mit ungläubigem Nachfragen: „wie bitte↑ fünfzehn↑" (A102P107: 539–542).

Die Patientin P106 stellt am Ende des Gespräches die Frage: „die dame eben das war ja ein schwieriger fall ne↑ die die schw die scharz gekleidete dame vor mir ne↑“ (A102P106: 514–517). Bei dieser Frage handelt es sich um einen dorkknob concern (siehe Kap. 2.11.2.), A102 hat bereits mehrfach versucht, das Gespräch zu beenden. Darüber hinaus sind Informationen über andere Patienten/innen vertraulich. Auf diese prekäre Situation wurde in Kapitel 6.4.2. bereits eingegangen.

Auf die Frage, die A103 in der Regel zu Gesprächsbeginn stellt, „wann ist das geplant und was wird bei ihnen gemacht↑“ reagiert P112 sichtlich irritiert. Zunächst zögert er, dann stellt er die Gegenfrage: „wollen sie das von mir wissen↑“ (A103P112: 13). Auch auf diese Situation wurde an anderer Stelle (Kap. 6.4.1.) ausführlich eingegangen.

In dem Gespräch, dass A102 mit P107 führt, kommt es dazu, dass die Patientin dieselbe Bitte dreimal unterschiedlich formuliert:

[153] Transkript: A102P107pddb[226]

	416 [14:41.9]	417 [14:43.8]	418 [14:45.8]	419 [14:48.6]
A102 [v]		bei zweitausendvierzehn		dann (.) kommen wir zu der
[pnv]	(- -)		(- -)	*A102 schaut auf den Ausweis.*

[154]

	..	420 [14:51.6]	421 [14:53.6]
A102 [v]	anästhesieausweis		<<p> anästhesieausweis>
P107 [v]			oder wollen se ne kopie von haben vielleicht↑
[pnv]		(- -)	*A102 trommelt mit den Fingern auf den Tisch. A102 nimmt den Ausweis.* (-)

[155]

	.. 423 [14:56.9]	424 [14:57.8]	425 [14:58.6]	426 [14:59.4]
A102 [v]	von anästhesieausweis↑			können wir (bes) können wir eine
P107 [v]		hm		
[pnv]			*(-) A102 nickt, schaut weiter auf den Ausweis.*	

226 Transkript: A102P107pddb, Anhang: 76–111.

[156]

	..	427 [15:01.5]	428 [15:02.8]
A102 [v]	kopie machen		oder sogar der ausweis hier (.) in die COUvert
[pnv]		*(- -)*	*A102 deutet auf die Patientenakte.*

[157]

	..	429 [15:06.9]	430 [15:07.3]
A102 [v]	reinstecken		und das kriegen sie aber wieder (.) wenn sie entlassen werden
[pnv]		*(-)*	*A102 legt den Ausweis auf den Tisch.*

[158]

	..	431 [15:10.2]	432 [15:12.6]
A102 [v]	ja↑		können wir
P107 [v]		<<all> ja oder oder> können se nicht da eine kopie von machen	
[pnv]			*A102 zuckt mit den*

[159]

	..	433 [15:13.3]	434 [15:15.4]
A102 [v]	auch eine kopie machen		<<grinsend> sie haben
P107 [v]		machen se doch bitte eine kopie (.) das ist	
[pnv]	*Achseln.*		*A102 betrachtet weiter den Ausweis*

[160]

	..	435 [15:16.6]	436 [15:18.0]
A102 [v]	angst dass sie das verlieren>		ja ja klar auf jeden
P107 [v]		ja in so einem krankenhaus weiß man nie ha ha	
[pnv]			*A102 schreibt.* (11.64)

Die Patientin möchte, dass eine Kopie von ihrem Anästhesieausweis angefertigt wird, sodass sie das Original behalten kann. In Segment 421 formuliert P107 ihre Bitte als höfliche Frage bzw. als Vorschlag: „wollen se ne kopie von haben“. Dabei verwendet sie die Relativierung „vielleicht“, wodurch die Ausführung noch stärker als optional markiert wird. In Segment 431 formuliert sie die Frage als höfliche Bitte, indem sie den Konjunktiv und eine Negation verwendet: „können se nicht“. Zuletzt fordert sie A102 auf, ihrer Bitte nachzukommen, indem sie den Imperativ verwendet: „machen se [...] eine kopie". Durch die Verwendung von „doch bitte" relativiert sie die Aufforderung und formuliert sie als höfliche Bitte.

Die vorsichtigen Formulierungen in den Segmenten 421 und 431 spiegeln die hierarchischen Strukturen der API (siehe Kap. 2.11.1.). Erst nachdem der Arzt auch nach der zweiten Bitte keine eindeutige Antwort gegeben hat, formuliert die Patientin eine Aufforderung.

Es konnte gezeigt werden, dass die Patienten/innen in den neuen analysierten Gesprächen vergleichsweise viele Fragen stellen. Diese für den Kontext hohe Anzahl an Fragen legt nahe, dass Patienten/innen in Prämedikationsgesprächen mit Ärzten/innen, die Deutsch als L2 sprechen, einen höheren Bedarf haben, Verstehen zu sichern.

8.2.3 Erringen von Verstehen

In den Gesprächen, die A101 mit P102 und P104 führt, fällt auf, dass sich die Patienten/innen Informationen und Verstehen regelrecht erringen. In Kapitel 5 wurde das Gespräch mit P102 bereits detailliert betrachtet. Dabei wurde auch die von P102 hervorgebrachte Fragebatterie zur Medikamenteneinnahme vor der Operation dargestellt (sieht Kap. 5.4.1.). Es wurde geschlussfolgert, dass P102 medizinisch relevante Informationen nicht bekommen hätte, wenn sie nicht beharrlich nachgefragt hätte. Auch der Patient P104 stellt beharrlich Nachfragen und verwendet darüber hinaus weitere Verfahren der Verstehenssicherung. Wie in Kapitel 2.11.3. bereits dargestellt, nennt Nowak (2010) Wiederholen, Rephrasieren und Zusammenfassen als Verfahren, die von Ärzten/innen zur Verstehenssicherung eingesetzt werden. In dem Gespräch, das A101 mit P104 führt, setzt der Patient wiederholt diese Verfahren ein, um sein Verstehen zu sichern. Dementsprechend fällt der hohe Redeanteil des Patienten in diesem Gespräch auf. Wie in der Tabelle unter 8.2.2. bereits angegeben, stellt P104 elf *eigeninitiative Fragen*. Darüber hinaus versucht er an drei Stellen, durch Wiederholen, Rephrasieren und Zusammenfassen der von A101 erteilten Informationen Verstehen zu sichern. Im Folgenden wird dieses Gespräch mit Blick auf die Verstehenssicherungen chronologisch betrachtet: Noch in der ersten Gesprächsminute informiert die Ärztin P104 darüber, dass für den bevorstehenden operativen Eingriff zwei Anästhesieverfahren (Regional- bzw. Plexusanästhesie[227] oder Allgemeinanästhesie) zur Auswahl stehen:

> „o:ke: herr P104 sie haben eigentlich zwei möglichkeiten als anästhesieverfahren entweder ein teilnarkose das heißt dass den arm nur betäubt wird o:der vollnarkose“ (62–68).

Durch die Formulierung „sie haben [...] zwei möglichkeiten“ wird die Entscheidung deutlich in den Verantwortungsbereich des Patienten gestellt und dieser zu einer Entscheidung aufgefordert. Allerdings gibt A101 dem Patienten keine Entscheidungshilfe.

Im Sinne des allgemein anerkannten Modells des *shared decision making* sollte in der API ein Austausch an medizinisch relevanter Information durch die Ärzte/innen und individueller Sichtweisen durch die Patienten/innen stattfinden, auf dessen Grundlage konsensuelle Entscheidungen getroffen werden können (vgl. Nowak 2010: 325–326). Nowak (2010: 327) stellt allerdings die Hypothese auf, dass in realen API kaum Entscheidungsprozesse stattfinden.

In Fall von P104 führt die fehlende Information dazu, dass der Patient sich (noch) nicht in der Lage sieht, eine Entscheidung zu treffen. Im Folgenden scheint der Patient sich die nötige Information durch mehrere Nachfragen regelrecht zu erringen:

[23] Transkript: A101P104pddb[228]

	68 [01:49.1]	69 [01:50.0]	70 [01:51.0]	71 [01:51.7]	72 [01:53.8]
A101 [v]	vollnarkose			h° die beiden sind gut he he also	wenn sie
P104 [v]		was empfEHLen sie			
[pnv]			(-)	A101 lacht beim Ausatmen.	

227 Eine Beschreibung der verschiedenen Anästhesieverfahren ist in Kapitel 3.2.3.3. zu finden.

228 Transkript: A101P104pddb, Anhang: 36–48.

[24]

	..		73 [01:57.4]	74 [01:57.9]	75 [01:58.3]
A101 [v]	kooperativ sind (.) dann machen wir gern ein teilnarkose			weil	
P104 [v]			öh	klar	
[pnv]		*P102 guckt erstaunt und zuckt mit den Schultern. (-)*			

[25]

	76 [01:58.8]	77 [01:59.3]	78 [02:03.2]
A101 [v]	eh	das der arm wird eh nur betäubt aber sie sind wach anschpreschbar	
P104 [v]			hm
[pnv]		*P104 faltet mühevoll den Fragebogen, da er seine linke Hand nicht richtig benutzen kann.*	

[26]

	..	79 [02:03.6]
A101 [v]		aber jederzeit können sie natürlich was zum dämma schlafen be kommen
P104 [v]	hm	
[pnv]		*A102 macht mit der linken Hand eine Geste.*

[27]

	..	81 [02:07.2]	82 [02:07.8]	83 [02:08.0]
A101 [v]				äh oder (.) vollnarkose das heißt dass sie tief und fest
P104 [v]	ja:	ja		
[pnv]			*(.)*	*P104 faltet den Fragebogen*

[28]

	..	84 [02:12.2]	85 [02:12.8]
A101 [v]	schlafen werden		
P104 [v]			ehm birgt denn eine vollnarkose irgendwie mehr
[pnv]		*(-)*	*P104 faltet den Fragebogen*

[29]

	..	86 [02:16.2]	87 [02:16.5]	88 [02:17.6]	89 [02:18.7]
A101 [v]		nein		also jede narkose	also jede medizinische eingriff
P104 [v]	mehrere risiken		mit sich als eine teilnarkose		
[pnv]					

[30]

	..	90 [02:22.7]	91 [02:23.7]	92 [02:24.5]
A101 [v]	baar risiken hat hehe das ist genau so °h	also die risiken	steht hier und auch also	
P104 [v]		ja klar		hm_hm
[pnv]	*P102 lässt den Blick durch den Raum wandern.*			

[31]

	93 [02:25.2]	94 [02:27.2]	95 [02:27.4]
A101 [v]	in beiden anästhesieverfahren		
P104 [v]			o:ke: und gibt es ein verfahren mit mehr
[pnv]		*(.)*	*P102 gestikuliert.*

[32]

	..	96 [02:32.2]	97 [02:32.8]
A101 [v]		also	ich finde mit der
P104 [v]	risiken oder ist es ist es egal welches es nehm ich nehme ( )		

[33]

	..	98 [02:36.8]	99 [02:37.1]	100 [02:37.5]
A101 [v]	mit der eh vollnarkose ist eher mehr risiken			aber mit teilnarko se ist
P104 [v]			o:ke:	gut
[pnv]		*(.)*		

[34]

	..	102 [02:38.8]	103 [02:39.3]	104 [02:39.7]
A101 [v]	definitiv	besser		
P104 [v]		ehm		geht das so dass ich ein bisschen was kriege damit ich ein
[pnv]				*P104 gestikuliert mit dem gesunden Arm und wippt*

[35]

	..	105 [02:42.9]	106 [02:43.5]	107 [02:44.5]	108 [02:45.2]
A101 [v]		sicher		sicher	
P104 [v]	bisschen:	duselig bin und dann erst öh die			teilnar
[pnv]	*den Kopf nach rechts und links. A101 nickt.*			*P104 deutet auf seine linke Achselhöhle.*	

[36]

	109 [02:45.7]	110 [02:46.5]	111 [02:47.1]	112 [02:47.6]
A101 [v]	das ist klar		ja	o:ke: also wie läuft das ab↑ ich erkläre es
P104 [v]	kose	dann mache ich das so		
[pnv]	*A101 nickt.*			*A101 schlägt den Fragebogen auf und dreht ihn P104 hin. P104*

Zunächst bittet der Patient explizit um eine Empfehlung: „was empfehlen sie“ (69). Die Ärztin stellt daraufhin fest, dass beide zur Auswahl stehenden Anästhesieverfahren „gut“ (71) sind. Im Folgenden informiert sie, dass „wir“ (72), d. h. das Operationsteam bzw. die Klinik, „gerne“ (ebd.) eine örtliche Betäubung durchführen, da der Patient bei diesem Verfahren „wach anschpreschbar“ (77) ist. Mit dieser Antwort kommt A101 der Bitte des Patienten nicht nach, da sie keine Empfehlung ausspricht, sondern darüber informiert, welche Vorliebe die Klinik hat. Dabei schränkt sie ein: „wenn sie kooperativ sind“. Diese Einschränkung löst bei dem Patienten sichtlich Verwirrung aus: Er guckt erstaunt/irritiert, zieht die Achseln hoch, zögert und stellt fest: „klar“ (76). Die Irritation des Patienten ist nachvollziehbar, da A101 durch ihre Einschränkung die Möglichkeit impliziert, dass P104 sich nicht kooperativ verhält. Darüber hinaus sind die Ausführungen von A101 keine Antwort auf seine Frage.

Im Folgenden informiert die Ärztin zusätzlich, dass bei einer Plexusanästhesie nachträglich noch die Möglichkeit besteht, eine Allgemeinanästhesie einzuleiten. Da der Patient noch keine Information bekommen hat, die ihm bei der Entscheidung für eines der beiden Verfahren nutzt, konkretisiert er seine Bitte: Er fragt, ob eines der beiden Verfahren mit mehr Risiken verbunden ist (85–88). Mit dieser Frage greift er einen Aspekt heraus, der seiner Meinung nach relevant für die Entscheidung ist. Auf die Frage antwortet A101, noch während P104 spricht mit „nein“ (86). Es ist anzunehmen, dass die Ärztin die Frage nicht verstanden hat, da außer Frage steht, dass eine Allgemeinanästhesie mit mehr Risiken verbunden ist, als eine Regionalanästhesie. Im Folgenden weist die Ärztin darauf hin, dass jeder medizinische Eingriff mit Risiken verbunden ist und darauf, dass die Risiken in dem Aufklärungsbogen beschrieben sind (88–93). Hiermit geht die Ärztin nicht auf die individuellen Fragen des Patienten ein, sondern reproduziert eine Standardformulierung, die sie in der Regel vor der Frage nach dem Wunsch einer Risikoaufklärung verwendet (vgl. Kap. 5.1.2.), und verweist auf die allgemeinen Informationen im Aufklärungsbogen. Noch immer hat der Patient keine Information bekommen, die ihn bei seiner Entscheidung unterstützt. Nach kurzem Zögen reformuliert er seine Frage: „gibt es ein verfahren mit mehr risiken“ (95), und fragt zusätzlich nach der Relevanz seiner Entscheidung: „oder ist es egal welches ich nehm“ (ebd.). Diese reformulierte Wiederholung der Frage lässt darauf schließen, dass der Patient annimmt, dass die Ärztin seine Frage nicht verstanden hat. Erst nach dieser Reformulierung beantwortet A101 die Frage des Patienten mit „vollnarkose ist eher mehr risiken“ (97). Durch die Verwendung von „ich finde“ (97) markiert die Ärztin ihre Antwort als persönliche bzw. private Meinung. Möglicherweise handelt es sich hier um einen Fehler in Bezug auf die Wahl eines angemessenen[229] Registers. Bevor der Patient die Entscheidung für eines der beiden Verfahren treffen kann, braucht er eine weitere Information. Er möchte wissen, ob er vor bzw. zusätzlich zu der Anästhesie ein Medikament bekommen kann, dass ihn „duselig“ (105) macht. Es ist davon auszugehen, dass er sich ein beruhigendes Mittel wünscht, das seine Wahrnehmung einschränkt. Nachdem die Ärztin ihm mehrfach versichert hat, dass dies möglich ist (105–109), entscheidet P104: „dann mache ich das so“ (110).

Nachdem der Patient diese Entscheidung getroffen hat, informiert die Ärztin ihn über den Ablauf der Plexusanästhesie. Wie in Kapitel 5.3.2. bereits dargestellt wurde, ist die sprachliche Umsetzung der Ärztin zum Teil so ungünstig, dass sie beunruhigend[230] wirken kann. Auch an dieser Stelle können die Kombination von Wortwahl und mehreren sprachlichen Fehlern zu Nicht-Verstehen und Verunsicherung führen:

> „o:ke: also wie läuft das ab↑ ich erkläre es ihnen über (.) das bild das ist hier in de aktik wo eh da liegt die nerven die den den ganzen arm versorgt mit hilfe unser ultraschallsgerät kann man genau definieren wo die nerven sind (.) und wenn wir die nerven erwischen wird_n lokalbetäubung gespritzt“ (112–120)

Neben der beunruhigenden Wortwahl „wenn wir die nerven erwischen“ könnten auch Verstehensprobleme aufgrund der auftretenden sprachlichen Fehler

229 In Kapitel 4.1.1. wird die Verwendung und Bedeutung der Bezeichnung „unangemessen/angemessen“ im Rahmen dieser Studie erklärt.

230 In Kapitel 4.1.1. wird die Verwendung und Bedeutung der Bezeichnung „beunruhigend“ im Rahmen dieser Studie erklärt.

(bspw. „aktik“ statt „Achsel“) eine beängstigende Wirkung auf den Patienten haben. Die folgende Nachfrage des Patienten kann als Hinweis auf seine Beunruhigung bzw. Sorge verstanden werden:

[40] Transkript: A101P104pddb[231]

	.. 120 [03:06.3]	121 [03:08.1]	122 [03:08.8]	123 [03:09.2]
A101 [v]	wird_n lokalbetäubung gespritzt		wann	
P104 [v]		super	wird	wird das zuerst öh irgendwie
[pnv]				*P104 deutet auf die Abbildung.*

[41]

	124 [03:10.8]	125 [03:11.7]	126 [03:12.1]	127 [03:13.0]
A101 [v]	wird das gemacht		genau bevor sie überhaupt in o:pe:	reinfahren
P104 [v]	angetäubt	bevor	ah o:ke:	
[pnv]	*P104 deutet auf seine linke Achselhöhle.*			

Nachdem die Ärztin den Patienten darüber informiert hat, wie und wo die Regionalanästhesie gespritzt wird (112–120), möchte dieser wissen, ob die entsprechende Stelle zuvor „angetäubt“ (124) wird. Diese Nachfrage lässt darauf schließen, dass der Patient annimmt, dass das Spritzen der Regionalanästhesie schmerzhaft ist. Die Ärztin antwortet auf die Frage des Patienten: „genau bevor sie überhaupt in o:pe: reinfahren“ (126–127). Diese Antwort muss von dem Patienten als Bestätigung seiner Annahme verstanden werden. Im Folgenden beschreibt die Ärztin den weiteren Ablauf am Operationstag:

[42] Transkript: A101P104pddb[232]

	128 [03:15.0]	129 [03:15.6]	130 [03:16.3]	131 [03:18.8]	132 [03:19.3]
A101 [v]		o:ke:↑ und	ehm wenn de äh	die betäubung sitzt	dann (.) kann man o:ke:
P104 [v]	o:ke:			hm_hm	

231 Transkript: A101P104pddb, Anhang: 36–48.

232 Transkript: A101P104pddb, Anhang: 36–48.

[43]

	..	133 [03:23.1]	134 [03:23.4]	135 [03:23.8]	136 [03:25.9]
A101 [v]	anfangen (.) dauert nur ein paar minuten und der arm bleibt betäu äh taub				
P104 [v]			o:ke:		h m h m

[44]

	137 [03:26.4]	138 [03:28.4]	139 [03:30.4]
A101 [v]	vielleicht für EIN halbe stunde das reicht vollkommen aus für die		äh für
P104 [v]			für
		Handy klingelt.	*Handy klingelt. Handy*

[45]

	..	141 [03:32.0]	142 [03:32.5]	143 [03:34.1]
A101 [v]	die opera		ein ein und_a halb also neunzig minuten	
P104 [v]	anderthalb↑ oder eine halbe stunde			also neunzig
	klingelt.	*Handy klingelt.*	*Handy klingelt.*	*Handy klingelt*

[46]

	..	144 [03:35.1]	145 [03:36.2]	146 [03:36.9]	147 [03:37.9]
A101 [v]			entschuldigen sie		
P104 [v]	minuten ah o:ke: hmhm hmhm			kein problem	
[pnv]	*A101 nimmt das*				
		Handy klingelt	*Handy klingelt*	*Handy klingelt*	*Handy klingelt*

[47]

	..	148 [03:42.6]
A101 [v]		hallo↑ entschuldigung ich kann jetzt nicht ich melde mich (.) äh später
[pnv]	*Gespräch an. A101 telefoniert.*	

Während dieser Beschreibung macht die Ärztin einen sprachlichen Fehler, der dazu führt, dass der Patient die Zeitangabe nicht versteht („EIN halbe stunde“ statt „anderthalb Stunden“). Auf die Nachfrage des Patienten „anderthalb oder eine halbe stunde“ reagiert die Ärztin zunächst mit einer noch immer fehlerhaften Selbstkorrektur „ein ein und_a halb“. Im Anschluss reformuliert sie die Zeitangabe durch „also neunzig minuten“. Noch während der Patient Verstehen signalisiert, klingelt das Arbeitshandy der Ärztin und das Prämedikationsgespräch wird durch ein kurzes Telefonat unterbrochen. Im Anschluss an dieses Telefonat setzt der Patient ein weiteres Verfahren der Verstehenssicherung ein. Er fasst zusammen, wie er den Ablauf der Anästhesie verstanden hat. Dadurch, dass die Ärztin mit einem Widerspruch reagiert, wird deutlich, dass ein Missverständnis vorliegt:

[48] Transkript: A101P104pddb[233]

	149 [03:46.6]	150 [03:47.6]	151 [03:48.3]	152 [03:49.7]	153 [03:50.5]	154 [03:50.9]	155 [03:51.3]
A101 [v]		tschüss				ja↑	
P104 [v]				o:ke:		also kriege ich	
[pnv]	*(-)*		*A101 steckt das Telefon in die Kitteltasche.*		*(-)*		*P104*

[49]

	..
P104[v]	erstmal denk denke ich irgendwo eine kleine spritze und dann wird das taub und
[pnv]	*greift sich an die linke Schulter.* *P104 deutet*

[50]

	..	156 [03:55.7]	157 [03:57.1]	158 [03:57.6]
A101 [v]		ne: es ist nur eine spritze		hier (.)
P104 [v]	dann kriege ich die große spritze hier		ach so das ist nur	
[pnv]	*mit dem Zeigefinger eine Spritze in die Achselhöhle an.*			*A101 deutet*

[51]

	..	159 [04:00.0]	160 [04:00.9]
A101 [v]	eine spritze hier in diesen nerven	o:ke: °h	natürlich auf der andere
P104 [v]	die eine spritze die hier in den nerv geht	ah o:ke:	o:ke:
[pnv]	*auf die Abbildung.*		

Durch die Zusammenfassung des Patienten wird deutlich, dass dieser die Antwort der Ärztin in den Segmenten 125 bis 127 als Bestätigung seiner Annahme

233 Transkript: A101P104pddb, Anhang: 36–48.

verstanden hat. Der Patient geht davon aus, dass er zunächst eine leichte Betäubung und erst im Anschluss die Regionalanästhesie gespritzt bekommt. Diesem Verständnis widerspricht die Ärztin (156). Es muss an dieser Stelle festgestellt werden, dass das vorliegende Missverständnis nur durch die vom Patienten initiierte Verstehenssicherung bearbeitet werden konnte. Nachdem die Ärztin der Annahme des Patienten widersprochen hat, fährt sie mit der folgenden Information in Bezug auf die zum Einsatz kommenden Spritzen fort:

> „hier (.) eine spritze hier in diesen nerven o:ke: °h natürlich auf der andere seite we äh kriegen sie ein venöse zuGANG zum flüssigkeit äh äh zu bekommen äh antibiotikum zuSÄTZliche schmerz mittel da ist klar also venöse zuGANG muss man sowieso kriegen“ (158–166)

Die Ärztin informiert, dass es nur eine Spritze und den venösen Zugang an der anderen Hand geben wird. Nun ist das Missverständnis beseitigt, aber der Patient wiederum beunruhigt, da er (wie oben dargestellt) davon ausgeht, dass das Spritzen der Regionalanästhesie schmerzhaft ist. Dieser Sorge entsprechend stellt der Patient eine weitere Nachfrage:

[54] Transkript: A101P104pddb[234]

	.. 166 [04:11.5]	167 [04:13.6]	168 [04:14.2]
A101 [v]	venöse zuGANG muss man sowieso kriegen °h		
P104 [v]	h m h m		o:ke: ist das denn sehr
[pnv]		*(-)*	*P104 zeigt auf seine Achselhöhle*

[55]

	.. 169 [04:16.2]	170 [04:17.6]	171 [04:18.6]
A101 [v]	nein wir machen das unter lokalbetäubung also (.)		
P104 [v]	schmerzhaft diese spritze hier↑ in den nerv↑		ah ah ah
[pnv]			

234 Transkript: A101P104pddb, Anhang: 36–48.

[56]

	.. 172 [04:20.5]	173 [04:22.4] 174 [04:22.8] 175 [04:23.3]
A101 [v]	jetzt is so einen klein pieks genau so wie beim zahnarzt	und dann geht es
P104 [v]	o:ke: o:ke:	h m h m hm hm

[57]

	.. 176 [04:24.0] 177 [04:24.7] 178 [04:25.1] 179 [04:25.5] 180 [04:26.0] 181 [04:26.6]			
A101 [v]	los	ja↑	alles klar	sie kommen auch an dem tag
P104 [v]	o:ke: gut		ja	
[pnv]	*(-)*		*(-)*	

Die Ärztin verneint die Frage, ob die Regionalanästhesie schmerzhaft ist (169). Die folgende Erläuterung der Ärztin „wir machen das unter lokalbetäubung“ ist allerdings irritierend. Durch den Kontext muss „das“ zunächst auf „diese spritze hier“, d. h. auf die Regionalanästhesie, bezogen werden. Allerdings wird nicht die Regionalanästhesie, sondern die Operation „unter lokalbetäubung“ durchgeführt. Darüber hinaus ist die Tatsache, dass die Operation unter Regionalanästhesie durchgeführt wird, keine Erklärung dafür, dass das Spritzen der Regionalanästhesie nicht schmerzhaft ist. Die weitere Erläuterung der Ärztin „is so einen klein pieks genau so wie beim zahnarzt“ ist ebenfalls nicht beruhigend. Es ist anzunehmen, dass der Vergleich „wie beim zahnarzt“ (172) auf viele Patienten/innen eher beunruhigend[235] wirkt. Nachdem die Ärztin den Patienten direkt im Anschluss angewiesen hat, am Operationstag nüchtern zu erscheinen, fragt sie, ob sie ihm die Risiken der Narkose beschreiben soll. Der Patient verneint dies und sichert im Anschluss wiederum Verstehen:

[58] Transkript: A101P104pddb[236]

	.. 182 [04:28.6]	183 [04:30.7] 184 [04:31.6]
A101 [v]	nüchtern also das ist auch sehr wichtig	öhh° soll ihnen jetzt erzählen über
P104 [v]	ja klar (.) hm hm	
[pnv]	*A101 blättert im Fragebogen* *(-)*	

235 In Kapitel 4.1.1. wird die Verwendung und Bedeutung der Bezeichnung „beunruhigend“ im Rahmen dieser Studie erklärt.

236 Transkript: A101P104pddb, Anhang: 36–48.

[59]

	.. 185 [04:35.9] 186 [04:37.5]
A101 [v]	die risiken auch von diesem narkose also jeder medizinische eingriff äh besser
P104 [v]	nä: besser

[60]

	.. 187 [04:39.6] 188 [04:41.4]
A101 [v]	nicht wollen sie nicht
P104 [v]	nicht (.) ich habe schon mal was gelesen das ist klar also schiefgehen kann es ja

[61]

	..	189 [04:43.6]	190 [04:45.6]
P104 [v]	immer		aber h° äh ich denke bei der lokalen narkose ist das ist das
[pnv]		*A101 schreibt.*	

[62]

	..	191 [04:49.0]	192 [04:51.3]	193 [04:55.1]
A101 [v]		ich finde es auch noch geringer das ist klar		
P104 [v]	risiko noch geringer (.) ja: gut			ehm: ist das
[pnv]			*A101 schreibt .*	*A101 schreibt.*

Der Patient möchte an dieser Stelle noch einmal sicherstellen, dass die Regionalanästhesie das weniger risikoreiche Verfahren ist. Durch „ich denke“ markiert er die Information als sein Verständnis. Die Ärztin bestätigt dieses Verständnis. Dabei markiert sie ihre Bestätigung wiederum durch „ich finde“ als persönliche Meinung (vgl. 97), was in diesem professionellen bzw. beruflichen Kontext irritiert. Im Folgenden stellt der Patient weitere Nachfragen zu Anästhesie:

[63] Transkript: A101P104pddb[237]

	..
P104 [v]	sehr laut eigentlich die operation↑ also kriege ich da viel mit von irgendwie mit
[pnv]	

237 Transkript: A101P104pddb, Anhang: 36–48.

[64]

	..	194 [05:01.9]	195 [05:03.9]	196 [05:05.7]
A101 [v]		nein (.) das nicht auch		
P104 [v]	bohren und sägen oder irgendwas↑	oder o:ke: gut o:ke		und falls
[pnv]		*A101 schüttelt den Kopf.*	*A101 schreibt.*	

[65]

	..	197 [05:09.1]
A101 [v]		also (ich/es) stehe
P104 [v]	ich dann während der operation sage o:ke: ich spüre irgendwas oder ehm ehm	

[66]

	198 [05:10.0]	199 [05:11.1]	200 [05:12.5]	201 [05:13.0]
A101 [v]	an ihrer seite immer anästhe sist also sie sin nisch alleine			ehh°
P104 [v]		also dann könnten sie noch noch ein bisschen noch		
			P104 lacht.	

[67]

	..	202 [05:13.7]	203 [05:14.5]	204 [05:15.5]	205 [05:17.0]
A101 [v]		dann kann man		auch ab jetzt schreiben	
P104 [v]	ein bisschen heh mehr betäuben und dann heheh°				ja
	A101 lacht beim Ausatmen.			*A101 schreibt.*	

[68]

	206 [05:17.7]	207 [05:19.8]	208 [05:20.4]	209 [05:23.0]	210 [05:23.3]
A101 [v]			also bevor sie äh ins o:pe: gebracht werden		äh wird äh
P104 [v]		( )		h m h m	
[pnv]	*(- -)*				

[69]

	..	211 [05:27.0]	212 [05:27.4]	213 [05:28.0]
A101 [v]	kriegen sie so ein bruhigungsmittel auf station		erstmal ein	tablette
P104 [v]		ah o:ke:	sehr gut	

[70]

..	214 [05:30.7]	215 [05:31.1] 216 [05:32.0]	217 [05:33.9]
A101 [v]	und noch was äh im o:pe: zusätzlich		
P104 [v]		ah o:ke: gut	also bin
[pnv]	*(-) A101 schreibt*	*(- -) A101 schreibt A101*	*schreibt*

[71]

..	218 [05:35.9]	219 [05:45.3]
A101 [v]		noch fragen daZU↑
P104 [v]	ich jetzt nicht hellwach die ganze zeit	
[pnv]		*(9.42) P104 schnieft, A101 schreibt. A101 schaut P102 nicht an.*

Die Fragen in diesem Ausschnitt zeigen, dass die bisherigen Informationen der Ärztin noch nicht zur Beruhigung des Patienten ausreichen. Der Patient kann sich noch nicht vorstellen, in welchem Zustand er während der Operation sein wird. Zunächst fragt er, ob er laute Operationsgeräusche hören wird (193). Die Ärztin verneint diese Frage: „nein (.) das nicht auch" (194). Es kann nicht nachvollzogen werden, ob „auch" hier als Adverb oder Partikel verwendet und was dadurch kommuniziert werden soll. Nun setzt der Patient an, eine weitere Frage zu stellen. Er skizziert den Fall, dass er während der Operation noch „irgendwas" (196) spürt. Bevor er seine Frage stellen kann, wird er von der Ärztin unterbrochen. Sie versichert ihm, dass er während der Operation „nicht alleine" ist, da die Anästhesistin bzw. der Anästhesist ununterbrochen an seiner Seite ist. Der Patient fährt fort, seine Frage in Form eines Deklarativsatzes zu stellen: „also dann könnten sie noch noch ein bischen noch ein bisschen heh mehr betäuben" (199–202). Offensichtlich ist der Patient besorgt, dass er während der Operation Schmerzen haben könnte. Die Ärztin bestätigt oder verneint diese Annahme des Patienten nicht, sondern antwortet: „dann kann man auch ab jetzt schreiben" (203–204). Diese Äußerung der Ärztin ist aus dem Gesprächszusammenhang nicht zu verstehen. Auf dem Video ist zu sehen, dass A101 an dieser Stelle etwas in das Anästhesieprotokoll schreibt. Es ist anzunehmen, dass sie an dieser Stelle die Angabe „Dormicum Tab"[238] als Prämedikation aufschreibt

238 Dormicum ist der handelsübliche Name eines häufig zur Prämedikation eingesetzten Benzodiazepins, d. h. einer angstlösenden Substanz (vgl. Striebel 2017: 6).

(siehe Anhang: 192). Im Folgenden führt sie aus, dass P104 bereits auf Station eine Beruhigungstablette bekommen wird und später im Operationssaal „noch was [...] zusätzlich“ (213). Der Patient versucht noch einmal sein Verstehen zu sichern und fasst zusammen, wie er die Information der Ärztin bezüglich seines Zustandes während der Operation versteht: „also bin ich jetzt nicht hellwach die ganze zeit“ (217). Auf diese Verstehenssicherung reagiert die Ärztin nicht, sondern schreibt weiter das Anästhesieprotokoll. Nach ca. 10 Sekunden gibt sie die abschließende Nachfragemöglichkeit: „noch fragen daZU↑“. Während die Ärztin diese Frage stellt, schaut sie den Patienten nicht an und schreibt weiter. In diesem Kontext wirkt die Nachfragemöglichkeit irritierend. Der Patient hat bereits mehrere Fragen gestellt. Eine Frageformulierung wie „Haben sie noch weitere Fragen?“ würde der Situation eher entsprechen. Die Ärztin hat auf die vorangegangenen Fragen zum Teil nicht direkt geantwortet, den Patienten unterbrochen und zuletzt auf seine Verstehenssicherung nicht mehr reagiert. Durch diese Handlungen und dadurch, dass sie mit Schreiben beschäftigt ist, vermittelt A101 eine starke Präferenz für die Antwort „nein“. Entsprechend irritiert reagiert der Patient auf diese Nachfragemöglichkeit:

[72] Transkript: A101P104pddb[239]

	220 [05:46.6]	221 [05:47.2]	222 [05:48.4]	223 [05:49.3]	224 [05:50.3]	225 [05:51.1]
P104 [v]		h°		weiß ich nicht		öh ist irgendwie: sollte ich irgendwas
[pnv]	*(-)*		*(-)*		*(-)*	*A101 schreibt*

[73]

	..	226 [05:55.0]
P104 [v]	besonderes bedenken oder öh so wie ich das jetzt	verstanden habe kriege ich ne ne
[pnv]		

Nach auffälligem Zögern und tiefem Einatmen stellt der Patient fest, dass er nicht weiß, ob er noch Fragen hat (223). Nach weiterem Zögern stellt er die Gegenfrage: „sollte ich irgendwas besonderes bedenken“ (225). An dieser Stelle wird besonders deutlich, dass auch das Stellen von Fragen ein gewisses Maß an Wissen und Verstehen voraussetzt. Der Patient kann an dieser Stelle keine konkrete Frage formulieren, scheint aber unsicher zu sein, ob er alle relevanten In-

239 Transkript: A101P104pddb, Anhang: 36–48.

formationen verstanden hat. Nun beginnt er zusammenzufassen, wie er die Informationen über den Ablauf der Anästhesie verstanden hat: „so wie ich das jetzt verstanden habe“ (226). Hierdurch versucht der Patient wiederum, Verstehen zu sichern und der Ärztin die Möglichkeit zu geben Missverstehen zu korrigieren:

[74] Transkript: A101P104pddb[240]

	..	227 [05:59.4]228 [05:59.9]	229 [06:00.4]
A101 [v]		genau dann	
P104 [v]	en beruhigungsmittel vor der op	dann kriege ich hier einen tropf mit weiß	
[pnv]		*A101 nickt.*	*P104 deutet mit der linken Hand auf den*

[75]

	..	230 [06:02.6]	231 [06:04.1]
A101 [v]		und flüssigkeit	
P104 [v]	ich nicht antibiotikum und	vielleicht noch ein leichtes leich tes beruhigungsmittel	
[pnv]	*rechten Unterarm.*	*P104 gestikuliert.*	

[76]

	232 [06:05.1]	233 [06:05.8]
A101 [v]	genau	
P104 [v]	dann kriege ich diese spritze	
[pnv]		*P104 hebt den linken Arm und deutet mit der rechten Hand auf die linke Achselhöhle.*

[77]

	234 [06:06.4]	235 [06:07.2]236 [06:07.6]	237 [06:09.4]	238 [06:10.0]
A101 [v]	ganz genau	dann		
P104 [v]		dann ist mein arm betäu betäubt und ich bin auch leicht betäubt		
[pnv]		*(-)* *P104 streckt den linken Arm vor den Körper.*		*P104 legt*

240 Transkript: A101P104pddb, Anhang: 36–48.

[78]

	..	239 [06:10.7]	240 [06:11.6]
A101 [v]		rischtisch	
P104 [v]		dann geht es los dann dauert es	dreißig bis
[pnv]	*den Kopf schief und schließt die Augen. P104 gestikuliert mit der rechten Hand. P104 schaut A101 an.*		*P104 zieht die*

[79]

	..	241 [06:12.8]	242 [06:13.5]	243 [06:15.0]	244 [06:15.4]	245 [06:15.7]
A101 [v]		rischtisch		ja		ja
P104 [v]	vierzig minuten in im		geplanten zustand	könnte auch länger dauern		wenn es
[pnv]	*Augenbrauen hoch.*		*A101 nickt.*	*A101 nickt.*		*A101 nickt.*

[80]

	..	246 [06:16.2]	247 [06:17.3]	248 [06:18.9]	249 [06:19.2]
A101 [v]			reicht auch die narkose aus		hmhm
P104 [v]	länger dauert	müssen sie	dann so sehen wie sie ah o:ke: o:ke:		gut
[pnv]			*P104 gestikuliert mit der rechten Hand.*		*A101 nickt und schaut wieder*

[81]

	..	250 [06:19.7]	251 [06:20.2]	252 [06:23.2]
A101 [v]				
P104 [v]			und o:ke: ja (.) dann weiß ich ja wie das abläuft	ehm
[pnv]	*auf die Unterlagen. (-)*		*A101 schreibt* (- -)	

P104 fasst zusammen, dass er zunächst ein Beruhigungsmittel bekommt, dann in den Operationssaal gebracht wird und dort eine Infusion sowie möglicherweise ein weiteres Beruhigungsmittel bekommt. Es bleibt in seiner Schilderung unklar, ob und in welcher Form das zweite Beruhigungsmittel verabreicht wird. Die Ärztin bestätigt die Ausführungen von P104 und wiederholt ihre Information aus Segment 160, dass über die Infusion nicht nur ein Antibiotikum, sondern auch Flüssigkeit verabreicht wird. P104 schildert weiter, dass er nun das Regionalanästhetikum in die Achselhöhle injiziert bekommt, wodurch sein Arm betäubt wird. Er geht davon aus, dass sein übriger Körper auch „leicht betäubt" (237–238) sein wird. P104 schildert, dass die Operation mindestens 30 Minuten, möglicherweise aber über 40 Minuten dauert. A101 bestätigt die Ausführungen des Patienten. Sie wiederholt nicht die von ihr in Segment 143 angegebene Operationsdauer von 90 Minuten. P104 skizziert den Fall, dass die Operation länger dauert als geplant (245–246). A101 unterbricht den Patienten in dieser Ausführung mit „reicht auch die narkose aus" (247). Im Verlauf des Gespräches fällt auf, dass der Patient seine Schilderungen mit zunehmendem Aufwand gestisch und mimisch veranschaulicht. Im vorangegangenen und folgenden Ausschnitt wird dies besonders deutlich. Nach diesen Schilderungen stellt der Patient noch eine weitere Frage:

[82] Transkript: A101P104pddb[241]

	.. 254 [06:25.7]	255 [06:27.0]	256 [06:28.9]	257 [06:29.4]	258 [06:29.9]
A101 [v]			nein	auch nicht	
P104 [v]		kann ich die stelle sehen während ich in narkose			das wird
[pnv]	*(- -)*	*P104 streckt den linken Arm vor und legt die Stirn in Falten*			

[83]

	..	259 [06:30.6]	260 [06:31.2]	261 [06:31.7]	262 [06:32.7]
A101 [v]			wird alles bedeckt		
P104 [v]	irgendwie dann			o:ke: wunderbar	
[pnv]		*P104 deutet mit der rechten Hand einen Sichtschutz an.*			*(- -) A101*

Der Patient möchte wissen, ob er den operativen Eingriff an seinem Arm sehen kann. Die Ärztin versichert, dass das nicht der Fall sein wird. Sowohl bei seiner Frage als auch bei der Antwort der Ärztin veranschaulicht der Patient die Inhalte durch auffällige Mimik und Gestik.

Während A101 dem Patienten bereits den Bogen zur Unterschrift vorlegt, kommentiert sie in Bezug auf die letzte (möglicherweise auch die vorangegangenen) Fragen des Patienten:

[84] Transkript: A101P104pddb[242]

	..	263 [06:36.2]	264 [06:38.5]	265 [06:39.0]
A101 [v]		ach wir sind nicht so brutal eh°hehe		eh°hehe
P104 [v]			°h ja	keine
[pnv]	*dreht den Bogen um, reicht P104 den Kuli.*			

241 Transkript: A101P104pddb, Anhang: 36–48.

242 Transkript: A101P104pddb, Anhang: 36–48.

[85]

	..	266 [06:39.7]	267 [06:41.0]
A101 [v]		keine ahnung hehe°h	
P104 [v]	ahnung äh ich war ich war mit sechs zuletzt im eh krankenhaus (.) °h äh und ich		
[pnv]			*P104 unterschreibt.*

[86]

	..	268 [06:45.9]	269 [06:47.9]	270 [06:48.7]	271 [06:49.1]
A101 [v]			alles klar		vielen dank herr P104
P104 [v]	weiß gar nicht wie das alles geht				
[pnv]		*(- -)*		*(-)*	*A101 schaut in die Unterlagen.*

Der Kommentar „wir sind nicht so brutal" (263) wertet (zumindest) die vorangegangene Frage des Patienten als absurd. Durch ihr Lachen kommuniziert die Ärztin, dass dieser Kommentar scherzhaft gemeint ist. Möglicherweise möchte sie hierdurch die Situation entspannen oder den Patienten beruhigen. Es fällt auf, dass der Patient nicht mitlacht. Stattdessen erklärt er, dass er keine Erfahrung mit Operationen hat und keine Kenntnisse über den Ablauf. Nun folgt die Verabschiedung.

In der anschließenden Befragung gibt der Patient an, mit dem Gespräch zufrieden zu sein und die Ärztin verstanden zu haben. Dennoch konnte gezeigt werden, dass P104 großen interaktiven Aufwand betreibt, um sein Verstehen im Gespräch zu sichern. Er stellt auffällig viele Fragen, wiederholt die Information der Ärztin, rephrasiert und fasst sie zusammen. Dabei verwendet er auffällig viel veranschaulichende Mimik und Gestik. Dieses Verhalten steht in starkem Kontrast zu dem Verhalten, dass Klüber/Motsch/Spranz-Fogasy (2012) bei Patienten/innen in Prämedikationsgesprächen mit Ärzten/innen, die Deutsch als L2 sprechen, beobachten.

Der Patient ist ein 33-jähriger Grafiker ohne nennenswerte Operationserfahrung, der kooperativ, interessiert und in Bezug auf die Operation besorgt ist. Dieser Patient scheint auf die von ihm wahrgenommenen sprachlichen Einschränkungen der Ärztin zu reagieren. Als kompetenter Sprecher setzt er Fragen, Wiederholungen, Rephrasierungen, Zusammenfassungen und veranschaulichende Mimik/Gestik zur Verständnissicherung ein (vgl. Kap. 2.2.).

8.3 Fehlende Verstehenssicherung

Bei allen drei Ärzten/innen sind in den Prämedikationsgesprächen Stellen zu finden, an denen Nicht-Verstehen offensichtlich an die Oberfläche tritt, ohne dass dieses interaktiv erfolgreich bearbeitet wird. Die folgende Tabelle gibt einen Überblick über die entsprechenden Gesprächsausschnitte:

Ärzte/innen	Patienten/innen	Gesprächsausschnitt
A101	P102	123–143
	P103	32–63
		188–201
A102	P106	66–93
A103	P112	126–141

Tab. 79: Nicht-Verstehen

Die grau hinterlegten Gesprächsausschnitte sind bereits in vorangegangenen Kapiteln betrachtet worden. Im Folgenden werden diese drei Situationen kurz skizziert. Dabei werden die auftretenden sprachlichen Fehler genannt und die Zuordnung zu einer Gesprächskomponente sowie eine kurze Beschreibung des Ausschnittes gegeben. Es wird ebenfalls das Kapitel angegeben, in welchem der jeweilige Ausschnitt bereits genauer betrachtet wurde.

- **Ausschnitt:** Gespräch A101P102, Segmente 123–143
  Kapitel: 5.4.2.
  Sprachliche Fehler: unpassender Gebrauch der Komparation – speziell bei dem Adjektiv „häufig“, unpassende Verwendung von „zum Beispiel“
  Gesprächskomponente: Information erfragen
  Beschreibung: In diesem Ausschnitt fragt A101 die Patientin nach dem Auftreten von Asthmaanfällen. Es konnte gezeigt werden, dass die Ärztin bei der Frageformulierung und bei der Fragereformulierung sprachliche Fehler produziert. Diese Fehler haben wahrscheinlich zum Nicht- bzw. zum Missverstehen der Frage geführt. Die Patientin reagiert mit wiederholtem Widerspruch gegen die der Frage zugrundeliegende Präsupposition. Es wird kein Verstehen hergestellt und letztlich wird das Gespräch fortgeführt, ohne dass die Patientin die Frage beantwortet.

- **Ausschnitt:** Gespräch A101P103, Segmente 188–201
  Kapitel: 5.4.3.
  Sprachliche Fehler: beunruhigende[243] Wortwahl, fehlende und unpassende Präposition, fehlendes Reflexivpronomen, fehlerhafte Verbstellung im Fragesatz mit Modalverb
  Gesprächskomponente: Information erfragen
  Beschreibung: In diesem Ausschnitt möchte die Ärztin wissen, ob P103 eine mündliche Information über die Risiken der Spinalanästhesie wünscht. Die Ärztin gibt dem Patienten keine Orientierung und Information, die ihn bei seiner Entscheidung unterstützen könnte. Stattdessen treten an dieser Stelle sprachliche Fehler auf, die wahrscheinlich das Verstehen beeinträchtigt haben. Der Patient stellt fest, dass er nicht weiß, wie er antworten soll („weiß ich nicht" 192–193), und beantwortet die Frage nicht. Es wird auch an dieser Stelle kein Verstehen hergestellt und die Ärztin trifft letztlich die Entscheidung selbst.

- **Ausschnitt:** Gespräch A102P106, Segmente 66–93
  Kapitel: 6.4.4.
  Sprachliche Fehler: fehlerhafte Bildung des Perfekts von „haben", unpassende Stellung des Gradpartikels „nur", Nicht-Verstehen einer Zeitangabe der Patientin
  Gesprächskomponente: Information erfragen
  Beschreibung: In diesem Gesprächsausschnitt möchte A102 von der Patientin über vorangegangenen Operationen und Anästhesien informiert werden. Bei der Beantwortung der Frage nimmt die Patientin eine zeitliche Einschränkung vor. Diese Einschränkung wird von dem Arzt fälschlicherweise bestätigt. Es ist anzunehmen, dass dieser die Einschränkung nicht verstanden hat. Seine folgende Fragepräzisierung enthält mehrere sprachliche Fehler, die dazu führen, dass die Frage nicht mehr verständlich ist und von der Patientin falsch beantwortet wird. An dieser Stelle wird der Fehler nicht bemerkt und dementsprechend auch kein Verstehen hergestellt. Erst zu einem späteren Zeitpunkt im Gespräch wird zufällig deutlich, dass die Patientin die

243 In Kapitel 4.1.1. wird die Verwendung und Bedeutung der Bezeichnung „beunruhigend" im Rahmen dieser Studie erklärt.

Frage nicht korrekt beantwortet hat. An dieser späteren Stelle kann die Information nachträglich korrigiert werden.

Es kann festgehalten werden, dass bei den drei Ausschnitten sprachliche Fehler ein naheliegender Grund für das Nicht-Verstehen sind. Es fällt auf, dass die drei Ausschnitte der Gesprächskomponente „Information erfragen" zuzuordnen sind. Die Ärzte/innen stellen den Patienten/innen unterschiedliche Fragen. Durch das interaktive Handeln der Patienten/innen tritt das Nicht-Verstehen an die Oberfläche und wird sichtbar: keine Antwort (trotz konditioneller Relevanz), falsche Antwort, Widerspruch und Mitteilung von Unkenntnis.

Diese Beobachtungen treffen auch für den Gesprächsausschnitt A103P112: 126–141 zu. Da dieser Ausschnitt bisher noch nicht betrachtet wurde, wird er im Folgenden in den Blick genommen:

[40] Transkript: A103P112pddb[244]

	126 [04:42.4]
A103 [v]	gut ehm: (schau) gibt es eine muskelschwäke in die familie wie emes oder so
[pnv]	*A103 blättert den Anamnesebogen um und schaut dann P112 an.*

[41]

	..	127 [04:47.4]	128 [04:49.2]
A103 [v]	muskelerkrankungen		
P112 [v]		meine schwester hatte	
[pnv]			*P112 schließt die Augen und bläst die Backen auf. (- -)*

[42]

	..	129 [04:50.4]	130 [04:52.4]
A103 [v]			mhm::
P112 [v]		ne neurale muskelatrophie	
[pnv]	*A103 nickt und schaut P112 an.*		*A103 nickt einmal langsam und wendet sich dann*

244 Transkript: A103P112pddb, Anhang: 142–152.

[43]

	..	131 [04:53.3]	132 [04:54.6]	133 [04:55.6]
A103 [v]			schwester aber von ihre mutter	
P112 [v]		ich weiß nicht ob das da hin gehört		ja
[pnv]	*dem Anamnesebogen zu.*	*P103 deutet kurz in Richtung Anamnesebogen.*		*A103*

[44]

	..	135 [04:57.2]	136 [04:57.6]	137 [04:58.7]	138 [05:00.1]
A103 [v]	oder vater↑			ja dann nicht	
P112 [v]			ne: meine schwester <<pp> hehe>		
[pnv]	*schaut P112 an. (-)*		*P103 hebt kurz die linke Hand.*	*A103 schaut auf den Bogen.*	*(-) A103 dreht den Kuli zwischen*

[45]

	..	139 [05:01.1]	140 [05:02.1]	141 [05:11.5]	142 [05:12.4]	143 [05:13.2]
A103 [v]		dann nicht		o:kei		allergien haben wir gesagt
[pnv]	*den Fingern.*		*(9.427) A103 schreibt.*		*(-)*	

In diesem Ausschnitt fragt A103 den Patienten, ob es Muskelerkrankungen in seiner Familie gibt (126). Der Patient erinnert sich, dass seine Schwester an einer neuralen Muskelatrophie gelitten hat (129). Er fügt hinzu, dass er nicht weiß, ob diese Information im Anamnesebogen angegeben werden muss (131). Nun fragt die Ärztin: „schwester aber von ihre mutter oder vater↑“ (132–134). Da die Ärztin an dieser Stelle Interesse an Erbkrankheiten hat, ist davon auszugehen, dass sie wissen möchte, ob die Mutter oder der Vater des Patienten an einer Muskelerkrankung leidet. Durch die stark elliptische Formulierung, die hohe Sprechgeschwindigkeit (siehe Kap. 7.3.3.) und die unpassende Präposition missversteht der Patient die Frage. Seine Antwort (136) zeigt, dass er annimmt, dass die Ärztin wissen möchte, ob er von seiner Tante mütterlicher- oder väterlicherseits spricht. Er korrigiert „ne: meine schwester“ (136), und scheint von dieser Nachfrage der Ärztin belustigt oder irritiert zu sein (137). Die Ärztin versucht nicht, dieses Missverständnis aufzuklären, sondern bricht die Sequenz nach einer Verzögerung ab (137–141).

Zuletzt soll auch der Ausschnitt A101P103: 32–63 dargestellt werden, da dieser bisher noch nicht betrachtet wurde. In diesem Gespräch fragt A101 den Patienten, wie es ihm nach seiner letzten Anästhesie (es handelte sich um eine Spinalanästhesie) ging. Der Patient hat keine guten Erfahrungen mit diesem Anästhesieverfahren gemacht. Da die Ärztin den Patienten (aus medizinisch relevanten Gründen) davon überzeugen möchte, ein weiteres Mal in eine Spinalanästhesie einzuwilligen, relativiert sie die beschriebene Wahrnehmung des Patienten, was dieser allerdings nicht versteht:

[11] Transkript: A101P103pddb[245]

	..	41 [03:38.4]	42 [03:38.7]	43 [03:39.3]
A101 [v]	rückenmarknarkose		ja	
P103 [v]		jah°		da lie:cht man nachher wie tot und man kann sich
[pnv]	*zu.*			*P103 nickt.*

[12]

	44 [03:41.7]	45 [03:42.6]	46 [03:43.1]	47 [03:43.9]	48 [03:44.6]
A101 [v]	ach NEI:N das	( )	das ist auch für		
P103 [v]	man	kann sich nich bewegen			(der ganze)
[pnv]	*A101 lächelt und blättert in der Akte.*		*P103 schüttelt den Kopf. (-)*		*P103 zeigt von seinen*

[13]

	..	49 [03:47.4]	50 [03:48.0]	51 [03:48.5]
A101 [v]	kurzer ZEIT (-) ja ja es is so äh das ist auch erWÜNSCHT während d_operation			
P103 [v]	untere teil		also	
[pnv]	*Füßen bis zum Bauch..*		*A101 lächelt P103 an.*	

[14]

	52 [03:50.5]	53 [03:50.9]	54 [03:53.3]	55 [03:54.2]
A101 [v]	oder↑	es ist auch erwünscht (.) wegen d_operation oder↑		
P103 [v]	bitte↑		ja hatte ich	hatte ich
[pnv]	*P103 richtet sich auf.*		*P103 nickt.*	

245 Transkript: A101P103pddb, Anhang: 23–36.

[15]

..	56 [03:55.6]	57 [03:56.4]	58 [03:56.7]	59 [03:58.9]
A101 [v]	genau			°h
P103 [v] erwünscht aber			aber (.) weiß nich ob ichs	
[pnv]	*A101 blättert wieder in der Akte. (-)*			*(-)*

Der Patient vergleicht seinen Zustand bei der letzten Spinalanästhesie mit dem Tod (43). Die Ärztin unterbricht ihn mit einer Verneinung und lächelt ihn dabei freundlich an (44). Der Patient beschreibt weiter, dass er sich nicht bewegen konnte (46–47). Wieder unterbricht die Ärztin ihn und stellt fest, dass dieser Zustand nur von kurzer Dauer ist und während der Operation erwünscht (48–51). Diese Relativierung ist wenig beruhigend. Einerseits wird die Dauer nicht konkretisiert und diese wird darüber hinaus subjektiv sehr unterschiedlich empfunden. Andererseits ist es aus der Perspektive des Patienten kein Vorteil, dass er sich während der Operation nicht bewegen kann. Hilfreicher wäre hier möglicherweise der Hinweis, dass der Patient durch die Anästhesie keine Schmerzen empfindet. Durch die *tag question* „oder↑" möchte die Ärztin Verstehen bzw. Zustimmung sicherstellen. Gleichzeitig bringt der Patient allerdings durch „bitte↑" Nicht-Verstehen zum Ausdruck. Die Ärztin wiederholt ihre vorangegangene Feststellung (53–54), tauscht allerdings die Präposition „während" durch „wegen" aus. Sie scheint demnach zwei mögliche Gründe für das Nicht-Verstehen anzunehmen. Einerseits deutet die Wiederholung desselben Satzes auf die Annahme hin, dass dieser ältere Patient sie akustisch nicht verstanden hat (vgl. hierzu Kap. 5.1.4.). Andererseits deutet das Austauschen der Präposition darauf hin, dass sie eine unpassende Wortwahl ihrerseits für möglich hält. Der Patient versteht die Relativierung noch immer nicht, was an seiner Antwort „hatte ich erwünscht" (55) deutlich wird. Er bestätigt mit dieser Antwort, dass er zu der vorangegangenen Spinalanästhesie sein Einverständnis gegeben hat. Er bringt mit dieser Antwort nicht (wie von der Ärztin erwartet) sein Verständnis bzw. seine Einsicht zum Ausdruck, dass der von ihm beschriebene Zustand während einer Operation von Vorteil ist. Die Ärztin scheint dieses Missverstehen des Patienten nicht wahrzunehmen: Durch die folgende Bestätigung „genau" (56) wird deutlich, dass sie angenommen hat, dass P103 ihrer vorangegangenen Relativierung zustimmt. Das Gespräch wird fortgeführt, ohne dass dieses Nicht-Verstehen interaktiv behoben wird. Es kann nicht eindeutig festgestellt werden, was zu P103s Nicht-Verstehen führt. Sprachliche Fehler der Ärztin scheinen allerdings einen zentralen Einfluss gehabt haben: Die Verwendung von „auch" (48) und „wegen" (53) ist unpassend. Die Satzbetonung in Segment 48 (Betonung von „ZEIT") ist ebenfalls unpassend. Darüber hinaus verschleift A101 Artikel und Nomen an zwei Stellen („d_operation", 51 und 54). Zuletzt kann die Tatsache, dass die Ärztin das Nicht-Verstehen des Patienten scheinbar nicht wahrnimmt, ebenfalls mit sprachlichen Einschränkungen erklärt werden: Der Patient übernimmt von der Ärztin das Wort „erwünscht", das diese als Adjektiv verwendet hat. In seiner Feststellung verwendet der Patient dieses Wort allerdings nicht als Adjektiv, sondern als Verb. Diese Verschiebung in der Wortart und damit auch in der Bedeutung scheint von der Ärztin nicht wahrgenommen zu werden.

Es wurde gezeigt, dass bei allen drei Ärzten/innen Situationen auftauchen, in denen Nicht-Verstehen an die Oberfläche tritt, ohne dass es interaktiv erfolgreich bearbeitet wird. In allen fünf dargestellten Ausschnitten können sprachliche Fehler als Erklärung für das Nicht-Verstehen herangezogen werden. Jeder der Ausschnitte kann der Komponente „Information erfragen" zugeordnet werden. Eine naheliegende Erklärung dafür, dass das Nicht-Verstehen in dieser Gesprächskomponente sichtbar wird, ist, dass sie aus Frage-Antwort-Sequenzen besteht. Wenn Patienten/innen nicht oder unangemessen antworten, wird das Nicht-Verstehen sichtbar. Die Komponente „Information geben" hat einen eher monologischen Charakter. Wie unter 8.1. bereits dargestellt, machen die Ärzte/innen wenig Nachfrageangebote. So bleibt mögliches Nicht-Verstehen unter der Oberfläche, obwohl anzunehmen ist, dass Patienten/innen gerade bei der Anästhesieaufklärung Verstehensschwierigkeiten haben (siehe Kap. 2.11.3.).

8.4 Auswertung

Handlungen der Ärzte/innen:

Klüber/Motsch/Spranz-Fogasy (2012) beobachten bei Prämedikationsgesprächen mit Ärzten/innen, die Deutsch als L1 sprechen, dass diese abschließende Nachfragemöglichkeiten und *tag questions* zur Verstehenssicherung einsetzten (Kap. 2.11.4.). Diese Beobachtung deckt sich mit den neun im Rahmen dieser Studie analysierten Gesprächen mit Ärzten/innen, die Deutsch als L2 sprechen (8.1.).

- *Abschließende Nachfragemöglichkeiten*

  Wie bei Klüber/Motsch/Spranz-Fogasy (2012) tauchen auch in den neun hier analysierten Gesprächen explizite Nachfragemöglichkeiten ausschließlich zum Gesprächsabschluss mit einer deutlichen Präferenz für „nein" auf (8.1.1.). Der zum Ausdruck gebrachten Präferenz entsprechend verneinen acht der neun Patienten/innen die Frage (ebd.). Diese Verneinungen können nicht als Hinweis darauf gewertet werden, dass die Patienten/innen alle relevanten Informationen verstanden haben (ebd.). Dennoch vermitteln eine Verneinung bzw. keine Fragen den Ärzten/innen, dass die Patienten/innen alle Informationen verstanden haben (vgl. Klüber 2014: 215).

- *Tag questions*
  Klüber/Motsch/Spranz-Fogasy (2012) kommen zu dem Ergebnis, dass Anästhesisten/innen besonders häufig nach Handlungsanweisungen – wenn die Umsetzung der Anleitung im Verantwortungsbereich der Patienten/innen liegt – *tag questions* verwenden und kaum im Rahmen der Anästhesieaufklärung, wo diese allerdings medizinisch und rechtlich besonders relevant wären (siehe Kap. 2.11.4.). Dies trifft für die im Rahmen dieser Studie analysierten Prämedikationsgespräche in gleicher Weise zu (Kap. 8.1.2.). In den hier analysierten Gesprächen fällt darüber hinaus auf, dass die Ärzte/innen insgesamt wenige *tag questions* (zwischen null und drei) verwenden (ebd.). Eine Ausnahme bildet das Gespräch A102P107, in dem der Arzt eine große Menge an *tag questions* verwendet (ebd.). Die Analyse zeigt, dass der Arzt in diesem Gespräch *tag questions* gezielt zur Versicherung sprachlichen Verstehens einsetzt. Insgesamt konnte beobachtet werden, dass die Ärzte/innen in den analysierten Prämedikationsgesprächen nicht viele Angebote zum Nachfragen machen. Gerade bei der Anästhesieaufklärung, bei der eine Sicherung von Verstehen medizinisch und rechtlich besonders relevant wäre, treten kaum Verstehenssicherungen durch die Ärzte/innen auf (8.1.2.). Diese Beobachtung deckt sich mit den Beobachtungen, die Klüber/Motsch/Spranz-Fogasy (2012) bei Ärzten/innen mit Deutsch als L1 machen (siehe Kap. 2.11.4.).

Handlungen der Patienten/innen:

- *Reaktionen auf Angebote der Ärzte/innen*
  Acht der neun Patienten/innen verneinen der Erwartung entsprechend die abschließende Nachfragemöglichkeit (Kap. 8.2.1.). Zwei Pa-

tienten/innen relativieren ihre Verneinung (ebd.). Diese Relativierungen haben keinen Einfluss auf den weiteren Gesprächsverlauf (ebd.). Eine Ausnahme bildet der Patient P104, der nach einer auffälligen Verzögerung mit „weiß ich nicht“ antwortet.

- *Eigeninitiative Fragen*
  Im Gegensatz zum Verhalten der Ärzte/innen unterscheidet sich das der Patienten/innen in den neun hier analysierten Gesprächen deutlich von dem von Klüber/Motsch/Spranz-Fogasy (2012) beobachteten: Die Patienten/innen stellen auffällig mehr Fragen (Kap. 8.2.2.). Klüber/Motsch/Spranz-Fogasy (2012) zählen 2,4 Fragen pro Gespräch, was in ihrem Fall 0,13 Fragen pro Minute sind (siehe Kap. 2.11.4.). In den im Rahmen der vorliegenden Studie analysierten Gesprächen liegt die Anzahl an Fragen pro Gespräch bei 5,6 und die Anzahl an Fragen pro Minuten bei 0,49 (Kap. 8.2.2.). Diese vergleichsweise hohe Anzahl an Fragen legt nahe, dass Patienten/innen in Gesprächen mit Ärzten/innen, die Deutsch als L2 sprechen, einen höheren Bedarf haben, Verstehen zu sichern. Es fällt auf, dass die Anzahl an Fragen bei A101 (insgesamt 19 Fragen in den 3 Gesprächen) und A102 (insgesamt 25 Fragen in den 3 Gesprächen) deutlich höher ist als bei A103 (insgesamt 3 Fragen in den 3 Gesprächen) (Kap. 8.2.2.). Dies kann mit A103s auffällig hoher Sprechgeschwindigkeit begründet werden, die Patienten/innen keinen Rederaum lässt (8.1.2.). Der größte Anteil (über 40 Prozent) der von den Patienten/innen gestellten Fragen sind *eigeninitiative* Fragen über die prä-, inter- und postoperativen Abläufe und Zusammenhänge (Kap. 8.2.2.). 9 Fragen sind Nachfragen zu einer konkreten Äußerung der Ärzte/innen, bspw. „was ist bekannt↑“ (ebd.). 7 dieser 9 Fragen treten in Gesprächen mit A101 auf (ebd.). An 5 Stellen fragen Patienten/innen nach Orientierung über das Gespräch – dabei fragen 4 Patienten/innen, ob das Gespräch beendet ist (ebd.). In allen 3 Gesprächen, die A102 führt, stellen die Patienten/innen diese Frage (siehe ebd. und Kap. 6.4.5.).

- *Erringen von Verstehen*
  Wie P102 scheint auch P104 sich im Gespräch mit A101 regelrecht Informationen und Verstehen zu erringen. In Kap. 5.4.1. wurde das Gespräch mit P102 ausführlich betrachtet. Es wurde gezeigt, dass P102

medizinisch relevante Information nicht erhalten hätte, wenn sie nicht beharrlich nachgefragt hätte. In diesem Kapitel (unter 8.2.3.) konnte nun gezeigt werden, dass P104 im Gespräch mit A101 ebenfalls großen interaktiven Aufwand betreibt, um die für ihn relevante Information zu erhalten. Einerseits benötigt er Unterstützung und Informationen von der Ärztin, um sich für eines der beiden zur Auswahl stehenden Anästhesieverfahren zu entscheiden (vgl. Nowak 2010: 325–326 zu *shared decision making*). Andererseits braucht er in Bezug auf eine Plexusanästhesie Informationen, die seine Angst verringern. Sein Verhalten steht in starkem Kontrast zu dem Verhalten, das Klüber/Motsch/Spranz-Fogasy (2012) bei Patienten/innen in Prämedikationsgesprächen mit Ärzten/innen, die Deutsch als L1 sprechen, beobachten. Der Patient P104 ist ein 33-jähriger Grafiker ohne nennenswerte Operationserfahrung, der kooperativ, interessiert und in Bezug auf die Operation besorgt ist. Dieser Patient scheint auf die von ihm wahrgenommenen sprachlichen Einschränkungen der Ärztin zu reagieren. Als kompetenter Sprecher setzt er Fragen, Wiederholungen, Rephrasierungen, Zusammenfassungen und veranschaulichende Mimik/Gestik zur Verständnissicherung ein (vgl. Kap. 2.2.).

- *Ungelöstes Nicht-Verstehen*
  Bei allen drei Ärzten/innen treten Stellen in den Prämedikationsgesprächen auf, an denen Nicht-Verstehen an die Oberfläche tritt, ohne dass dieses interaktiv erfolgreich bearbeitet wird (Kap. 8.3.). In allen in Kapitel 8.3. beschriebenen Ausschnitten können sprachliche Fehler als Erklärung für das Nicht-Verstehen herangezogen werden. Es fällt auf, dass alle diese Ausschnitte aus der Komponente „Information erfragen“ stammen. Eine naheliegende Erklärung hierfür ist, dass in dieser Komponente das Nicht-Verstehen durch fehlende oder unpassende Antworten der Patienten/innen sichtbar wird. Andere Komponenten der Prämedikationsgespräche haben einen eher monologischen Charakter. In diesen Komponenten bleibt das Nicht-Verstehen eher unter der Oberfläche, obwohl davon auszugehen ist, dass Patienten/innen vorrangig bei der Anästhesieaufklärung Verstehensschwierigkeiten haben (siehe Kap. 2.11.3.).

9 Resümierende Gesamtbetrachtung

Mit dieser Dissertation wird die erste Studie vorgelegt, die authentische Arzt-Patienten-Interaktionen mit Ärzten/innen, die Deutsch als Zweitsprache sprechen, in den Blick nimmt. Anhand der gesprächsanalytischen Untersuchung von 9 Prämedikationsgesprächen wurden die tatsächlichen sprachlichen Herausforderungen von drei Anästhesisten/innen im Krankenhausalltag untersucht. Es wurde der Frage nachgegangen: Wie und mit welcher Wirkung gestalten ausländische Anästhesisten/innen gemeinsam mit ihren Patienten/innen Prämedikationsgespräche? Das Erkenntnisinteresse für diese Studie hat sich aus der Unterrichtspraxis – Deutschkurse für Ärzte/innen – entwickelt. Die Ergebnisse können nun einen Beitrag zur Unterstützung der Kommunikation in diesem beruflichen Kontext leisten.

9.1 Sprachliche Herausforderungen von Ärzten/innen mit Deutsch als Zweitsprache

Im Zentrum des Interesses der Studie sind die sprachlichen Herausforderungen von Ärzten/innen mit Deutsch als Zweitsprache (siehe Kap. 2.1.). In Bezug auf Gespräche mit Patienten/innen, die „unzureichende Sprachkenntnisse" haben, stellt Menz (2013: 8) fest, dass sie sich „nicht grundsätzlich, sondern lediglich graduell von muttersprachlichen Gesprächen" unterscheiden (vgl. Kap. 2.9.). Dies trifft auch für die hier beobachteten Gespräche im Vergleich zu Gesprächen mit Ärzten/innen, die Deutsch als Erstsprache sprechen, zu. Zunächst konnten viele Ähnlichkeiten (wie in den Handlungsstrukturen, siehe 9.2.) und ein grundsätzliches Gelingen der Gespräche beobachtet werden:

- Die **Patienten/innen** sind zufrieden mit den Gesprächen (Kap. 4.4.2.1.) und auch mit der Sprachkompetenz der Ärzte/innen (Kap. 4.4.2.5.). Sie haben den Eindruck, umfassend informiert zu sein (Kap. 4.4.2.2.) und willigen in die jeweils geplante Anästhesie ein (Kap. 5.1.2., 6.1.2. und 7.1.2.). Ein Patient lässt sich sogar durch die Anästhesistin von einem Anästhesieverfahren überzeugen, welches er zuvor entschieden abgelehnt hat (Kap. 5.1.4.).

- Auch die drei **Ärzte/innen** sind mit den Gesprächen zufrieden und haben darüber hinaus den Eindruck, dass ihre Patienten/innen zufrieden sind (Kap. 5.1.3., 6.1.3. und 7.1.3.). Sie schätzen ihre sprachlichen Kompetenzen insgesamt positiv ein und haben den Eindruck, die Prämedikationsgespräche sprachlich gut zu bewältigen (Kap. 5.2.2., 6.2.2. und 7.2.2.). Die Anästhesisten/innen versichern, dass ihnen bisher weder aufgrund mangelnder sprachlicher noch aufgrund mangelnder fachlicher Kompetenz schwerwiegende Fehler unterlaufen sind (Kap. 4.4.1.). Sie berichten, dass bisher keine Beschwerden in Bezug auf ihre sprachlichen Kompetenzen eingegangen sind (ebd.).

- Auch **Kollegen/innen** mit Deutsch als Erstsprache teilen die positive Einschätzung. So kommentiert ein Kollege die Sprachkompetenz von A101 mit: „du hast das schnell gelernt ja wirklich" und „du sprichst gut" (Kap. 6.2.1.).

Der Arzt-Patienten-Diskurs scheint den Erstsprachler-Zweitsprachler-Diskurs zu überlagern (siehe Kap. 2.10.); insoweit bestätigen die vorliegenden Daten auch die Beobachtungen von Schön (2012). Darüber hinaus scheinen die Rollen und Skripte eine unterstützende Funktion zu haben, durch die selbst sprachliche Lücken überbrückt werden können (Schön 2014: 112). Durch die Analyse treten allerdings eine Reihe von Problemen an die Oberfläche:

- Zunächst sind dieselben Probleme (wie mangelnde Orientierung über das Gespräch, fehlende Aufmerksamkeit auf Bedürfnisse der Patienten/innen, diffuse Frageformulierungen) zu beobachten, die auch bei den **interaktiven Handlungen von Ärzten/innen**, die Deutsch als Erstsprache sprechen, zu beklagen sind (Kap. 2.8.). Speziell im Bereich der Verstehenssicherung zeigen die Ergebnisse von Klüber/Motsch/Spranz-Fogasy (2012), dass auch erstsprachige Anästhesisten/innen dazu tendieren, nicht genügend Raum für Nachfragen zu geben (siehe Kap. 2.11.4.).

- Das **interaktive Handeln der Patienten/innen** in den hier analysierten Gesprächen hingegen unterscheidet sich deutlich von dem Verhalten, das Klüber/Motsch/Spranz-Fogasy beschreiben: Die Patienten/innen stellen auffällig mehr Fragen (Kap. 8.2.2.). Der Vergleich legt nahe, dass die Patienten/innen in Gesprächen mit Ärzten/innen, die Deutsch als Zweitsprache sprechen, einen deutlich höheren Bedarf haben, Verstehen zu sichern (ebd.). Diese Annahme wird dadurch bestätigt, dass zwei von neun Patienten/innen sich medizinisch und rechtlich relevante Informationen in den Gesprächen regelrecht erringen (Kap. 5.4.1. und 8.2.3.). Darüber hinaus treten einige Stellen auf, an denen Nicht-Verstehen im Gespräch deutlich wird, ohne dass es interaktiv erfolgreich bearbeitet werden kann (Kap. 8.3.).

- Trotz der allgemeinen Zufriedenheit der **Patienten/innen** und ihrer Tendenz, Ärzte/innen nicht zu kritisieren, werden in den **Befragungen** einige sprachliche Schwierigkeiten angesprochen (vgl. Kap. 4.4.2.): P112 erklärt, dass die Sprachkompetenz der Ärztin A103 im Gespräch eine Rolle gespielt hat. Er erklärt, dass er „manchmal nachdenken" und sich das Gesagte nochmal „übersetzen" musste. Manche „begriffe" habe er „erst beim zweiten mal verstanden" oder „aus dem zusammenhang erschlossen". Er stellt fest, dass die Kombination von Sprechgeschwindigkeit und Akzent ihm das Verstehen erschwert hat. Auch P103 weist auf den „ausländischen Akzent" der Ärztin A101 hin. P107 gibt zwar an, den Arzt A102 gut verstanden zu haben, „so richtig kapiert" habe sie einiges aber nicht.

- Obwohl die **Ärzte/innen** ihre Sprachkompetenzen in den **Interviews** positiv einschätzen und den Eindruck haben, die Prämedikationsgespräche inzwischen sprachlich gut umsetzen zu können, wünschen sie sich, ihre sprachlichen Kompetenzen weiter zu verbessern, und nehmen an, dass dies auch einen positiven Effekt auf die Prämedikationsgespräche hätte. Alle würden gern weitere allgemeinsprachliche und spezielle medizinische Sprachkurse besuchen. In Bezug auf medizinische Sprachkurse wird mehrfach vorgeschlagen, dass diese direkt an der Klinik, d. h. im Arbeitsumfeld, stattfinden sollten. Als großes Problem wird die fehlende Zeit zum Lernen genannt und eine Freistellung für diesen Zweck gewünscht. Darüber hinaus wünschen die Anästhesisten/innen sich angemessenes Feedback zu ihren sprachlichen Fortschritten (Kap. 4.4.1.).

- Der Einstieg in die Praxis wird von allen ausländischen Anästhesisten/innen als unerwartet schwer beschrieben. Es wird eine Diskrepanz zwischen dem vorzuweisenden Sprachniveau (B2 und Fachsprachenprüfung) und den sprachlichen Anforderungen in der Praxis beklagt: Ihre Sprachkompetenzen reichten zu Beginn für die zu erledigenden Aufgaben nicht aus. Dies führt zu Angst vor der Verwendung der deutschen Sprache und zu vielen Überstunden, in denen beispielsweise noch Berichte verfasst wurden. Einige Ärzte/innen hatten zu Beginn den Eindruck, „alleine gelassen" und überfordert zu sein. Sowohl die ausländischen Ärzte/innen selbst als auch ihre Kollegen/innen beklagen noch immer unzureichende schriftsprachliche Kompetenzen. Vor allem Fehler bei der deutschen Fachsprache und bei medizinischen Abkürzungen fallen auf (Kap. 4.4.1.).

- Im Rahmen der Studie wurde deutlich, dass einige **Rahmenbedingungen** die Situation ausländischer Ärzte/innen zusätzlich erschweren: Sowohl die Ärzte/innen mit Deutsch als Zweitsprache als auch die mit Deutsch als Erstsprache klagen über Schwierigkeiten mit dem Computerprogramm der Klinik und darüber, dass sie in der Spätschicht (in der die Prämedikationsgespräche stattfinden) auf zwei Arbeitshandys reagieren müssen. Die Ärzte/innen mit Deutsch als Zweitsprache waren vor allem zu Beginn ihrer Tätigkeit mit dem Zeitdruck überfordert. Für einige ausländische Ärzte/innen war die Arbeitsstelle an dieser Klinik die erste Arbeitsstelle nach dem Studium. Für diese Ärzte/innen kam die fehlende Berufspraxis erschwerend hinzu.

- Bei der Analyse der dokumentierten Prämedikationsgespräche wurden **Fehler auf allen sprachlichen Ebenen** (Lexik/Pragmatik, Phonetik/Phonologie, Morphologie und Syntax) identifiziert (siehe Kap. 5.3., 6.3. und 7.3.). Dabei handelt es sich zum Teil um basale Fehler, wie die durchgängige Verwendung der Verbzweitstellung im Nebensatz (Kap. 7.3.4.). Viele der auftretenden Normabweichungen sind typisch für Deutschlerner/innen mit den entsprechenden Erstsprachen. Als Beispiel kann hier die Schwierigkeit mit der Realisierung der höheren

Sprechspannung im Deutschen genannt werden (Kap. 6.3.2.). Darüber hinaus treten viele systematische Normabweichungen auf, wie die Betonung der rechten statt der linken Worthälfte bei Determinativkomposita (Kap.5.3.2.).

- Neben den bereits beschriebenen sprachlichen Fehlern treten bei den drei Ärzten/innen jeweils besondere **individuelle** Normabweichungen auf. So irritiert bei A101, dass sie Fragen verwendet, um Informationen einzuleiten (5.3.1). Bei A102 treten Irritationen durch seine ungewöhnliche Pausensetzung auf (6.4.4.). Bei A103 erschwert die hohe Sprechgeschwindigkeit das Verstehen (7.3.3.).

- Auf der Grundlage der Fehler- und Konversationsanalyse wurden **zentrale sprachliche Schwierigkeiten** identifiziert (siehe Kap. 5.5., 6.5. und 7.5.): A102 nennt in seinem Interview die naheliegende Annahme, dass Standardelemente der Prämedikationsgespräche sprachlich keine große Herausforderung sind, weil diese auswendig gelernt und lediglich reproduziert werden (siehe 6.2.1.). Dennoch zeigt sich in den Gesprächen, dass sich sprachliche Fehler in Standardelementen (bspw. in der Narkoseaufklärung) häufen (siehe Kap. 5.5. und 7.5.). Die Ergebnisse der Analyse legen nahe, dass es sich bei diesen Fehlern bereits um eingeschliffene Fehler handelt (7.5.). Ebenfalls bei Standardelementen (wie der Anamnese) konnte gezeigt werden, dass die Ärzte/innen sich stärker an bestimmten Gesprächsroutinen und Unterlagen orientieren als an den Patienten/innen (Kap. 5.5. und 7.5.). An mehreren Stellen ist die ungünstige Verwendung von negativ konnotierten Wörtern, Wendungen und Vergleichen aufgefallen (5.5. und 6.5.). Da die Ärzte/innen verschiedene sprachliche Fehler produzieren, wirkt sich die in diesem Kontext übliche Verwendung von elliptischen Fragen besonders ungünstig aus (5.5. und 7.5.). Wie bei den Ärzten/innen mit Deutsch als Erstsprache kann auch hier eine fehlende Orientierung über das Gespräch (6.5.) und fehlende Hinführung zu Entscheidungen (5.5.) beobachtet werden. In Kombination mit den sprachlichen Fehlern wirkt sich dies besonders hinderlich auf das Verstehen aus.

- In einem weiteren Schritt wurde die **Wirkung und Relevanz der sprachlichen Fehler** analysiert (siehe Kap. 5.5., 6.5. und 7.5.). An dieser Stelle sollen einige besonders relevante Folgen noch einmal hervorgehoben werden: Die Häufung sprachlicher Fehler führt in mehreren Gesprächen zu Passagen, die für Patienten/innen gar nicht mehr verständlich oder nachvollziehbar sind – hauptsächlich innerhalb der Komponente „Information geben“ (siehe Einstieg Kap. 5.3. und Kap. 7.4.4.). Es fällt auf, dass die Patienten/innen dennoch in der Regel kein Nicht-Verstehen signalisieren. In Kapitel 8.3. wird beschrieben, dass Nicht-Verstehen ausschließlich in der Komponente „Information erfragen“ aufgrund von unpassenden oder fehlenden Antworten der Patienten/innen an die Oberfläche tritt, nicht aber in der Komponente „Information geben“. Es ist demnach davon auszugehen, dass die Patienten/innen einen beachtlichen Teil der von den Ärzten/innen vermittelten Information nicht verstehen. Dies muss unweigerlich zu einer Beeinträchtigung des *informed concent* führen (vgl. Löning 2001: 1585).
  Darüber hinaus konnte gezeigt werden, dass es durch sprachliche Fehler dazu kommt, dass Patienten/innen die Anweisungen von Ärzten/innen nicht oder falsch verstehen (5.4.1.). Es wurde dargestellt, wie sprachliche Fehler dazu führen können, dass Patienten/innen für die Anästhesie relevante Informationen nicht weitergeben (6.4.3.).
  Die medizinische Relevanz der Vermeidung negativ konnotierter Wörter und Wendungen sowie die gezielte Verwendung positiv konnotierter ist nachgewiesen (vgl. Fischbeck et al. 2012: 85–92). Es ist demnach davon auszugehen, dass die Verwendung solcher Wörter/Wendungen in den dokumentierten Gesprächen medizinisch relevant ist (5.3.1., 6.4.2. und 6.4.4.). Den Feldnotizen vom 30.11.2015 ist darüber hinaus zu entnehmen, dass der erstsprachige Arzt A202 bei der Anästhesieaufklärung deutlich positivere Wörter/Wendungen verwendet.

Durch die Studie konnte gezeigt werden, dass die Anästhesisten/innen in den Prämedikationsgesprächen verschiedene sprachliche Fehler produzieren. Einige dieser Fehler sind rechtlich und medizinisch relevant und können beachtliche medizinische und rechtliche Auswirkungen auf die Patienten/innen und Ärzte/innen haben. Schön (2014: 112) nimmt an, dass es für ausländische

Ärzte/innen die schwierigste Aufgabe ist, „Vertrauen zu *Patienten* einer anderen Sprache und Kultur herzustellen [Hervorhebung im Original]". Diese Annahme bestätigt die Ärztin A101 in ihrem Interview: Sie geht davon aus, dass eine Verbesserung ihrer Sprachkompetenz dazu führen würde, dass die Patienten/innen ihr mehr Vertrauen entgegenbringen (5.1.3.). Die Ärzte/innen stellen fest, dass ein zertifiziertes B2-Niveau und das Bestehen der Fachsprachenprüfung zwar zu einer Berufserlaubnis führen, dass ihre Sprachkompetenzen aber nicht ausreichen, um Prämedikationsgespräche sprachlich zu meistern. Sobald die Ärzte/innen allerdings eine Berufserlaubnis haben und arbeiten, fehlt ihnen die Zeit, weiterhin Sprachkurse zu belegen. Es scheint – wider besseres Wissen – die Hoffnung zu bleiben, dass der Spracherwerb bei der Arbeit „irgendwie von selbst" weiter vorangeht – *learning by doing*. Man könnte geradezu von einem Selbstläufer-Mythos sprechen. Die vielen eingeschliffenen Fehler müssen allerdings zu einem anderen Schluss führen: In der Arbeitspraxis wiederholen die Ärzte/innen unzählige Male ihre sprachlichen Fehler und schleifen diese mit jedem Gespräch weiter ein. Die Rollen und Skripte in den Gesprächen überbrücken zwar einige Lücken, sie führen aber auch dazu, dass diese Lücken von den Ärzten/innen nicht wahrgenommen werden. Den Ärzten/innen wird der Eindruck vermittelt, dass die Patienten/innen alles verstanden haben und keine relevanten sprachlichen Schwierigkeiten vorliegen. Es muss festgestellt werden, dass sprachliche Fehler in der Praxis kaum thematisiert und reflektiert werden. Unweigerlich kommt es zum Stillstand und zur Verfestigung von Fehlern.

Lalouschek (2013: 381) konnte beobachten, dass in Gesprächen mit zweitsprachigen Patienten/innen hauptsächlich „Basisprobleme" behandelt werden. Die Annahme liegt nahe, dass Patienten/innen in Gesprächen mit zweitsprachigen Ärzten/innen ebenfalls (unbewusst) eine Reduktion bzw. Anpassung ihrer Anliegen auf Basisprobleme vornehmen. Ohm (2014: 17) weist darauf hin, dass die Fokussierung auf das „Gelingen gemeinsamen Handelns" zu Vereinfachungen führen kann, die wiederum der sprachlichen Entwicklung zuwiderlaufen. Es kann angenommen werden, dass auch in den dokumentierten Gesprächen solche Vereinfachungen vorgenommen wurden. Um diese Annahme zu bestätigen, müsste eine größer angelegte vergleichende Studie vorgenommen werden.

9.2 Handlungsstruktur und Ablauf von Prämedikationsgesprächen

Die Handlungsstruktur und der Ablauf der im Rahmen dieser Studie dokumentierten Prämedikationsgespräche entsprechen teilweise Ergebnissen aus der bisherigen Gesprächsforschung (siehe Kap. 2.11.3.). Allerdings sind auf der Grundlage der Arbeit an authentischen Gesprächen einige Ergänzungen vorzunehmen:

- Die **körperliche Untersuchung** in Prämedikationsgesprächen, die weder in Nowaks Systematik (2010)[246] noch bei Klüber (2015) einbezogen wird, erweist sich in der vorliegenden Studie als regulärer Teil dieser Gespräche: Sie tritt häufig nach der Komponente „Information geben" und vor dem Gesprächsabschluss auf (siehe Kap. 5.1.2. und 7.1.2.). Dabei spielen die Blutabnahme und der Mallampati-Test (siehe Kap. 3.2.3.2.) eine wichtige Rolle.

- Das Phänomen ***Smalltalk*** taucht in vorangegangener linguistischer Forschung zu Prämedikationsgesprächen überhaupt nicht auf. Bei den im Rahmen dieser Studie videografierten Prämedikationsgesprächen findet kein *Smalltalk* statt, allerdings spricht die Ärztin A103 dieses Phänomen in ihrem Interview an (siehe Kap. 7.1.3.). Diese Ärztin scheint *Smalltalk* als einen erstrebenswerten Teil von Prämedikationsgesprächen zu werten. Bei der teilnehmenden Beobachtung von zwei Anästhesisten/innen mit Deutsch als Erstsprache konnte gezeigt werden, dass diese (vor allem während der Blutabnahme) *Smalltalk* initiiert haben (siehe Kap. 7.1.3.). Die angemessene Verwendung von *Smalltalk* fordert in besonderer Weise kulturell geteiltes Wissen (Kap. 2.2.).
  Die Tatsache, dass die Ärzte/innen mit Deutsch als Zweitsprache keinen *Smalltalk* initiieren, könnte durch einen Mangel an entsprechendem Wissen oder Unsicherheit begründet sein.

246 In der Systematik von Nowak tritt die Komponente „Körperliche Untersuchung" zwar auf, wird aber nicht als Teil von Aufklärungsgesprächen, sondern bspw. von Anamnesegesprächen nachgewiesen (vgl. Nowak 2010: 231).

- **Telefonate** während der Prämedikationsgespräche wurden in der bisherigen Forschung ebenfalls nicht thematisiert. Bei den hier videografierten Gesprächen sind Störungen durch Telefonate die Regel. Da sie einen Einfluss auf den Gesprächsablauf haben, wurde der Umgang mit Telefongesprächen in den Kapiteln 6.4.1. und 6.4.2. in den Blick genommen. Um weitere Erkenntnisse in diesem Zusammenhang gewinnen zu können, müssten andere Erhebungsmethoden zum Einsatz kommen. Fest steht, dass Telefonate mit Kollegen/innen ein wichtiger Teil der mündlichen Kommunikation der Anästhesisten/innen sind.

- **Schnittstellen-Themen**, also Themen, die nicht direkt mit der bevorstehenden Anästhesie zu tun haben und nicht immer im Verantwortungs- oder Kenntnisbereich der jeweiligen Anästhesisten/innen liegen, tauchen in den hier analysierten Gesprächen immer wieder auf. Einerseits kommt es vor, dass im Rahmen der Prämedikationsgespräche Wegbeschreibungen gegeben werden (siehe Kap. 7.1.2.). Andererseits verweisen Anästhesisten/innen bei Fragen der Patienten/innen auf andere Personen (ebd.). In der bisherigen gesprächsanalytischen Forschung zu Prämedikationsgesprächen ist der Umgang der Ärzte/innen mit diesen Themen noch nicht betrachtet worden.

9.3 Sprachdidaktische Schlüsse

Aus der Studie müssen Schlüsse für die Förderung der Deutschkompetenzen ausländischer Ärzte/innen gezogen werden:

- Ausländische Ärzte/innen benötigen nicht nur berufsvorbereitende, sondern auch berufsbegleitende Sprachkurse. Es müssen Wege gefunden werden, wie eine kontinuierliche Sprachförderung ermöglicht werden kann.

- Die Teilnahme an regulären Sprachkursen für das B2- und C1-Niveau würde eine Vielzahl der beobachteten Erwerbsbedarfe abdecken.

- Darüber hinaus sind spezielle medizinische Sprachkurse nötig. Diese sollten direkt an den entsprechenden Arbeitsplätzen angeboten werden und auf die tatsächlichen sprachlichen Herausforderungen vor Ort ausgerichtet sein. Die Studie bestätigt, dass einerseits die *operationale*, andererseits die *kritische* und die *kulturelle* Dimension von Sprache in der Arbeitspraxis relevant ist (siehe Kap. 2.2.).

- Den Ärzten/innen sollte zusätzlich zu Sprachkursen auch ein individuelles Sprachcoaching ermöglicht werden. Dieses Coaching sollte regelmäßige Beobachtungen in der Arbeitspraxis beinhalten und individuelles Feedback zu sprachlichen Fehlern und Fortschritten geben.

- In Sprachkursen sollten wirksame Strategien zur Bewältigung sprachlicher Herausforderungen in der Praxis vermittelt werden. Im Rahmen der Studie konnten folgende hilfreiche Strategien für Prämedikationsgespräche identifiziert werden: Erkennen und Beheben von fachlichen Unsicherheiten (7.5.), intensive Auseinandersetzung mit dem Aufklärungs- und Anamnesebogen (7.5.), Auswendiglernen von Standardelementen (6.5.), gründliche Vorbereitung der Gespräche anhand der Patientenakten (5.5.), eine positive Atmosphäre im Gespräch schaffen (5.5.), Patienten/innen Rederaum geben (6.5.), Feedback von Kollegen/innen einholen (7.5.) und bei Bedarf Hilfe in Anspruch nehmen (5.5.).

9.4 Abschließende Betrachtung

Abschließend kann festgehalten werden, dass sich die spezielle Vorgehensweise dieser Studie mit ihrer Kombination aus Konversations- und Fehleranalyse sowie das Hinzuziehen von Sekundärdaten – speziell der Einbezug der Perspektive der Gesprächsteilnehmer/innen – als fruchtbar erwiesen hat. Es kann ebenfalls festgehalten werden, dass die Auseinandersetzung mit der para- und nonverbalen Ebene der Gespräche (und damit auch die Videodokumentation) unerlässlich ist, um zu aussagekräftigen Ergebnissen zu kommen (vgl. bspw. Kap. 8.1.1.).

Durch die Analyse war es möglich, die durch unterschiedliche sprachlich-kommunikative Fehlleistungen hervorgerufenen Störungen des Interaktionsgeschehens herauszuarbeiten. So wurden Gründe für die Beeinträchtigung und vielfach sogar für das zumindest partielle Scheitern der vorgesehenen Gesprächsabwicklungen aufgezeigt.

Es konnte herausgearbeitet werden, dass bspw. morphologische Fehler (z. B. Kap. 5.4.2.), Wortstellungsfehler (z. B. Kap. 5.3.4.) oder der unangemessene Gebrauch von negativ konnotierten Wörtern (z. B. Kap. 6.4.4.) in diesem institutionellen Gesprächstyp (im Gegensatz zu Alltagsgesprächen) zu massiven Störungen führen können.

Durch die Studie konnte gezeigt werden, dass in den analysierten Gesprächen unzureichende Verstehenssicherung keine Ausnahme ist. Mangelnde sprachliche Kompetenz der Ärzte/innen führt zu einer erheblichen Beeinträchtigung ihrer Fähigkeit die Gespräche angemessen zu führen und notwendige Verstehenssicherung zu initiieren. Vorangegangene Studien haben gezeigt, dass die Rollen und Skripte in den API sprachliche Lücken überbrücken können. In dieser Studie zeigt sich allerdings, dass eben diese Rollen und Skripte gleichzeitig sprachliche Schwierigkeiten verschleiern. Letztlich ist den Beteiligten nicht bewusst, dass das Hauptziel der Prämedikationsgespäche – informed consent – auf dem Spiel steht.

Weitere Studien, die an diese Erkenntnisse anknüpfen, wären wünschenswert. Es ist davon auszugehen, dass breiter angelegte Studien und insbesondere vergleichende Studien (Ärzte/innen mit Deutsch als Erst- und Zweitsprache) zu wichtigen Erkenntnisse für den Klinikalltag und die Sprachdidaktik führen würden. Dabei müsste auch der Frage nachgegangen werden, inwiefern die Bedingungen im Klinikalltag es schwer oder kaum möglich machen, die rechtlich und medizinisch angestrebten Ziele dieser Gespräche zu erreichen.

Durch die Studie wird die hohe Relevanz der sprachlichen Kompetenzen von Ärzten/innen sehr deutlich. Und so kann diese Arbeit mit der eingangs bereits zitierten Forderung von Rudolf Henke (1. Vorsitzender des Marburger Bundes und Präsident der Ärztekammer Nordrhein) auch schließen:

> „Der Ärztemangel in manchen Regionen darf nicht dazu verleiten, die Anforderungen an die Deutschkenntnisse zugewanderter Ärzte abzusenken. Es ist nicht zuletzt ein Gebot der Patientensicherheit, an die ärztliche Tätigkeit im Krankenhaus höhere Ansprüche zu stellen als in anderen, weniger gefahrengeneigten Berufen." (Bever et al. 2015: 7)

Literaturverzeichnis

AGUADO, KARIN (2010): Sozial-interaktionistische Ansätze. In: FANDRYCH, CHRISTIAN; HUFEISEN, BRITTA; KRUMM, HANS-JÜRGEN; RIEMER, CLAUDIA (Hrsg.): *Deutsch als Fremd- und Zweitsprache. Ein internationales Handbuch.* 1. Bd., Berlin: De Gruyter, 817–826.

AHRENHOLZ, BERNT (2014): Lernersprachenanalyse. In: DEMIRKAYA, SEVILEN; FELDMEIER, ALEXIS; GÜLTEKIN-KARAKOÇ, NAZAN; SETTINIERI, JULIA; RIEMER, CLAUDIA (Hrsg.): *Empirische Forschungsmethoden für Deutsch als Fremd- und Zweitsprache. Eine Einführung.* Paderborn: Ferdinand Schöningh, 167–181.

ARENS, SUSANNE; MECHERIL, PAUL; MELTER, CLAUS; ROMANER; ELISABETH; THOMAS-OLALDE, OSCAR (2013): Migrationsforschung als Kritik? Erkundung eines epistemischen Anliegens in 57 Schritten. In: ARENS, SUSANNE ET AL (Hrsg.): *Migrationsforschung als Kritik? Spielräume kritischer Migrationsforschung.* Wiesbaden: Springer Fachmedien, 7–55.

ATKINSON, PAUL; HAMMERSLEY, MARTYN (2007): *Ethnography: Principles in practice.* London: Routledge.

AUER, PETER (2001): Kontrastive Analysen Deutsch-Italienisch: Eine Übersicht. In: ANTOS, GERD; BRINKER, KLAUS; HEINEMANN, WOLFGANG; SAGER, SVEN (Hrsg.): *Text- und Gesprächslinguistik. Ein internationales Handbuch zeitgenössischer Forschung.* 1. Bd., Berlin: De Gruyter, 367–374.

BARKHUIZEN, GRAY; ELLIS, ROD (2005): *Analysing Learner Language.* Oxford: Oxford University Press.

BAUR, RUPPRECHT; CHLOSTA, CHRISTOPH; SCHÄFER, ANDREA (2014): Fehleranalyse. In: AHRENHOLZ, BERNT; OOMEN-WELKE, INGELORE (Hrsg.): *Deutsch als Zweitsprache.* 3., korr. Aufl., Baltmannsweiler: Schneider Verlag Hohengehren, 265–279.

BAUSCH, KARL-RICHARD; KASPER, GABRIELE (1979): Der Zweitspracherwerb: Möglichkeiten und Grenzen der großen Hypothesen. In: *Linguistische Berichte.* 64/97, 3–35.

BECKER, THOMAS (2012): *Einführung in die Phonetik und Phonologie des Deutschen.* Darmstadt: Wissenschaftliche Buchgesellschaft (WBG).

BECKETT, MEGAN; ELLIOTT, MARC; HERITAGE, JOHN; ROBINSON, JEFFREY; WILKES, MICHAEL (2007): Reducing Patients' Unmet Concerns in Primary Care: The Difference One Word Can Make. In: *Journal of General Internal Medicine.* 22/10, 1429–1433.

BERGMANN, JÖRG (2006): Studies of Work. In: RAUNER, FELIX (Hrsg.): *Handbuch der Berufsbildungsforschung.* Bielefeld: Bertelsmann Verlag, 2–9.

BEVER, DANNY; BOROWSKI, DAMARIS; DEPPE, JÖRG; KOHLENBACH, MARGARETE; KRANZ, PIA; PLASSMANN, SIBYLLE; SNIPPE, ANDREA (2015): *Praxisguide Deutsch im Krankenhaus. Die sprachliche Integration internationaler Ärztinnen und Ärzte.* Hamburg: passage gGmbh.

BIMMEL, PETER (2010): Lern(er)strategien und Lerntechniken. In: FANDRYCH, CHRISTIAN; HUFEISEN, BRITTA; KRUMM, HANS-JÜRGEN; RIEMER, CLAUDIA (Hrsg.):

Deutsch als Fremd- und Zweitsprache. Ein internationales Handbuch. 1. Bd., Berlin: De Gruyter, 842–850.

Blohm, Dieter; Giza, Nahed El Dib (2001): Kontrastive Analyse Deutsch-Arabisch: Eine Übersicht. In: Fandrych, Christian; Hufeisen, Britta; Krumm, Hans-Jürgen; Riemer, Claudia (Hrsg.): *Deutsch als Fremd- und Zweitsprache. Ein internationales Handbuch.* 1. Bd., Berlin: De Gruyter, 444–451.

Borowski, Damaris (2014): *Dokumentation und kritische Reflexion des berufsbegleitenden Kurses "Deutsch für Ärzte/innen im Krankenhaus".* IQ-Landesnetzwerk NRW. http://www.komma-nrw.de/wp-content/uploads/2014/12/Deutsch-f%C3%BCr-Mediziner_.pdf (01.09.2017).

Borowski, Damaris; Cahoj, Paul; Deppe, Jörg; Grimm, Olga; Lemmen, Radka; Thommes, Dorothee; Willenbring, Renée (2016): *Leitfaden: Deutsch für Medizinerinnen und Mediziner.* Berlin: Deutscher Volkshochschul-Verband.

Brouwer, Catherine; Rasmussen, Gitte; Wagner, Johannes (2004): Embedded Corrections in Second Language Talk. In: Gardener, Rod; Wagner, Johannes (Hrsg.): *Second language conversations.* London: Continuum, 75–92.

Braunert (2014): Ermittlung des Sprachbedarfs: Fachsprache und Kommunikation am Arbeitsplatz. In: Efing, Christian; Jung, Matthias; Kiefer, Karl-Hubert; Middeke, Annegret (Hrsg.): *Berufsfeld-Kommunikation: Deutsch.* Frankfurt am Main: Peter Lang, 49–66.

Brinker, Klaus; Sager, Sven (2010): *Linguistische Gesprächsanalyse. Eine Einführung.* 5., neu bearb. Aufl., Hamburg: Erich Schmidt Verlag.

Brünner, Gisela; Gülich, Elisabeth (Hrsg.) (2002): *Krankheit verstehen. Interdisziplinäre Beiträge zur Sprache in Krankheitsdarstellungen.* Bielefeld: Aisthesis Verlag.

Brünner, Gisela; Gülich, Elisabeth (2002): Verfahren der Veranschaulichung in der Experten-Laien-Kommunikation. In: Brünner, Gisela; Gülich, Elisabeth (Hrsg.): *Krankheit verstehen. Interdisziplinäre Beiträge zur Sprache in Krankheitsdarstellungen.* Bielefeld: Aisthesis Verlag.

Bührig, Kristin (2009): Zur sprachlich-kommunikativen Realisierung von ‚Normalität' in der Arzt-Patienten-Kommunikation. In: Döhner, Hanneli; Kaupen-Haas, Heidrun; von dem Knesebeck, Olaf (Hrsg.): *Medizinsoziologie in Wissenschaft und Praxis.* Münster: LIT Verlag, 51–64.

Bührig, Kristin (2001): Interpreting in hospitals. In: Cigada, Sara; Gilardoni, Marinette Matey (Hrsg.): *Communicare in Ambiente Professionale Plurilingue.* Lugano: Università della Svizzera italiana, 107–119.

Bührig, Kerstin; Meyer, Bernd (2015): Ärztliche Gespräche mit MigrantInnen. In: Busch, Albert; Spranz-Fogasy, Thomas (Hrsg.): *Handbuch Sprache in der Medizin.* Berlin u.a.: De Gruyter, 300–316.

Busch, Albert; Spranz-Fogasy, Thomas (Hrsg.) (2015): *Handbuch Sprache in der Medizin.* Berlin u.a.: de Gruyter Mouton.

Butz, Marion; Trim, John (2004): *Gemeinsamer Europäischer Referenzrahmen für Sprachen: lernen, lehren, beurteilen.* Berlin: Langenscheidt.

CAMPION, PETER; LANGDON, MARK (2004): Achieving multiple topic shifts in primary care medical consultations: A conversation analysis study in UK general practice. In: *Sociology of Health & Illness* 26/1, 81–101.

DE CILLIA, RUDOLF; GRUBER, HUBERT; MENZ, FLORIAN (2013): *Migration und medizinische Kommunikation. Linguistische Verfahren der Patientenbeteiligung und Verständnissicherung in ärztlichen Gesprächen mit MigrantInnen.* Wien: V & R unipress.

Deutsche Krankenhaus Gesellschaft (DKG) unter Mitwirkung der Bundesärztekammer (2015): *Empfehlungen zur Aufklärung der Krankenhauspatienten über vorgesehene ärztliche Maßnahmen. Arbeitshilfen der DKG.* 7. Aufl., Düsseldorf: Deutsche Krankenhaus Verlagsgesellschaft.

DEPPE, JÖRG (2015 a): Der lange Weg in den Beruf. In: BEVER, DANNY; BOROWSKI, DAMARIS; DEPPE, JÖRG; KOHLENBACH, MARGARETE; KRANZ, PIA; PLASSMANN, SIBYLLE; SNIPPE, ANDREA (2015): *Praxisguide Deutsch im Krankenhaus. Die sprachliche Integration internationaler Ärztinnen und Ärzte.* Hamburg: passage gGmbh, 22–25.

DEPPE, JÖRG (2015 b): Berufssprache auf dem Prüfstand. In: BEVER, DANNY; BOROWSKI, DAMARIS; DEPPE, JÖRG; KOHLENBACH, MARGARETE; KRANZ, PIA; PLASSMANN, SIBYLLE; SNIPPE, ANDREA (2015): *Praxisguide Deutsch im Krankenhaus. Die sprachliche Integration internationaler Ärztinnen und Ärzte.* Hamburg: passage gGmbh, 26–28.

DEPPERMANN, ARNULFF; SCHMITT, REINHOLD (2008): Verstehensdokumentationen: Zur Phänomenologie von Verstehen in der Interaktion. In: *Deutsche Sprache* 36/3, 220–245.

DE ROSA, RAFFAELE (2013): Kontrastive Darstellung Italienisch-Deutsch. In: Leonity, Halyna: *Multikulturelles Deutschland im Sprachvergleich. Das Deutsche im Fokus der meist verbreiteten Migrantensprachen. Ein Handbuch für DaF-Lehrende und Studierende, für Pädagogen/-innen und Erzieher/-innen.* Bd. 1., Münster: LIT Verlag, 203–231.

DIELING, HELGA (2008): Deutsch. In: HIRSCHFELD, URSULA; KELZ, HEINRICH P.; MÜLLER, URSULA (Hrsg.): *Phonetik international. Von Afrikaans bis Zulu: Kontrastive Studien für Deutsch als Fremdsprache. Ein Online Portal.* Waldsteinberg: Popp (CD-ROM).

DIRIM, INCI; DO MAR CASTRO VARELA, MARIA; KALPAKA, ANNITA; MECHERIL, PAUL; MELTER, CLAUS (2010): *Migrationspädagogik.* Basel u.a.: Beltz Verlag.

DITZ, SUSANNE; JUNG, SYBILLE (2007): Kommunikative Kooperativität und Patientenorientierung – Shared-Decision-Making (SDM) und präoperative Aufklärung. In: BRAUN, CARSTEN; DMOCH, WALTER; RAUCHFUß, MARTINA (Hrsg.): *Psychosomatik – ein Mythos?* Gießen: Mabuse-Verlag, 112–130.

DITZ, SUSANNE; JUNG, SYBILLE (2008): Shared-Decision-Making (SDM) –Kommunikative Kooperativität im Präoperativen Aufklärungsgespräch. In: DIEKMANNSHENKE, HAJO.; NIEMEIER, SUSANNE (Hrsg.): *Profession und Kommunikation. Forum Angewandte Linguistik.* Bd.47. Frankfurt u.a.: Lang, 125–142.

DITZ, SUSANNE; NEISES, MECHTHILD; SPRANZ-FOGASY, THOMAS (2005): *Psychosomatische Gesprächsführung in der Frauenheilkunde. Ein interdisziplinärer Ansatz zur verbalen Intervention.* Stuttgart: Wissenschaftliche Verlagsgesellschaft.

DONATO, RICHARD (1994): Collective scaffolding in second languge learing. In: LANTOLF, JAMES; APPLE, GABRIELA (Hrsg.): *Vygotskian approches to second languge research.* Norwood, N.J.: Ablex, 33–56.

DREW, PAUL; HERITAGE, JOHN (1992): *Talk at Work. Interaction in institutional settings.* Cambridge: Cambridge University Press.

EFING, CHRISTIAN; JUNG, MATTHIAS; KIEFER, KARL-HUBERT; MIDDEKE, ANNEGRET (2014): Vorwort. In: EFING, CHRISTIAN; JUNG, MATTHIAS; KIEFER, KARL-HUBERT; MIDDEKE, ANNEGRET (Hrsg.): *Berufsfeld-Kommunikation: Deutsch.* Frankfurt am Main: Peter Lang, 5–8.

EFING, CHRISTIAN (2014): Berufssprache & Co.: Berufsrelevante Register in der Fremdsprache. Ein varietätenlinguistischer Zugang zum berufsbezogenen DaF-Unterricht. In: *Informationen Deutsch als Fremdsprache (Info DaF)* 4/2014, 415–441.

ERLL, ASTRID (2005): *Kollektives Gedächtnis und Erinnerungskulturen. Eine Einführung.* Weimar, Stuttgart: J.B. Metzler.

FEHR, BARBARA J.; POMERANTZ, ANITA (1997): Conversation Analysis: An Approach to the Study of Social Action as Sense Making Practices. In: VAN DIJK, TEUN (Hrsg.): *Discourse Studies: A Multidisciplinary Introduction.* Vol. 2. London: SAGE Publications, 64–91.

FIRTH, ALAN; WAGNER JOHANNES (1997): On discourse, communication and (some) fundamental concepts in SLA research. In: *The Modern Language Journal* 81/3, 285–300.

FISCHBECK, SABINE; LAUBACH, WILFRIED; LAUFENBERG-FELDMANN, RITA (2012): *Patientenorientierte Kommunikation in der Anästhesie. Voraussetzungen – Konzepte – Effekte. Die Gelbe Fortbildungs-Reihe Anästhesie.* Bd. 6. Mainz: abbvie.

FLICK, UWE (2008): Triangulation in der qualitativen Forschung. In: FLICK, UWE; VON KARDORFF, ERNST; STEINKE, INES (Hrsg.): *Qualitative Forschung. Ein Handbuch.* Reinbeck bei Hamburg: Rowohlt Taschenbuch Verlag, 309–318.

FLICK, UWE; VON KARDORFF, ERNST; STEINKE, INES (2008): Was ist qualitative Forschung? Einleitung und Überblick. In: FLICK, UWE; VON KARDORFF, ERNST; STEINKE, INES (Hrsg.): *Qualitative Forschung. Ein Handbuch.* Reinbeck bei Hamburg: Rowohlt Taschenbuch Verlag, 12–20.

FOSTER, PAULINE; OHTA, AMY SNYDER (2005): Negotiation for meaning and peer assistance in second languge classrooms. In: *Applied Linguistics 26*, 402–430.

FRAAS, CLAUDIA (1999): Lexikalisch-semantische Eigenschaften von Fachsprachen. In: HOFFMANN, LOTHAR (Hrsg.): *Fachsprachen: Ein internationales Handbuch zur Fachsprachenforschung und Terminologiewissenschaft.* Berlin u.a.: De Gruyter, 428–438.

FROTA, SYLVIA N.; SCHMIDT, RICHARD W. (1986): Developing Basic Conversational Ability in a Second Language: a case study of an adult learner of Portuguese. In: DAY, RICHARD R. (Hrsg.): *Talking to Learn. Conversation in Second Language Acquisition.* Rowley, Mass.: Newbury House, 237–335.

GLABONIAT, MANUELA; MÜLLER, MARTIN u.a. (Hrsg.) (2005): *Profile deutsch.* Berlin u.a.: Langenscheidt.

GRAF, EVA MARIA; SATOR, MARLENE; SPRANZ-FOGASY, THOMAS (Hrsg.): *Discourses of helping professions.* Amsterdam: John Benjamins.

GREEN, BILL (1997): Literacy, information and the learning society or swimming against the datastream? *Deakin Centre for Education and Change (DCEC) Working Paper 97065.*

GREWENDORF, GÜNTER; REMBERGER, EVA-MARIA (2014): Das Italienische und das Rumänische. In: BLASZCZAK, JOANNA; KRIFKA, MANFRED; LEẞMÖLLMANN, ANNETTE; MEINUNGER, ANDRÉ, STIEBELS, BARBARA; TRACY, ROSEMARIE (Hrsg.): *Das mehrsprachige Klassenzimmer. Über die Muttersprachen unserer Schüler.* Berlin: Springer VS, 347–379.

GROB, EVA MIRA (2011): Arabisch. In: AVRAMOVSKA, NATAŠA; SCHADER, BASIL (Hrsg.): *Deine Sprache meine Sprache. Handbuch zu 14 Migrationssprachen und Deutsch für Lehrpersonen an mehrsprachigen Klassen und für den DaZ-Unterricht.* Zürich: Lehrmittelverlag, 24–31.

GROẞ, ALEXANDRA (2015): Asymmetrie und (Patienten-)Expertise in der HIV-Sprechstunde. In: BUSCH, ALBERT; SPRANZ-FOGASY, THOMAS (Hrsg.): *Handbuch Sprache in der Medizin.* Berlin u.a.: De Gruyter, 282–299.

GRÜNHAGE-MONETTI, MATILDE; KLEPP, ANDREAS (2004): Zweitsprache am Arbeitsplatz als Herausforderung für Integration und Partizipation. Europäische Perspektiven. In: *Deutsch als Zweitsprache* 1/2004, 15–20.

GRÜNHAGE-MONETTI, MATILDE; KAUFMANN, SUSAN (2003): Kommunikations-Bedarf in der Arbeitswelt. Kriterien für eine berufsbezogene Zweitsprachförderung. In: *Deutsch als Zweitsprache* 2/2003, 43–47.

GSTETTNER, ANDREAS; LALOUSCHEK, JOHANNA; MENZ, FLORIAN (2008): *Effiziente ärztliche Gesprächsführung: Optimierung kommunikativer Kompetenz in der ambulanten medizinischen Versorgung. Ein gesprächsanalytisches Trainingskonzept.* Wien u.a.: LIT Verlag.

GÜLICH, ELISABETH; MONDADA, LORENZA (2008): *Konversationsanalyse. Eine Einführung am Beispiel des Französischen.* Tübingen: Max Niemeyer Verlag.

HARMS, CHRISTOPH; KINDLER, CHRISTOPH H. (2009): Das präoperative anästhesiologische Patientengespräch. In: *Therapeutische Umschau* 66/2009, 503–508.

HEATH, CHRISTIAN; LUFF, PAUL (2000): *Technology in action.* Cambridge: Cambridge University Press.

HEATH, CHRISTIAN (1996): *Body movement and speech in medical interaction.* Cambridge: Cambridge University Press.

HEATH, CHRISTIAN (1992): The delivery and reception of diagnosis in the general-practice consultation. In: DREW, PAUL; HERITAGE, JOHN (Hrsg.): *Talk at Work. Interaction in institutional settings.* Cambridge: Cambridge University Press, 235–267.

HENRICI, GERT (1995): *Spracherwerb durch Interaktion? Eine Einführung in die fremdsprachen-erwerbsspezifische Diskursanalyse.* Baltmannsweiler: Schneider Verlag Hohengehren.

Heritage, John C.; Robinson, Jeffrey D. (2006): Physicians' opening questions and patients' satisfaction. In: *Patient Education and Counseling* 60/3, 279–285.

Hirschfeld, Ursula; Seddiki, Aoussine (2008): Arabisch. In: Hirschfeld, Ursula; Kelz, Heinrich P.; Müller, Ursula (Hrsg.): *Phonetik international. Von Afrikaans bis Zulu: Kontrastive Studien für Deutsch als Fremdsprache. Ein Online Portal.* Waldsteinberg: Popp (CD-ROM).

Hoffmann, Lothar (1985): *Kommunikationsmittel Fachsprache. Eine Einführung.* 2. völlig neu bearb. Aufl., Tübingen: Narr.

Hopf, Christel (2015): Forschungsethik und qualitative Forschung. In: Flick, Uwe; von Kardorff, Ernst; Steinke, Ines (Hrsg.): *Qualitative Forschung. Ein Handbuch.* Reinbek bei Hamburg: Rowohlt-Taschenbuch-Verlag, 589–600.

Hufeisen, Britta; Riemer, Claudia (2010): Spracherwerb und Sprachenlernen. In: Fandrych, Christian; Hufeisen, Britta; Krumm, Hans-Jürgen; Riemer, Claudia (Hrsg.): *Deutsch als Fremd- und Zweitsprache. Ein internationales Handbuch.* 1. Bd., Berlin: De Gruyter, 738–753.

Jansen, Lisa; Padberg-Schmitt, Britta (2013): Englisch-Deutscher Sprachvergleich. In: Leonity, Halyna: *Multikulturelles Deutschland im Sprachvergleich. Das Deutsche im Fokus der meist verbreiteten Migrantensprachen. Ein Handbuch für DaF-Lehrende und Studierende, für Pädagogen/-innen und Erzieher/-innen.* Münster: LIT Verlag, 47–75.

Jefferson, Gail; Sacks, Harvey; Schegloff, Emanuel A. (1977): *The preference for self-correction in the organization of repair in conversation.* Language 53, 361–382.

Jung (2014): Materialentwicklung zwischen Fach- und Berufsbezug, Generalisierung und Spezialisierung. In: Efing, Christian; Jung, Matthias; Kiefer, Karl-Hubert; Middeke, Annegret (Hrsg.): *Berufsfeld-Kommunikation: Deutsch.* Frankfurt am Main: Peter Lang, 12–35.

Kleemann, Frank; Krähnke, Uwe; Matuschek, Ingo (2009): *Interpretative Sozialforschung. Eine praxisorientierte Einführung.* Wiesbaden: Verlag für Sozialwissenschaften.

Kleinmann, Arthur (1988): *The Illness Narratives: Suffering, Healing and the Human Condition.* New York: Basic Books.

Klüber, Maike (2015): Verstehenssicherung zwischen Anästhesist und Patient im Aufklärungsgespräch. In: Busch, Albert; Spranz-Fogasy, Thomas (Hrsg.): *Handbuch Sprache in der Medizin.* Berlin u.a.: De Gruyter, 208–224.

Klüber, Maike; Motsch, Johann; Spranz-Fogasy, Thomas (2012 a): „wenn sie sonst jetzt zum eingriff keine fragen mehr haben dann unterschreiben (.) sie noch mal hier". Verständigungssicherung in anästhesiologischen Aufklärungsgesprächen – Arztangebote und Patientenfragen. In: *Deutsche Sprache* 40/2012, 240–264.

Klüber, Maike; Motsch, Johann; Spranz-Fogasy, Thomas (2012 b): Patientenbeteiligung im Prämedikationsgespräch – „Falls Sie jetzt keine Fragen mehr haben…". In: *Zeitschrift für Anästhesiologie, Intensivmedizin, Notfallmedizin und Schmerztherapie (AINS)* 47/10, 656–659.

KÖHLE, KARL; RASPE, HANS-HEINRICH (1982): *Das Gespräch während der ärztlichen Visite. Empirische Untersuchungen.* Wien: Urban & Schwarzenberg.

KÖNIGS, FRANK G. (2010): Zweitspracherwerb und Fremdsprachenlernen: Begriffe und Konzepte. In: FANDRYCH, CHRISTIAN; HUFEISEN, BRITTA; KRUMM, HANS-JÜRGEN; RIEMER, CLAUDIA (Hrsg.): *Deutsch als Fremd- und Zweitsprache. Ein internationales Handbuch.* 1. Bd., Berlin: De Gruyter, 754–764.

KOREIK, UWE (2016): Inhalte zur Entwicklung landeskundlicher und interkultureller Kompetenz. In: BAUSCH, KARL-RICHARD; BURWITZ-MELZER, EVA; KRUMM, HANS-JÜRGEN; MEHLHORN, GRIT; RIEMER, CLAUDIA (Hrsg.): *Handbuch Fremdsprachenunterricht.* 6., völlig überarb. und erweit. Aufl., Tübingen: Francke, 163–167.

KRASHEN, STEPHEN (1985): *Principles and Practice in Second Language Acquisition.* Oxford: Pergamon Press Inc.

KRUMM, HANS-JÜRGEN (1998): Landeskunde Deutschland, D-A-CH oder Europa? Über den Umgang mit Verschiedenheit im DaF-Unterricht. In: *Informationen Deutsch als Fremdsprache (Info DaF) 5*, 523–544.

LALOUSCHEK, JOHANNA (2013): Anliegensklärung im ärztlichen Gespräch – Patientenbeteiligung und neue Formen medizinischer Kommunikation. In: MENZ, FLORIAN (Hrsg.): *Migration und medizinische Kommunikation. Linguistische Verfahren der Patientenbeteiligung und Verständnissicherung in ärztlichen Gesprächen mit MigrantInnen.* Göttingen: V & R Unipress, 353–444.

LALOUSCHEK, JOHANNA (2005): Medizinische Konzepte und ärztliche Gesprächsführung – am Beispiel der psychosomatischen Anamnese. In: DITZ, SUSANNE; NEISES, MECHTHILD; SPRANZ-FOGASY, THOMAS (Hrsg.): *Psychosomatische Gesprächsführung in der Frauenheilkunde. Ein interdisziplinärer Ansatz zur verbalen Intervention.* Stuttgart: Wissenschaftliche Verlagsgesellschaft, 48–72.

LALOUSCHEK, JOHANNA (2004): Kommunikatives Selbst-Coaching im beruflichen Alltag. Ein sprachwissenschaftliches Trainingskonzept am Beispiel der klinischen Gesprächsführung. In: BECKER-MROTZEK, MICHAEL; BRÜNNER, GISELA (Hrsg.): *Analyse und Vermittlung von Gesprächskompetenz.* Frankfurt a. M. u.a.: Verlag für Gesprächsforschung, 137–158.

LAPKIN, SHARON; SWAIN, MERRILL (1998): Interaction and second language learning: Two adolescents French immersion students working together. In: *The Modern Language Journal 82*, 320–336.

LÖNING, PETRA (2001): Gespräche in der Medizin. In: ANTOS, GERD; BRINKER, KLAUS; HEINEMANN, WOLFGANG; SAGER, SVEN (Hrsg.): *Text- und Gesprächslinguistik. Ein internationales Handbuch zeitgenössischer Forschung.* 1. Bd., Berlin: De Gruyter, 1576–1588.

LONG, MICHAEL (1996): The role of the linguistic environment in second language acquisition. In: RITCHIE, WILLIAM; BHATIA, TEJ (Hrsg.): *Handbook of second language acquisition.* San Diego: Academic Press, 412–468.

MAAS, UTZ (2010). Literat und orate Grundbegriffe der Analyse geschriebener und gesprochener Sprache. In: *Grazer Linguistische Studien* 73, 21–150.

MAAS, UTZ (2008). *Sprache und Sprachen in der Migrationsgesellschaft. Die schriftkulturelle Dimension.* Osnabrück: V&R Unipress.

MANN, FRIDO (1984): *Aufklärung in der Medizin – Theorie, empirische Ergebnisse, praktische Anleitung.* Stuttgart: F.K. Schattauer Verlag.

MAYNARD, DOUGLAS W. (1992): On clinicians co-implicating recipients` perspective in the delivery of diagnostic news. DREW, PAUL; HERITAGE, JOHN (Hrsg.): *Talk at Work. Interaction in institutional settings.* Cambridge: Cambridge University Press, 331–358.

MAYRING, PHILIPP (2015 a), 12. Aufl.: *Qualitative Inhaltsanalyse. Grundlagen und Techniken.* 12., überarb. Aufl., Weinheim u.a.: Beltz Verlag.

MAYRING, PHILIPP (2015 b): Qualitative Inhaltsanalyse. In: FLICK, UWE; VON KARDORFF, ERNST; SEINKE, INES (Hrsg.): *Qualitative Forschung. Ein Handbuch.* 11. Aufl., Reinbek bei Hamburg: Rowohlt-Taschenbuch-Verlag, 468–475.

MENZ, FLORIAN (2015): Handlungsstrukturen ärztlicher Gespräche und ihre Beeinflussung durch institutionelle und soziale Rahmenbedingungen. In: BUSCH, ALBERT; SPRANZ-FOGASY, THOMAS (Hrsg.): *Handbuch Sprache in der Medizin.* Berlin u.a.: De Gruyter, 75–92.

MENZ, FLORIAN (2013 a): Einleitung. DE CILLIA, RUDOLF; GRUBER, HUBERT; MENZ, FLORIAN (2013): *Migration und medizinische Kommunikation. Linguistische Verfahren der Patientenbeteiligung und Verständnissicherung in ärztlichen Gesprächen mit MigrantInnen.* Wien: V & R unipress, 7–16.

MENZ, FLORIAN (2013 b): Zum Vergleich von ärztlichen Konsultationen zu Kopfschmerzen bei gedolmetschten und nicht-gedolmetschten Gesprächen. DE CILLIA, RUDOLF; GRUBER, HUBERT; MENZ, FLORIAN (Hrsg.): *Migration und medizinische Kommunikation. Linguistische Verfahren der Patientenbeteiligung und Verständnissicherung in ärztlichen Gesprächen mit MigrantInnen.* Wien: V & R unipress, 311–352.

MENZ, FLORIAN; NEZHIBA, SABINE; NOWAK, PETER; RAPPL, ANITA (2008): Arzt-Patienten-Interaktion im deutschsprachigen Raum: Eine Online-Forschungsdatenbank (API-on©) als Basis für Metaanalysen. In: *Gesprächsforschung – Online-Zeitschrift zur verbalen Interaktion.* 9, 129–163.

MENZ, FLORIAN; PLANSKY, LUZIA (2014): Time pressure and digressive speech patterns in doctor-patient consultations: Who is to blame? In: GRAF, EVA MARIA; SATOR, MARLENE; SPRANZ-FOGASY, THOMAS (Hrsg.): *Discourses of helping professions.* Amsterdam: John Benjamins, 255–285.

MENZ, FLORIAN; REISIGL, MARTIN; SATOR, MARLENE (2013): Migration, Interkulturalität und gemittelte Kommunikation im medizinischen Gespräch – einige Überlegungen. DE CILLIA, RUDOLF; GRUBER, HUBERT; MENZ, FLORIAN (Hrsg.): *Migration und medizinische Kommunikation. Linguistische Verfahren der Patientenbeteiligung und Verständnissicherung in ärztlichen Gesprächen mit MigrantInnen.* Wien: V & R unipress, 17–32.

MEYER, BERND (2004): *Dolmetschen im medizinischen Aufklärungsgespräch. Eine diskursanalytische Untersuchung zur Arzt-Patienten-Kommunikation im mehrsprachigen Krankenhaus.* Münster: Waxmann.

MEYER, BERND (2000): *Medizinische Aufklärungsgespräche. Struktur und Zwecksetzung aus diskursanalytischer Sicht.* Hamburg: Universität Hamburg, Sonderforschungsbereich 538 (Arbeiten zur Mehrsprachigkeit - Folge B, Nr. 8/2000).

MISHLER, ELLIOT GEORGE (1984): *The Discourse of Medicine. Dialects of Medical Interviews.* Norwood, New Jersey: Ablex.

MIßLER, BETTINA (1999): *Fremdsprachenlernerfahrungen und Lernstrategien. Eine empirische Untersuchung.* Tübingen: Stauffenburg.

MOISE, MARIA-ILEANA; SNAGOVEANU-SPIELBERG, ILEANA-MANUELA (2008): Rumänisch. In: HIRSCHFELD, URSULA; KELZ, HEINRICH P.; MÜLLER, URSULA (Hrsg.): *Phonetik international. Von Afrikaans bis Zulu: Kontrastive Studien für Deutsch als Fremdsprache. Ein Online Portal.* Waldsteinberg: Popp (CD-ROM).

MOSS, BECKY; ROBERTS, CELIA; SARANGI, SRIKANT (2004). Presentation of self and symptoms in primary care consultations involving patients from non-English speaking backgrounds. In: *Communication & Medicine 1/2*, 159–169.

NAIMAN, NEIL (1996): *The Good Language Learner.* Clevedon: Multilingual Matters.

NOWAK, PETER (2010): *Eine Systematik der Arzt-Patient-Interaktion. Systemtheoretische Grundlagen, qualitative Synthesemethodik und diskursanalytische Ergebnisse zum sprachlichen Handeln von Ärztinnen und Ärzten.* Frankfurt am Main u.a.: Peter Lang Verlag.

OHM, UDO (2014): Ohne sprachliche Qualifizierung keine berufliche Qualifizierung. Zum konstitutiven Verhältnis zwischen der Aneignung von Fachwissen bzw. beruflicher Handlungskompetenz und Sprachentwicklung. In: *Deutsch als Zweitsprache 1/2014*, 7–19.

OHM, UDO (2007): Informationsverarbeitung vs. Partizipation: Zweitspracherwerb aus kognitiv-interaktionistischer und soziokultureller Perspektive. In: EßER, RUTH; KRUMM, HANS-JÜRGEN (Hrsg.): *Bausteine für Babylon: Sprache, Kultur, Unterricht* ... München: IUDICUM Verlag, 24–33.

OHTA, AMY SNYDER (2001): *Second Languge Acquisition processes in the classroom. Learning Japanese.* Mahwah, N.J.: Erlbaum.

PETERS, MANUEL (2013): Zur Bedeutung der Alltagsinteraktion für die Migrationsforschung. Eine durch Goffman und Laclau/Mouffe informierte Kritik am Migrationsdiskurs. In: ARENS, SUSANNE; MECHERIL, PAUL; MELTER, CLAUS; ROMANER, ELISABETH; THOMAS-OLALDE, OSCAR (Hrsg.): *Migrationsforschung als Kritik? Spielräume kritischer Migrationsforschung.* Wiesbaden: Springer VS, 109–121.

PETERS, TIM (2008): *Macht im Kommunikationsgefälle: der Arzt und sein Patient.* Berlin: Frank & Timme.

QUASTHOFF, UTA M. (1982): Frageaktivitäten von Patienten in Visitengesprächen: Konversations-technische und diskursstrukturelle Bedingungen. In: KÖHLE, KARL; RASPE, HANS-HEINRICH (Hrsg.): *Das Gespräch während der ärztlichen Visite.* Wien: Urban & Schwarzenber, 70–101.

REHBEIN, JOCHEN (1985 a): Medizinische Beratung türkischer Eltern. In: REHBEIN, JOCHEN (Hrsg.): *Interkulturelle Kommunikation. Kommunikation und Institution.* Bd. 12., Tübingen: Narr, 349–419.

REHBEIN, JOCHEN (1985 b): Ein ungleiches Paar – Verfahren des Sprachmittelns in der medizinischen Beratung. In: REHBEIN, JOCHEN (Hrsg.): *Interkulturelle Kommunikation. Kommunikation und Institution*. Bd. 12., Tübingen: Narr, 420–448.

RICHTER, JULIA (2008): *Phonetische Reduktion im Deutschen als L2. Eine empirische Querschnittsstudie.* Baltmannsweiler: Schneider Verlag Hohengehren.

RIEMER, CLAUDIA (2016): Affektive Faktoren. In: BAUSCH, KARL-RICHARD; BURWITZ-MELZER, EVA; KRUMM, HANS-JÜRGEN; MEHLHORN, GRIT; RIEMER, CLAUDIA (Hrsg.): *Handbuch Fremdsprachenunterricht*. 6., völlig überarb. und erweit. Aufl., Tübingen: Francke, 266–270.

RIEMER, CLAUDIA (2004): Die Rolle von sozialen, affektiven und kognitiven Faktoren beim Erwerb des Deutschen als Fremdsprache: *Neuere empirische Forschung und Implikationen für die Praxis. Akten des 3. Kongresses der Federación de Asociaciones de Germanistas de Espana (FAGE).* Roberts, Celia (2007): Intercultural Communication in Healthcare Settings. In: KOTTHOFF, HELGA; SPENCER-OATEY, HELEN (Hrsg.): *Handbook of Intercultural Communication*. Berlin: De Gruyter, 243–262.

ROBERTS, CELIA; SARANGI, SRIKANT (2005): Theme-oriented discourse analysis of medical encouters. In: *Medical Education* 39/6, 632–640.

ROBINSON, JEFFREY D. (1998): Getting down to business. Talk, gaze and body Orientation during openings of doctor-patient consultaions. *Human Communication Research*. 25/1, 97–123. Rohmann, Heike (2010): Lernerexterne Faktoren. In: FANDRYCH, CHRISTIAN; HUFEISEN, BRITTA; KRUMM, HANS-JÜRGEN; RIEMER, CLAUDIA (Hrsg.): *Deutsch als Fremd- und Zweitsprache. Ein internationales Handbuch.* 1. Bd., Berlin: De Gruyter, 886–894.

ROST-ROTH, MARTINA (2010): Affektive Variablen/Motivation. In: FANDRYCH, CHRISTIAN; HUFEISEN, BRITTA; KRUMM, HANS-JÜRGEN; RIEMER, CLAUDIA (Hrsg.): *Deutsch als Fremd- und Zweitsprache. Ein internationales Handbuch.* 1. Bd., Berlin: De Gruyter, 876–885.

RUBIN, JOAN (1975): What the „Good Language Learner" Can Teach Us. In: *Teachers of English to Speakers of Other Languages (TESOL)* 9/1, 41–51.

SACKS, HARVEY (1972): An initial investigation of the usability of conversational data for doing sociology. In: SUDNOW, DAVID (Hrsg.): *Studies in Social Interaction.* New York: Free Press, 31–74.

SACKS, HARVEY; SCHEGLOFF, EMANUEL A. (1973): Opening up closings. *Semiotica 8*, 289–327.

SCHÄFER, REINER; SÖDING, PETER (2010): *Klinikleitfaden Anästhesie*. 6. Aufl., München: Urban & Fischer.

SCHEGLOFF, EMANUEL A. (1992): In another context. In: DURANTI, ALESSANDRO; GOODWIN, CHARLES (Hrsg.): *Rethinking context. Language as an interactive phenomenon.* Cambridge: Cambridge University Press, 191–228.

SCHÖN, ALMUT (2014): „weil wir machen Sachen". Zur beruflichen Kommunikation ausländischer Ärzte in Deutschland. In: KIEFER, KARL-HUBERT u.a. (Hrsg.): *Berufsfeld-Kommunikation: Deutsch.* Frankfurt am Main u.a.: Peter Lang Verlag, 105–124.

Schön, Almut (2012): *Arzt-Patienten-Gespräche als L2-L1-Kommunikation. Eine Diskursanalyse zu Deutsch als Fremd- und Zweitsprache im Beruf.* Frankfurt am Main u.a.: Peter Lang Verlag. Schwitalla, Johannes (2012): *Gesprochenes Deutsch. Eine Einführung.* 4. Aufl., Berlin: Erich Schmidt Verlag.

Schwitalla, Johannes (1995): Namen in Gesprächen. In: Eichler, Ernst; Hilty, Gerold; Löffler, Heinrich; Steger, Hugo; Zgusta, Ladislav (Hrsg.): *Namenforschung: Ein internationales Handbuch zur Onomatik.* Bd. 1., Berlin u.a.: De Gruyter, 498–503.

Seelman, Conny; Suurmond, Jeanine (2006): Shared decision-making in an intercultural context: barriers in the interaction between physicians and immigrant patients. In: *Patient Education and Counseling 60/2*, 253–259.

Selinker, Larry (1972): Interlanguage. In: *International Review of Applied Linguistics in Language Teaching (IRAL)* 10, 209–241.

Selting, Margret; Auer, Peter; Barth-Weingartner, Dagmar; Bergmann, Jörg; Bergmann, Pia; Brinkner, Karin; Couper-Kuhlen, Elisabeth; Deppermann, Arnulf; Gilles, Peter; Günthner, Susanne; Hartung, Martin; Kern, Friederike; Mertzlufft, Christine; Meyer, Christian; Morek, Miriam; Oberzaucher, Frank; Peters, Jörg; Quasthoff, Uta; Schütte, Wilfried; Stukenbrock, Anja; Uhmann, Susanne (2009): Gesprächsanalytisches Transkriptionssystem 2 (GAT 2). In: *Gesprächsforschung – Online-Zeitschrift zur verbalen Interaktion.* 10, 353–402. (www.gespraechsforschung-ozs.de/heft2009/heft2009.htm).

Settinieri, Julia (2014): Planung einer empirischen Studie. In: Demirkaya, Sevilen; Feldmeier, Alexis; Gültekin-Karakoç, Nazan; Settinieri, Julia; Riemer, Claudia (Hrsg.): *Empirische Forschungsmethoden für Deutsch als Fremd- und Zweitsprache. Eine Einführung.* Paderborn: Ferdinand Schöningh, 57–71.

Spranz-Fogasy, Thomas (2014): Anticipatory reactions. Patients\` answers to doctors\` questions. In: Graf, Eva-Maria; Sator, Marlene; Spranz-Fogasy, Thomas (Hrsg): *Discourses of Helping Professions.* Amsterdam und Philadelphia: John Benjamins Publishing Company, 205–226.

Spranz-Fogasy, Thomas (2005): Kommunikatives Handeln in ärztlichen Gesprächen – Gesprächseröffnung und Beschwerdenexploration. In: Ditz, Susanne; Neises, Mechthild; Spranz-Fogasy, Thomas (Hrsg.): *Psychosomatische Gesprächsführung in der Frauenheilkunde. Ein interdisziplinärer Ansatz zur verbalen Intervention.* Stuttgart: Wissenschaftliche Verlagsgesellschaft, 17–47.

Stănescu, Spreanţa (2001): Kontrastive Analyse Rumänisch – Deutsch. In: Fandrych, Christian; Hufeisen, Britta; Krumm, Hans-Jürgen; Riemer, Claudia (Hrsg.): *Deutsch als Fremd- und Zweitsprache. Ein internationales Handbuch.* 1. Bd., Berlin: De Gruyter, 667–672.

Storch, Neomy (2002): Patterns of interaction in ESL pair work. In: *Language Learning* 52/1, 119–158.

Striebel, Walter H. (2017): Anästhesie – Intensivmedizin – Notfallmedizin. Für Studium und Ausbildung. 9. vollst. überarb. Aufl. Stuttgart: Schattauer Verlag.

STUKENBROCK, ANJA (2007): "Wo ist der Hauptschmerz?" -Zeigen am menschlichen Körper. In: *Gesprächsforschung -Online-Zeitschrift zur verbalen Interaktion* 9/2008, 1–33.

TEN HAVE, PAUL (1991): Talk and Institution: A Reconsideration of the „Asymmetry" of Doctor-Patient Interaction. In: BODEN, DEIRDRE; ZIMMERMANN, DON H. (Hrsg.): *Talk and Social Structure. Studies in Ethnomethodology and Conversation Analysis.* Cambridge: Polity Press, 138–163.

UZUEGBU, IFEYINWA (2003): *Ich kann nicht warten, eine ‚graduate' zu werden. Eine fehleranalytische Untersuchung schriftlicher Texte von Igbo Deutschlernenden mit Englisch als Zweitsprache.* Frankfurt am Main: Peter Lang.

WENGER, ETIENNE (1999): *Communities of practice: Learning, meaning and identity.* Cambridge: Cambridge University Press.

WESTHOFF, GERARD J. (2001): Lernstrategien – Kommunikationsstrategien – Lerntechniken. In: BURKHARDT, ARMIN; STEGER, HUGO; WEIGAND, HERBERT E. (Hrsg.): *Handbücher zur Sprach- und Kommunikationswissenschaft* 19. Berlin: De Gruyter, 1–2.

WHITE, SARAH J. (2015): Closing clinical consultations. In: BUSCH, ALBERT; SPRANZ-FOGASY, THOMAS (Hrsg.): *Handbuch Sprache in der Medizin.* Berlin u.a.: De Gruyter, 170–187.

ZELDES, AMIR; GHAZWAN, KANBAR (2014): Das Arabische und das Hebräische. In: BLASZCZAK, JOANNA; KRIFKA, MANFRED; LEßMÖLLMANN, ANNETTE; MEINUNGER, ANDRÉ, STIEBELS, BARBARA; TRACY, ROSEMARIE: *Das mehrsprachige Klassenzimmer. Über die Muttersprachen unserer Schüler.* Berlin: Springer VS, 135–174.

Wörterbücher und Grammatiken:

BUSCHA, JOACHIM; HELBIG, GERHARD (2001): *Deutsche Grammatik. Ein Handbuch für den Ausländerunterricht.* Berlin u.a.: Langenscheidt Verlag.

Duden-Redaktion (2015): *Duden – Deutsches Universalwörterbuch.* 8., überarb. und erweit. Aufl., Berlin: Duden.

GÖTZ, DIETER (2015): *Großwörterbuch Deutsch als Fremdsprache. Das einsprachige Wörterbuch für alle, die Deutsch lernen.* 4. Neu bearb. Aufl., Wien u.a.: Langenscheidt Verlag.

PONS-Redaktion (2014): *Kompaktwörterbuch Italienisch: Italienisch – Deutsch / Deutsch – Italienisch.* Stuttgart: PONS.

PONS-Redaktion (2014): *Kompaktwörterbuch Englisch: Englisch – Deutsch / Deutsch – Englisch.* Stuttgart: PONS.

Pschyrembel-Redaktion (2014): *Pschyrembel Klinisches Wörterbuch.* 265. überarb. Aufl., Berlin und Boston: Walter de Gruyter.

Gesetze und Beschlüsse:

Bundesministerium für Gesundheit: *Approbationsordnung für Ärzte vom 27. Juni 2002 (BGBl. I S. 2405), die durch Artikel 5 des Gesetzes vom 17. Juli 2017 (BGBl. I S. 2581) geändert worden ist.* https://www.gesetze-im-internet.de/_appro_2002/BJNR240500002.html (01.09.2018).

Bundestag: *Gesetz zur Verbesserung der Rechte von Patientinnen und Patienten vom 20. Februar 2013 (Patientenrechtegesetz).* http://www.bundesaerztekammer.de/fileadmin/user_up- load/downloads/Patientenrechtegesetz_BGBl.pdf (01.09.2018).
Gesundheitsministerkonferenz: *Eckpunkte zur Überprüfung der für die Berufsausübung erforderlichen Deutschkenntnisse in den akademischen Heilberufen vom 26./27. Juni 2014.* https://www.gmkonline.de/documents/TOP73BerichtP_Oeffentl_Bereich.pdf (01.09.2018).

Internetquellen:

Ärztestatistik der Bundesärztekammer vom Jahr 2016: http://www.bundesaerztekammer.de/ueber-uns/aerztestatistik/aerztestatistik-2016/auslaendische-aerztinnen-und-aerzte/ (01.09.2018).
Bibliographie: „Literatur zu Medizinischen Kommunikation“: http://hypermedia.ids-mannheim.de/pragdb/Literatur_zur_Medizinischen_Kommunikation_Version2014.pdf (01.09.2018).
FWF-Projekt „Schmerz- und Krankheitsdarstellung II“: http:/www.univie.ac.at/linguistics/schmerzprojekt2/index.htm (01.09.2018).
Gemeinsamer Europäischer Referenzrahmen (GER): http://www.europaeischer-referenzrahmen.de/ (01.09.2018).
Informationen zum Sprachtest „telc Deutsch B2-C1 Medizin“: https://www.telc.net/pruefungsteilnehmende/sprachpruefungen/pruefungen/detail/telc-deutsch-b2c1-medizin-fachsprachpruefung.html (01.09.2018).
Informationen zur Fachsprachenprüfung von der Ärztekammer Westfalen-Lippe: https://www.aekwl.de/index.php?id=5346 (01.09.2018).
Internetseite der „inlingua“ Sprachschulen in Ostwestfalen: http://www.inlingua-in-owl.de/ (01.09.2018).
Online-Forschungsdatenbank „API-on“: https://www.univie.ac.at/linguistics/florian/api-on/in- dex.php (01.09.2018).
Transkriptionsprogramm EXMaRALDA: http://exmaralda.org/de/ (01.09.2018).

FORUM FÜR FACHSPRACHEN-FORSCHUNG

Die Bd. 1 bis 77 sind im Verlag Gunter Narr erschienen.

Bd. 78 Hartwig Kalverkämper: Textsortengeschichte und Fächertradition. Systeme im Wandel zwischen französischer Klassik und Aufklärung (1650–1750). ISBN 978-3-86596-175-4

Bd. 79 Jin Zhao: Interkulturalität von Textsortenkonventionen. Vergleich deutscher und chinesischer Kulturstile: Imagebroschüren. 392 Seiten. ISBN 978-3-86596-169-3

Bd. 80 Hartwig Kalverkämper/Klaus-Dieter Baumann (Hg.): Fachtextsorten – in – Vernetzung. 486 Seiten. ISBN 978-3-86596-160-0

Bd. 81 Henrike Täuscher: Fachlichkeit in der Werbung für Laien. Deutsche und französische Anzeigen im Vergleich. 262 Seiten. ISBN 978-3-86596-162-4

Bd. 82 Tim Peters: Macht im Kommunikationsgefälle: der Arzt und sein Patient. 212 Seiten. ISBN 978-3-86596-181-5

Bd. 83 Hans P. Krings/Felix Mayer (Hg.): Sprachenvielfalt im Kontext von Fachkommunikation, Übersetzung und Fremdsprachenunterricht. Für Reiner Arntz zum 65. Geburtstag. 530 Seiten. ISBN 978-3-86596-192-1

Bd. 84 Encarnación Tabares Plasencia/Vessela Ivanova/Elke Krüger (Eds.): Análisis lingüístico contrastivo de textos especializados en español y alemán. 258 Seiten. ISBN 978-3-86596-190-7

Bd. 85 Nancy Hadlich: Analyse evidenter Anglizismen in Psychiatrie und Logistik. 458 Seiten. ISBN 978-3-86596-380-2

Bd. 86 Eva Martha Eckkrammer (Ed.): La comparación en los lenguajes de especialidad. 302 Seiten. ISBN 978-3-86596-216-4

Bd. 87 Maria Mushchinina: Rechtsterminologie – ein Beschreibungsmodell. Das russische Recht des geistigen Eigentums. 396 Seiten. ISBN 978-3-86596-218-8

Bd. 88 Sylvia Reinart: Kulturspezifik in der Fachübersetzung. Die Bedeutung der Kulturkompetenz bei der Translation fachsprachlicher und fachbezogener Texte. 562 Seiten. ISBN 978-3-86596-235-5

Bd. 89 Radegundis Stolze: Fachübersetzen – Ein Lehrbuch für Theorie und Praxis. 3. Auflage. 420 Seiten. ISBN 978-3-86596-257-7

Bd. 90 Carmen Heine: Modell zur Produktion von Online-Hilfen. 318 Seiten. ISBN 978-3-86596-263-8

FORUM FÜR FACHSPRACHEN-FORSCHUNG

Bd. 91 Brigitte Horn-Helf: Konventionen technischer Kommunikation: Makro- und mikrokulturelle Kontraste in Anleitungen. 614 Seiten mit CD. ISBN 978-3-86596-233-1

Bd. 92 Marina Adams: Wandel im Fach. Historiographie von DaF als Fachsprachen-Disziplin in der DDR. 460 Seiten. ISBN 978-3-86596-269-0

Bd. 93 Carsten Sinner: Wissenschaftliches Schreiben in Portugal zum Ende des *Antigo Regime* (1779–1821). Die Memórias económicas der *Academia das Ciências de Lisboa*. 714 Seiten. ISBN 978-3-86596-277-5

Bd. 94 Laurent Gautier (éd.): Les discours de la bourse et de la finance. 186 Seiten. ISBN 978-3-86596-302-4

Bd. 96 Julia Neu: Mündliche Fachtexte der französischen Rechtssprache. 294 Seiten. ISBN 978-3-86596-351-2

Bd. 97 Mehmet Tahir Öncü: Probleme interkultureller Kommunikation bei Gerichtsverhandlungen mit Türken und Deutschen. 168 Seiten. ISBN 978-3-86596-387-1

Bd. 98/99 Klaus-Dieter Baumann (Hg.): Fach – Translat – Kultur. Interdisziplinäre Aspekte der vernetzten Vielfalt. 2 Bände im Schuber, zus. 1562 Seiten. ISBN 978-3-86596-209-6

Bd. 100 Hartwig Kalverkämper (Hg.): Fachkommunikation im Fokus – Paradigmen, Positionen, Perspektiven. 1040 Seiten. ISBN 978-3-7329-0214-9

Bd. 102 Anastasiya Kornetzki: Contrastive Analysis of News Text Types in Russian, British and American Business Online and Print Media. 378 Seiten. ISBN 978-3-86596-420-5

Bd. 103 Ingrid Simonnæs: Rechtskommunikation national und international im Spannungsfeld von Hermeneutik, Kognition und Pragmatik. 304 Seiten. ISBN 978-3-86596-427-4

Bd. 104 Svenja Dufferain: Tyronyme – zur strategischen Wortbildung französischer Käsemarkennamen. 140 Seiten. ISBN 978-3-86596-428-1

Bd. 105 Laurent Gautier (éd.): Figement et discours spécialisés. 158 Seiten. ISBN 978-3-86596-413-7

Bd. 106/107 Eva Martha Eckkrammer: Medizin für den Laien: Vom Pesttraktat zum digitalen Ratgebertext. 2 Bände im Schuber, zus. 1328 Seiten. ISBN 978-3-86596-312-3

Bd. 108 Lucia Udvari: Einführung in die Technik der Rechtsübersetzung vom Italienischen ins Deutsche. Ein Arbeitsbuch mit interdisziplinärem Ansatz. 316 Seiten. ISBN 978-3-86596-516-5

FORUM FÜR FACHSPRACHEN-FORSCHUNG

Bd. 109 Mehmet Tahir Öncü: Kulturspezifische Aspekte in technischen Texten. Eine Analyse deutsch- und türkischsprachiger Gebrauchsanleitungen. 212 Seiten. ISBN 978-3-86596-517-2

Bd. 110 Cornelia Griebel: Rechtsübersetzung und Rechtswissen. Kognitionstranslatologische Überlegungen und empirische Untersuchung des Übersetzungsprozesses. 432 Seiten. ISBN 978-3-86596-534-9

Bd. 111 Laura Sergo/Ursula Wienen/Vahram Atayan (Hg.): Fachsprache(n) in der Romania. Entwicklung, Verwendung, Übersetzung. 458 Seiten. ISBN 978-3-86596-404-5

Bd. 112 Birte Möpert: Die Fachsprache des Tanzes. 218 Seiten. ISBN 978-3-7329-0012-1

Bd. 113 Marina Brambilla/Joachim Gerdes/Chiara Messina (Hg.): Diatopische Variation in der deutschen Rechtssprache. 382 Seiten. ISBN 978-3-86596-447-2

Bd. 114 Christiane Zehrer: Wissenskommunikation in der technischen Redaktion. Die situierte Gestaltung adäquater Kommunikation. 406 Seiten. ISBN 978-3-7329-0032-9

Bd. 115 Tanja Wissik: Terminologische Variation in der Rechts- und Verwaltungssprache. Deutschland – Österreich – Schweiz. 394 Seiten. ISBN 978-3-7329-0004-6

Bd. 116 Larissa Alexandrovna Manerko/Klaus-Dieter Baumann/Hartwig Kalverkämper (eds.): Terminology Science in Russia today. From the Past to the Future. 460 Seiten. ISBN 978-3-7329-0051-0

Bd. 117 Georg Löckinger: Übersetzungsorientierte Fachwörterbücher. Entwicklung und Erprobung eines innovativen Modells. 322 Seiten. ISBN 978-3-7329-0053-4

Bd. 118 Kerstin Petermann: Verbale und nonverbale Vagheit in englisch- und deutschsprachigen Interviews. 418 Seiten. ISBN 978-3-7329-0061-9

Bd. 119 Encarnación Tabares Plasencia (ed.): Fraseología jurídica contrastiva español–alemán/Kontrastive Fachphraseologie der spanischen und deutschen Rechtssprache. 148 Seiten. ISBN 978-3-86596-528-8

Bd. 120 Klaus-Dieter Baumann/Jan-Eric Dörr/Katja Klammer (Hg.): Fachstile – Systematische Ortung einer interdisziplinären Kategorie. 216 Seiten. ISBN 978-3-7329-0105-0

Bd. 121 Jenny Brumme/Carmen López Ferrero (eds.): La ciencia como diálogo entre teorías, textos y lenguas. 348 Seiten. ISBN 978-3-7329-0130-2

Bd. 122 Ingrid Simonnæs: Basiswissen deutsches Recht für Übersetzer. Mit Übersetzungsübungen und Verständnisfragen. 202 Seiten. ISBN 978-3-7329-0133-3

FORUM FÜR FACHSPRACHEN-FORSCHUNG

Bd. 123 Silke Friedrich: Deutsch- und englischsprachige Werbung. Textpragmatik, Medialität, Kulturspezifik. 142 Seiten. ISBN 978-3-7329-0152-4

Bd. 124 Bernhard Haidacher: Bargeldmetaphern im Französischen. Pragmatik, Sprachkultur und Metaphorik. 368 Seiten. ISBN 978-3-7329-0124-1

Bd. 125 Chiara Messina: Die österreichischen Wirtschaftssprachen. Terminologie und diatopische Variation. 384 Seiten. ISBN 978-3-7329-0113-5

Bd. 126 Raimund Drommel: Sprachprofiling – Grundlagen und Fallanalysen zur Forensischen Linguistik. 338 Seiten. ISBN 978-3-7329-0158-6

Bd. 127 Krzysztof Nycz/Klaus-Dieter Baumann/Hartwig Kalverkämper (Hg.): Fachsprachenforschung in Polen. 328 Seiten. ISBN 978-3-7329-0211-8

Bd. 128 Peter Kastberg: Kondensation und Expansion in Fachtexten der Technik. 160 Seiten. ISBN 978-3-7329-0221-7

Bd. 129 Anja Centeno García: Textarbeit in der geisteswissenschaftlichen Lehre. 360 Seiten. ISBN 978-3-7329-0196-8

Bd. 132 Maria Mushchinina: Sprachverwendung und Normvorstellung in der Fachkommunikation. 450 Seiten. ISBN 978-3-7329-0293-4

Bd. 133 Agnes Goldhahn: Tschechische und deutsche Wissenschaftssprache im Vergleich. Wissenschaftliche Artikel der Linguistik. 226 Seiten. ISBN 978-3-7329-0332-0

Bd. 134 Natalya Zalipyatskikh: Didaktik der technischen Fachkommunikation. Methodologien, Konzepte, Evaluationen. 422 Seiten mit CD. ISBN 978-3-7329-0344-3

Bd. 135 Katja Klammer: Denkstile in der Fachkommunikation der Technik- und Sozialwissenschaften. Fakten und Kontraste im Deutschen und Englischen. 438 Seiten. ISBN 978-3-7329-0355-9

Bd. 136 Fabian Fahlbusch: Unternehmensnamen. Entwicklung – Gestaltung – Wirkung – Verwendung. 322 Seiten. ISBN 978-3-7329-0202-6

Bd. 137 Sabrina Brandt: Anglizismen – Sprachwandel in deutschen und norwegischen Texten der Informationstechnologie. 140 Seiten. ISBN 978-3-7329-0385-6

Bd. 138 Sascha Bechmann (Hg.): Sprache und Medizin. Interdisziplinäre Beiträge zur medizinischen Sprache und Kommunikation. 498 Seiten. ISBN 978-3-7329-0372-6

Bd. 139 Anastasia Mikhailova-Tucholke: Der französische Fachwortschatz im Bereich Solarenergie: Wortbildung und Lexikographie. 232 Seiten. ISBN 978-3-7329-0400-6

FORUM FÜR FACHSPRACHEN-FORSCHUNG

Bd. 140 Annikki Liimatainen/Arja Nurmi/Marja Kivilehto/Leena Salmi/Anu Viljanmaa/ Melissa Wallace (eds.): Legal Translation and Court Interpreting: Ethical Values, Quality, Competence Training. 398 Seiten. ISBN 978-3-7329-0295-8

Bd. 141 Rosemarie Buhlmann/Anneliese Fearns: Handbuch des fach- und berufsbezogenen Deutschunterrichts DaF, DaZ, CLIL. 714 Seiten. ISBN 978-3-7329-0013-8

Bd. 142 Agnieszka Błażek: Einheit in Vielfalt: der Bologna-Prozess. Fachlexikologische und fachkommunikative Aspekte. 406 Seiten. ISBN 978-3-7329-0470-9

Bd. 143 Katrin Josephine Wagner: Die Sprache der Jäger – Ein Vergleich der Weidmannssprache im deutsch- und englischsprachigen Raum. 82 Seiten. ISBN 978-3-7329-0455-6

Bd. 144 Stefania Cavagnoli/Laura Mori (eds.): Gender in legislative languages. From EU to national law in English, French, German, Italian and Spanish. 256 Seiten. ISBN 978-3-7329-0349-8

Bd. 145 Damaris Borowski: Sprachliche Herausforderungen ausländischer Anästhesist(inn)en bei Aufklärungsgesprächen. Eine gesprächsanalytische Studie zu „Deutsch als Zweitsprache im Beruf". 388 Seiten. ISBN 978-3-7329-0502-7

Bd. 146 Thomas Bartz: Texte sprachbewusst optimieren. Ein linguistisches Kategoriensystem für die computergestützte Revision qualitätsrelevanter sprachlicher Merkmale in Texten. 218 Seiten. ISBN 978-3-7329-0514-0

Bd. 147 Lenka Vaňková (Hg.): Fachlichkeit und Fachsprachlichkeit in varianten Kontexten. 266 Seiten. ISBN 978-3-7329-0530-0

Bd. 148 Eva Wiesmann: Der notarielle Immobilienkaufvertrag in Italien und Deutschland. Eine kontrastive diachronische Untersuchung zur Bedeutung von Norm und Konvention sowie zur Entwicklung der Textsorte. 476 Seiten. ISBN 978-3-7329-0511-9

Bd. 149 Ingrid Simonnæs/Marita Kristiansen (eds.): Legal Translation. Current Issues and Challenges in Research, Methods and Applications. 410 Seiten. ISBN 978-3-7329-0366-5

Bd. 150 Thorsten Dick: Fachlich kommunizieren mit sich selbst. Verständlichkeit und Optimierung von Recherchenotizen. 274 Seiten. ISBN 978-3-7329-0553-9

Bd. 151 Kristina Pelikan: Enhancing and analysing Project Communication. 296 Seiten. ISBN 978-3-7329-0564-5

Bd. 152 Miriam Behschnitt: Die Fachtextsorte Gesetz. Eine kontrastive stilistische Untersuchung anhand des deutschen Aufenthaltsgesetzes und britischer *Immigration Acts.* 162 Seiten. ISBN 978-3-7329-0548-5

FORUM FÜR FACHSPRACHEN-FORSCHUNG

Bd. 153 Irena Vassileva/Mariya Chankova/Esther Breuer/Klaus P. Schneider (eds.): The Digital Scholar: Academic Communication in Multimedia Environment. 344 Seiten. ISBN 978-3-7329-0569-0

Bd. 154 Ingrid Simonnæs/Øivin Andersen/Klaus Schubert (eds.): New Challenges for Research on Language for Special Purposes. Selected Proceedings from the 21st LSP-Conference 28–30 June 2017 Bergen, Norway. 392 Seiten. ISBN 978-3-7329-0420-4

Bd. 155 Franziska Toscher: Die Fachsprache der Geschichtswissenschaft. Wissenstransfer – Subjektivität – Übersetzung. 388 Seiten. ISBN 978-3-7329-0554-6

Bd. 156 Jana Schumacher: Wissenschaftliche Zeitschriftenartikel und Letters der Physik und Informatik. Eine Mehr-Ebenen-Differenzierung. 332 Seiten. ISBN 978-3-7329-0615-4

Bd. 157 Peter Kastberg: Knowledge Communication. Contours of a Research Agenda. 136 Seiten. ISBN 978-3-7329-0432-7

Bd. 158 Alexander Holste: Semiotische Effizienz interfachlicher Sprache-Bild-Textsorten. Schreibprozesse bei Pflichtenheften technischer Ausschreibungen. 488 Seiten. ISBN 978-3-7329-0300-9

Bd. 159 Lenka Vaňková (Hg.): Das Fachwort in der Tagespresse. 160 Seiten. ISBN 978-3-7329-0628-4

Bd. 160 Alessandra Zurolo: Deutsche medizinische Lehrtexte. Eine diachronische Perspektive. 258 Seiten. ISBN 978-3-7329-0682-6

Bd. 161 Marina Adams/Klaus-Dieter Baumann/Hartwig Kalverkämper (Hg.): Fachkommunikationsforschung im Spannungsfeld von Methoden, Instrumenten und Fächern. 416 Seiten. ISBN 978-3-7329-0783-0

Bd. 162 Giuliana Elena Garzone/Paola Catenaccio: Ethics in Professional and Corporate Discourse. Linguistic Perspectives. 202 Seiten. ISBN 978-3-7329-0806-6

Bd. 163 Ursula Wienen/Tinka Reichmann/Laura Sergo (Hg.): Syntax in Fachkommunikation. 550 Seiten. ISBN 978-3-7329-0821-9

Bd. 164 Marina Adams/Klaus-Dieter Baumann/Hartwig Kalverkämper (Hg.): Zukunftsformate der Fachkommunikationsforschung. Wissenstransfer – Bildung – Interlingualität. 350 Seiten. ISBN 978-3-7329-0800-4

Bd. 165 Harald Weinrich: Sprache, das heißt Sprachen. Plädoyer für die sprachliche Vielfalt. 520 Seiten. ISBN 978-3-7329-0879-0

Frank & Timme